怀孕胎教分娩育儿
一本搞定

邢小芬/编著

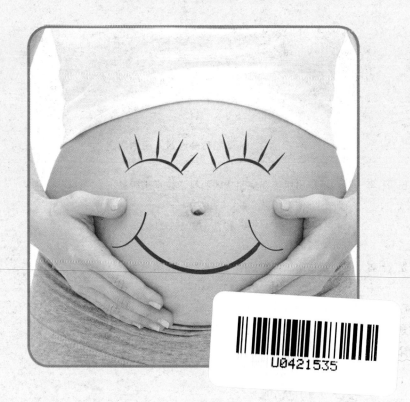

HUAIYUN TAIJIAO FENMIAN YUER
YIBEN GAODING

陕西新华出版传媒集团
陕西科学技术出版社

图书在版编目（CIP）数据

怀孕胎教分娩育儿一本搞定/邢小芬编著. —西安：陕西科学技术出版社，2015.11

ISBN 978 – 7 – 5369 – 6559 – 1

Ⅰ.①怀… Ⅱ.①邢… Ⅲ.①妊娠期—妇幼保健—基本知识②胎教—基本知识③分娩—基本知识④婴幼儿—哺育—基本知识Ⅳ.①R715.3②G61③R714.3④TS976.31

中国版本图书馆 CIP 数据核字（2015）第 272008 号

怀孕胎教分娩育儿一本搞定

出版者	陕西新华出版传媒集团　陕西科学技术出版社
	西安北大街 131 号　邮编　710003
	电话（029）87211894　传真（029）87218236
	http://www.snstp.com
发行者	陕西新华出版传媒集团　陕西科学技术出版社
	电话（029）87212206　87260001
印　刷	北京建泰印刷有限公司
规　格	710mm×1000mm　16 开本
印　张	25.75
字　数	390 千字
版　次	2016 年 3 月第 1 版
	2016 年 3 月第 1 次印刷
书　号	ISBN 978 – 7 – 5369 – 6559 – 1
定　价	29.80 元

版权所有　翻印必究

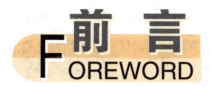

前 言
FOREWORD

人们总爱用花来形容女人，有炽热奔放的红，有娴静婉约的白，有娇羞甜美的栀子，有气质高雅的百合……然而，花之所以受人赞誉，并不只因她的美，还因她娇弱身体却承担孕育新生命的震撼。女人亦如此。怀孕、分娩、育儿，几乎是每个女人都无法舍弃的重任，一个生命从诞生到落地只有短短40周，而这段短暂的时间对宝宝、妈妈和家庭却至关重要。

准妈妈如何调整自己的身体素质，给宝宝创造一个良好的生长环境？肚子里的宝宝需要什么样的胎教？产后要怎么保养才能恢复以前的火辣身材？新宝宝太娇嫩，该怎么照顾他？相信这些问题困扰着每一位准妈妈或新手妈妈，而解决这些问题正是编写本书的初衷。这本《怀孕胎教分娩育儿一本搞定》共分为4大板块，分别是孕期保健、宝宝胎教、分娩坐月子以及新宝宝护理，内容包括准妈妈饮食营养、日常护理，胎宝宝营养、每月胎教，新生宝宝成长、饮食安排等，从备孕到分娩，根据不同时期妈妈和宝宝的需求，定制不同的保健方案。

本书的另一个特点是时间跨度大，从备孕、怀孕、分娩到坐月子、新生儿护理，前后超过1年的时间。虽然时间跨度大，但并没有因此出现"多而不细、细而不精"的情况。全书内容分布均匀，注重细节的把握，孕期注意事项、产检时间、起居细节等都有详细介绍；产前准备、分娩方式，月子里的饮食、护理也都一一列举。使准妈妈能轻松度过孕期；新妈妈从容面对新宝宝的护理。

前言

在怀孕的过程中,准妈妈时常会担心宝宝的安危而变得小心翼翼,事无巨细。其实宝宝并没有想象中那么脆弱。小生命的确需要悉心呵护,但他也拥有所有生命的坚韧。准妈妈要把怀孕当做一种自然过程,用平常心看待,照顾好自己,尽量保持有规律的起居和营养饮食,胎宝宝便会茁壮成长。

本书从专业角度解读准妈妈的种种烦恼,并给出解决方案和调理建议,同时,将孕期知识分门归类并合理编排,方便每一位准妈妈和准爸爸在第一时间找到适合自己阅读的内容。另外,这本《怀孕胎教分娩育儿一本搞定》还参考了时下孕产方面的最新知识与研究成果,最大程度地为准妈妈扫除孕产期间的疑虑和担心。希望这本书能给准妈妈的孕育之旅带来一个良好的开端,从容面对妊娠期的种种不适,与宝宝共同创造新未来!

编　者

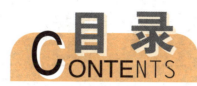

第一章 完美备孕，定制你的"宝贝计划"

有备而孕，孕期更精彩 …… 003

- 做好迎接新生命的准备 …… 003
- 准妈妈的孕前体检 …… 005
- 男性的孕前检查 …… 007
- 生宝宝之前做好经济规划 …… 009
- 最适合受孕的季节 …… 011

了解你的身体 …… 014

- 准妈妈的生殖系统 …… 014
- 准爸爸的生殖系统 …… 016
- 生宝宝的最佳年龄 …… 017
- 及时补充叶酸 …… 019

好的生活习惯孕育更聪明的宝宝 …… 021

- 养成健康的生活习惯 …… 021
- 保持体形，窈窕的身材更容易受孕 …… 023
- 一定要知道的用药常识 …… 025

准妈妈素颜有利于宝宝发育 …… 027
备孕饮食"黑名单" …… 029

像妈妈，还是像爸爸 …… 032

宝宝体貌先知道 …… 032
血型遗传的规律 …… 034
宝宝的性别谁决定 …… 036

第二章
孕早期，宝宝"安营扎寨"的黄金期

孕1月：在子宫里"安家落户"的小种子 …… 041

第1周，还不是"名副其实"的准妈妈 …… 041
宝宝在发育 …… 041
孕妈妈的变化 …… 041
幸孕饮食：孕早期合理搭配饮食 …… 042
优生要点：增加受孕机会 …… 043

第2周，让"小种子"着床增加机会 …… 044
宝宝在发育 …… 044
孕妈妈的变化 …… 044
幸孕饮食：充足的热能为怀孕积蓄能量 …… 044
优生要点：孕前检查 …… 045

第3周，相遇的瞬间，确定宝宝的性别 …… 046
宝宝在发育 …… 046
孕妈妈的变化 …… 046
幸孕饮食：无须刻意进补 …… 047
优生要点：减少与宠物接触 …… 047

第 4 周，小种子终于"安家落户" ········ 048

- 宝宝在发育 ········ 048
- 孕妈妈的变化 ········ 048
- 幸孕饮食：及时补充叶酸 ········ 049
- 优生要点：怀孕能吃感冒药吗 ········ 050

本月胎教课堂 ········ 050

- 什么是胎教 ········ 050
- 避开胎教的误区 ········ 051
- 冥想胎教 ········ 052
- 正确的胎教方法 ········ 052
- 诗歌欣赏：再别康桥 ········ 053
- 孕 1 月营养食谱 ········ 054

孕 2 月：胎宝宝的主要器官开始发育 ········ 057

第 5 周，最好避开致畸因素 ········ 057

- 宝宝在发育 ········ 057
- 孕妈妈的变化 ········ 057
- 幸孕饮食：不挑食的妈妈不需要单独补充营养 ········ 058
- 优生要点：正确看电视的方法 ········ 058

第 6 周，第一波孕吐开始了 ········ 059

- 宝宝在发育 ········ 059
- 孕妈妈的变化 ········ 059
- 幸孕饮食：开始孕吐了 ········ 060
- 优生要点：及时检测 HIV ········ 061

第 7 周，既想吃又想吐 ········ 061

- 宝宝在发育 ········ 061
- 孕妈妈的变化 ········ 062
- 幸孕饮食：缓解孕吐吃这些 ········ 062
- 优生要点：别把水果当饭吃 ········ 063

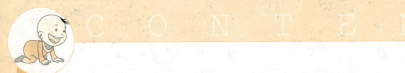

第8周，快速发育的大脑 ········· 064
- 宝宝在发育 ········· 064
- 孕妈妈的变化 ········· 064
- 幸孕饮食：水果与食材搭配更美味 ········· 065
- 优生要点：及时去医院建档 ········· 066

本月胎教课堂 ········· 066
- 胎教与妈妈的情绪有关 ········· 066
- 这样做胎教更有效 ········· 067
- 孕爸妈的感情影响胎教效果 ········· 068
- 散步也是一种胎教 ········· 069
- 胎教故事：神笔马良 ········· 070
- 孕2月营养食谱 ········· 071

孕3月：顺利度过"多事之秋" ········· 075

第9周，孕期"犯懒"不是病 ········· 075
- 宝宝在发育 ········· 075
- 孕妈妈的变化 ········· 075
- 幸孕饮食：嗜酸要适度 ········· 076
- 优生要点：肝功能检查 ········· 077

第10周，胎宝宝相当于2颗红枣大 ········· 077
- 宝宝在发育 ········· 077
- 孕妈妈的变化 ········· 078
- 幸孕饮食：多吃鱼宝宝更聪明 ········· 078
- 优生要点：熬夜不利于宝宝发育 ········· 079

第11周，充足补钙，促进胎宝宝骨骼发育 ········· 079
- 宝宝在发育 ········· 079
- 孕妈妈的变化 ········· 080
- 幸孕饮食：补充足够的钙 ········· 080
- 优生要点：第一次产检 ········· 081

第 12 周，子宫像一个柚子 ··············· 081
- 宝宝在发育 ····························· 081
- 孕妈妈的变化 ··························· 082
- 幸孕饮食：正确进补，长胎别长肉 ··········· 082
- 优生要点：读懂食品包装上的健康常识 ······· 083

本月胎教课堂 ··························· 084
- 音乐胎教有哪些好处 ····················· 084
- 准爸爸也要参与胎教 ····················· 084
- 怎样做环境胎教 ························· 085
- 胎教音乐听这些 ························· 086
- 胎教小幽默欣赏 ························· 087
- 孕 3 月营养食谱 ························· 087

第三章
孕中期，最惬意的"幸孕"时光

孕 4 月：开始适应"准妈妈" ··············· 093

第 13 周，跟妊娠反应"Say Goodbye" ······· 093
- 宝宝在发育 ····························· 093
- 孕妈妈的变化 ··························· 093
- 幸孕饮食：吃货妈妈的火锅秘籍 ············ 094
- 优生要点：孕期还要补镁 ················· 095

第 14 周，二次发育的乳房 ················· 095
- 宝宝在发育 ····························· 095
- 孕妈妈的变化 ··························· 096
- 幸孕饮食：碘元素促进甲状腺发育 ·········· 096
- 优生要点：准妈妈的"孕"动原则 ············ 097

第 15 周，胎宝宝开始呼吸了 ········· 098
- 宝宝在发育 ········· 098
- 孕妈妈的变化 ········· 098
- 幸孕饮食："混搭"食物影响营养吸收 ········· 099
- 优生要点：一招读懂唐氏筛查报告单 ········· 099

第 16 周，感受第一次胎动的惊喜 ········· 100
- 宝宝在发育 ········· 100
- 孕妈妈的变化 ········· 101
- 幸孕饮食：如何缓解孕期便秘 ········· 101
- 优生要点：怎样区别胎动和腹痛 ········· 102

本月胎教课堂 ········· 103
- 试着跟胎宝宝对话 ········· 103
- 适当的胎教能事半功倍 ········· 104
- 胎儿能感受到胎教吗 ········· 105
- 新鲜空气有利于胎教 ········· 105
- 腹式呼吸给胎宝宝新鲜氧气 ········· 106
- 孕 4 月营养食谱 ········· 106

孕 5 月：心情舒畅的稳定期 ········· 110

第 17 周，胎宝宝的发育关键期 ········· 110
- 宝宝在发育 ········· 110
- 孕妈妈的变化 ········· 110
- 幸孕饮食：少食多餐，准妈妈更健康 ········· 111
- 优生要点：孕期出血需分别对待 ········· 111

第 18 周，倾听宝宝的胎心 ········· 112
- 宝宝在发育 ········· 112
- 孕妈妈的变化 ········· 112
- 幸孕饮食：3 种食物预防妊娠高血压 ········· 113
- 优生要点：孕期痔疮 ········· 114

第 19 周，及时补充维生素 ········· 114
- 宝宝在发育 ········· 114
- 孕妈妈的变化 ········· 115
- 幸孕饮食：准妈妈胃口大增的秘密 ········· 115
- 优生要点：吃对食物，宝宝大脑发育棒 ········· 116

第 20 周，胎动更明显了 ········· 116
- 宝宝在发育 ········· 116
- 孕妈妈的变化 ········· 117
- 幸孕饮食：超重妈妈的 3 个饮食原则 ········· 117
- 优生要点：该做排畸检查了 ········· 118

本月胎教课堂 ········· 119
- 宝宝的性格受胎教影响 ········· 119
- 这样做胎教提高宝宝记忆力 ········· 120
- 蔬菜胎教，让宝宝不挑食 ········· 120
- 抚摸肚皮，宝宝更聪明 ········· 121
- 孕 5 月营养食谱 ········· 122

孕 6 月：胎宝宝开始增加体重 ········· 126

第 21 周，胎宝宝的五官"各就各位"了 ········· 126
- 宝宝在发育 ········· 126
- 孕妈妈的变化 ········· 126
- 幸孕饮食：孕妇奶粉的选购技巧 ········· 127
- 优生要点：子宫底高度与胎儿的发育 ········· 127

第 22 周，像个小老头 ········· 128
- 宝宝在发育 ········· 128
- 孕妈妈的变化 ········· 129
- 幸孕饮食：动物性食物补血效果最好 ········· 129
- 优生要点：适度性爱，有助于宝宝健康 ········· 129

第 23 周，准妈妈变成了"大肚婆" ... 130
- 宝宝在发育 ... 130
- 孕妈妈的变化 ... 130
- 幸孕饮食：食物会影响宝宝的肤色 ... 131
- 优生要点：准妈妈该怎么洗头发 ... 131

第 24 周，别让噪音吵到胎宝宝 ... 132
- 宝宝在发育 ... 132
- 孕妈妈的变化 ... 133
- 幸孕饮食：4 款健康小零食 ... 133
- 优生要点：准妈妈的牙齿保健 ... 134

本月胎教课堂 ... 134
- 艺术胎教：培养宝宝的艺术天分 ... 134
- 胎教童谣欣赏 ... 135
- 孕 6 月营养食谱 ... 136

孕 7 月：准妈妈变得孕味十足 ... 139

第 25 周，进入大脑发育的高峰 ... 139
- 宝宝在发育 ... 139
- 孕妈妈的变化 ... 139
- 幸孕饮食：控制体重增长能减少妊娠纹 ... 140
- 优生要点：5 个动作缓解久坐不适 ... 140

第 26 周，水肿更严重了 ... 141
- 宝宝在发育 ... 141
- 孕妈妈的变化 ... 141
- 幸孕饮食：营养缺乏对照表 ... 142
- 优生要点：孕期按摩要避开哪些穴位 ... 143

第 27 周，难熬的腰酸背痛期 ... 143
- 宝宝在发育 ... 143
- 孕妈妈的变化 ... 144

幸孕饮食：宵夜这样吃才健康 ·············· *144*

优生要点：预防孕晚期流产 ·············· *144*

第28周，每隔2周做1次产检 ············ *145*

宝宝在发育 ························ *145*

孕妈妈的变化 ······················ *146*

幸孕饮食：多吃莴苣有助于宝宝脊椎发育 ······ *146*

优生要点：准妈妈这样化妆 ·············· *147*

本月胎教课堂 ························ *148*

妈妈多动脑，宝宝更聪明 ················ *148*

选择合适的胎教故事书 ················ *149*

胎教诗歌欣赏 ······················ *150*

孕7月营养食谱 ···················· *151*

第四章 孕晚期，进入分娩倒计时

孕8月：胎宝宝开始眨眼了 ············ *155*

第29周，胎宝宝的第一次眨眼 ············ *155*

宝宝在发育 ························ *155*

孕妈妈的变化 ······················ *155*

幸孕饮食：高钙食物有利于宝宝发育 ········ *156*

优生要点：正确识别假性宫缩 ············ *156*

第30周，胎宝宝的内脏开始工作了 ········ *157*

宝宝在发育 ························ *157*

孕妈妈的变化 ······················ *158*

幸孕饮食：吃海鲜缓解孕期抑郁 ·········· *158*

优生要点：什么是胎心监护 ·············· *159*

目录

第 31 周，连呼吸都变得费力 *159*
 宝宝在发育 *159*
 孕妈妈的变化 *160*
 幸孕饮食：几种容易引发早产的食物 *160*
 优生要点：孕晚期应减少性生活 *161*

第 32 周，准妈妈需要适当的运动 *162*
 宝宝在发育 *162*
 孕妈妈的变化 *162*
 幸孕饮食：别被"孕期饮食表"误导 *163*
 优生要点：胎位不正怎么办 *163*

本月胎教课堂 *164*
 宝宝能明显感受到胎教 *164*
 坚持胎教训练 *164*
 准爸爸要做的胎教 *165*
 胎教故事：小花猫和小白兔 *166*
 孕 8 月营养食谱 *166*

孕 9 月：小小的"他"也在为出生做准备 *169*

孕 33 周，做好"尿频"的准备 *169*
 宝宝在发育 *169*
 孕妈妈的变化 *169*
 幸孕饮食：6 种蔬菜要多吃 *170*
 优生要点：会阴按摩，为分娩做准备 *170*

孕 34 周，调整胎位的最佳时期 *171*
 宝宝在发育 *171*
 孕妈妈的变化 *172*
 幸孕饮食：吃对食物，缓解孕晚期水肿 *172*
 优生要点：注意，别让宝宝在如厕时出生 *173*

孕 35 周，腰酸背痛，浑身不舒服 *174*
 宝宝在发育 *174*

孕妈妈的变化 ································ 175
幸孕饮食：吃这几种蔬菜，预防妊娠糖尿病 ······· 175
优生要点：护理乳房，为哺乳做准备 ············· 176

孕36周，准妈妈体重爆表
宝宝在发育 ····································· 177
孕妈妈的变化 ································· 178
幸孕饮食：7种食物为哺乳做准备 ··············· 178
优生要点：准备待产包 ························· 180

本月胎教课堂
什么是美育胎教 ······························· 181
亲近大自然，感受自然的胎教 ··················· 182
胎教故事：萤火虫和小星星 ····················· 182
孕9月营养食谱 ······························· 183

孕10月：即将诞生的新生命 ············· 186

孕37周，成为足月儿了！
宝宝在发育 ····································· 186
孕妈妈的变化 ································· 186
幸孕饮食：营养均衡，提高免疫力 ··············· 187
优生要点：宝宝足月了，该做什么准备 ··········· 187

孕38周，小心破水提前
宝宝在发育 ····································· 188
孕妈妈的变化 ································· 189
幸孕饮食：变着花样增加营养 ··················· 189
优生要点：破水提前怎么办 ····················· 190

孕39周，子宫下降，似乎轻松一点了
宝宝在发育 ····································· 191
孕妈妈的变化 ································· 191
幸孕饮食：补充足够的维生素 ··················· 192
优生要点："见红"不要慌 ······················· 192

孕40周，宝宝做好出生的准备了 193
- 宝宝在发育 193
- 孕妈妈的变化 194
- 幸孕饮食：为分娩做准备 194
- 优生要点：别错过这些产前征兆 194

本月胎教课堂 195
- 孕晚期最适合语言胎教 195
- 有趣的胎教实验 196
- 胎教故事：小熊的苹果树 197
- 孕10月营养食谱 198

第五章 分娩，迎接最珍贵的感动

准妈妈要了解的自然分娩知识 203
- 什么是三大产程 203
- 产程进行时，准妈妈不能这样做 204
- 放轻松，恐惧会增加疼痛 206
- 帮助顺产的姿势 207
- 准爸爸陪产该做哪些事 208
- 有这些状况准爸爸不适合陪产 209
- 4种常见辅助分娩措施 209
- 分娩的正确用力方法 211
- 满足这四点，才能任性顺产 212
- 侧切真的有必要吗 213

剖宫产，Yes or No 215
- 什么是剖宫产 215

剖宫产的护理事项 217
剖宫产 VS 顺产 219
剖宫产妈妈的身体变化 221

辣妈进行时：做好产后护理 222

新妈妈饮食要清淡 222
产后光吃不胖的窍门 223
产后别忘了补充维生素 224
催乳汤不能盲目喝 225
躺月子的误区 227
产后补钙，做有"骨气"的女人 228
产后风湿，预防比治疗重要 229

月子里特殊的日常起居 232

放松身体，元气恢复得更快 232
产后第一次排便要重视 234
真的不可以洗头洗澡吗 236
新妈妈卧室布置有讲究 237
躺着舒服，但也需要适当运动 239
坐月子要遵守这些饮食禁忌 241
不同季节的坐月子特点 242

产后塑身不能少 244

产后做这些运动 244
产后减肥的误区 246
进补要因人而异 247
按摩帮助子宫恢复 249
几种产后健身操 251
产后如何恢复"性趣" 252
别忘了产后检查 254
哺乳期的避孕方法 255

新手妈妈必知的哺乳技巧 ············ 258

母乳是最好的食品 ············ 258
哺乳期的乳房护理 ············ 259
正确的哺乳姿势 ············ 260
怎样让宝宝正确含乳 ············ 261

第六章
0~1个月给宝宝最细致的呵护

宝宝的第1周 ············ 265

宝宝在成长 ············ 265

育儿攻略 ············ 266

抱新生宝宝有技巧 ············ 266
关心宝宝的排便 ············ 267
什么时候"开奶" ············ 267
新手妈妈"开奶"的误区 ············ 269

日常护理 ············ 270

给宝宝测体温的方法 ············ 270
如何给宝宝测身高体重 ············ 271
新生儿喂药小技巧 ············ 272
哪些情况不宜母乳喂养 ············ 273
新生儿喂养要适当 ············ 274
婴儿需要剃胎发吗 ············ 274

宝宝的第2周 ············ 276

宝宝在成长 ············ 276

育儿攻略 ... 277
- 给新生儿穿、脱衣服的方法 ... 277
- 怎样选尿布 ... 277
- 健康宝宝的先天反射 ... 278
- 宝宝的餐具要及时清洗和消毒 ... 279
- 头垢的清洁方法 ... 280
- 宝宝私处的护理 ... 280
- 给新生儿挑选服饰 ... 281
- 双胞胎喂养指南 ... 282

宝宝的第3周 ... 283
- 宝宝在成长 ... 283

育儿攻略 ... 284
- 新生儿的两种睡姿 ... 284
- 改正宝宝的黑白睡颠倒 ... 285
- 宝宝的"红屁股"怎么治 ... 285
- 新生儿洗头 ... 286

日常护理 ... 287
- "一哭就喂"不科学 ... 287
- 做好保暖工作 ... 288
- 预防皮脂硬化症 ... 288
- 适当游泳好处多 ... 289

宝宝的第4周 ... 291
- 宝宝在成长 ... 291

育儿攻略 ... 292
- 当心宝宝口腔感染 ... 292
- 母乳喂养的常见误区 ... 293
- 宝宝吐奶怎么办 ... 294

日常护理 ········· 296
- 人工喂养要注意的问题 ········· 296
- 读懂宝宝的面部表情 ········· 297
- 夜间喂奶 ········· 298
- 宝宝发热怎么治 ········· 298
- 早产儿护理要点 ········· 299

第七章 2～12个月收获宝宝茁壮成长的喜悦

2～3个月养育 ········· 303
- 宝宝在成长 ········· 303

育儿攻略 ········· 305
- 评估宝宝健康的"阿氏评分" ········· 305
- 给宝宝创造运动的机会 ········· 306
- "手舞足蹈"促进宝宝智商发育 ········· 307
- 排便更有规律 ········· 307
- 不做"小胖子" ········· 307

日常护理 ········· 308
- 宝宝"流口水"不是病 ········· 308
- 及时预防接种 ········· 309
- 正确清洁宝宝的眼部 ········· 309
- 给宝宝清洁耳朵要谨慎 ········· 310
- 挑选适合宝宝的奶粉 ········· 310
- 选购奶瓶、奶嘴有讲究 ········· 311
- 给宝宝准备合适的玩具 ········· 313

4～6个月养育 314

宝宝在成长 314

育儿攻略 316
- 这些技巧提升母乳质量 316
- 别忘了给宝宝添加鱼肝油 317
- 4～6个月的宝宝需要哪些营养 318
- 辅食的添加方法 318
- 宝宝发育缺陷早知道 319
- 要注意宝宝的囟门 320

日常护理 320
- 别让宝宝睡软床 320
- 从宝宝的"屁"看健康 321
- 小心"摇坏"宝宝的大脑 322
- 宝宝出尿布疹怎么办 323
- 让宝宝养成定时排便的习惯 324
- 关注宝宝的睡眠 325

7～9个月养育 327

宝宝在成长 327

育儿攻略 328
- 警惕婴儿脑瘫 328
- 别错过麻疹疫苗 329
- 8种营养素帮助宝宝发育 330
- 宝宝"吃手指头"是为什么 332
- 宝宝奶粉不要常更换 332

日常护理 333
- 出牙期别忘了补钙 333
- 呵护宝宝的乳牙 334

如何顺利度过断奶期 ········· *335*

宝宝不吃辅食怎么办 ········· *336*

漂亮头形这样睡出来 ········· *337*

宝宝为什么"夜啼" ··········· *338*

10～12个月养育 ········· *340*

宝宝在成长 ····················· *340*

育儿攻略 ···························· *342*

有助于宝宝智力发育的食物 ····· *342*

宝宝缺维生素D的症状 ········· *343*

预防克汀病 ····················· *344*

开发宝宝的语言能力 ············ *344*

引导宝宝学走路 ················ *345*

学步期要做好安全措施 ········· *346*

保证维生素的摄入 ·············· *347*

日常护理 ···························· *348*

迎来断奶过渡期 ················ *348*

宝宝该放弃安抚奶嘴 ············ *349*

防止宝宝缺铁 ··················· *350*

冬季预防呼吸道传染病 ········· *351*

蛋黄和菠菜不要过多食用 ······ *352*

判断宝宝的腹泻种类 ············ *352*

周岁宝宝的养育 ············ *354*

宝宝在成长 ····················· *354*

育儿攻略 ···························· *355*

进行周岁体检 ··················· *355*

宝宝的几种错误入睡方法 ······ *356*

宝宝的方位感如何训练 ········· *357*

多参加户外活动 ················ *358*

日常护理 ················· 358

　　宝宝厌食的纠正方法 ········· 358
　　学步车的优劣对比 ·········· 359
　　呵护宝宝的头发 ············ 361
　　有必要准备一个安全座椅 ····· 361
　　别对宝宝说这 6 句话 ········ 362

第八章 新生儿的安全常识

宝宝的常见烦恼 ··············· 367

　　蚊虫叮咬 ··················· 367
　　摔伤、擦伤 ················· 368
　　早期肺炎的症状 ············· 368
　　心脏病早期症状 ············· 369
　　发热 ······················· 369
　　有毒的花草 ················· 370
　　吞食异物 ··················· 371
　　烫伤 ······················· 372
　　寄生虫 ····················· 373
　　窒息 ······················· 373
　　晒伤 ······················· 374
　　肚子痛不要乱揉 ············· 375

婴幼儿的常见病 ··············· 376

　　婴幼儿应尽量少用药 ········· 376
　　黄疸的区别 ················· 377
　　咳嗽 ······················· 378

淋巴结肿大的治疗法 ……………………… *378*
湿疹 …………………………………………… *379*
防治"鹅口疮" ……………………………… *380*
疝气的防治 ………………………………… *380*

选对宝宝的贴身用品 ……………………… *382*

选购合适的牙刷 …………………………… *382*
婴儿枕头、被褥 …………………………… *383*
婴儿车 ……………………………………… *384*
宝宝的餐具 ………………………………… *385*
宝宝的玩具 ………………………………… *385*

第一章

完美备孕，定制你的"宝贝计划"

第一章

完美备孕,定制你的"宝贝计划"

有备而孕,孕期更精彩

做好迎接新生命的准备

人的一生会经历很多命运转折点,不同的选择决定不同的生活状态,但有一个重要的阶段是每个人都会经历的,那就是为人父母。组建一个完整的家庭,意味着夫妻二人共同承担起孕育新生命的责任,养育一个聪明伶俐的小宝宝是每个家庭的期望。但是,从孕育到分娩会让准妈妈经历一段漫长又艰辛的时光,从决定怀孕那一刻起,女性将经历生命中最大的变化。因此,做好怀孕前的心理准备是准妈妈不可忽视的事情。

和谐的心理状态是抓好优生的第一环。"预则立、不预则废"这句话用来形容优生优育也是十分适合的。提前做好怀孕的准备,就像培育花草、庄稼之前,先施基肥、翻整耕地一样,是不可缺少的程序。准妈妈可以从以下几个方面调整自己的心理状态:

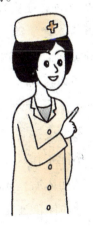
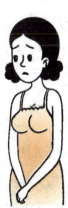

1. 学习一些孕育知识 学习一些关于妊娠、分娩和胎儿生长发育的孕育知识,了解怀孕及妊娠过程出现的生理现象,如孕早期的妊娠反应、孕中期的胎动、孕晚期的妊娠水肿等,以便在面对这些问题时,不至于产生恐慌。

树立生育新观念 在重男轻女的家庭中,胎儿的性别往往是引起孕妇心情紧张、焦虑的原因;另外,由于缺乏医疗保健知识而对妊娠及分娩产生恐惧心理等，这些因素容易导致准妈妈患上产前焦虑症，变得烦燥，情绪容易波动，出现失眠、食欲差等症状，不利于母体和胎儿的身心健康。因此，准妈妈要加强自我保健，从"重男轻女"的思想桎梏中解脱出来，准妈妈的家人也要给予更多的鼓励和关心，减少准妈妈的心理负担。放下思想包袱，才有利于优生。

3. 保持积极向上的情绪 十月怀胎的艰辛是没经历过的人所无法体会的，但准妈妈也不必过于未雨绸缪。在怀孕的过程中，要尽量放松自己的心情，及时调整和转移不良情绪，例如跟准爸爸谈心，给胎宝宝唱唱歌，或者欣赏音乐，必要时还可咨询心理医生，减轻孕期心理不适。

4. 养成有规律的生活方式 身体健康是心情愉悦的前提，怀孕前女性要注意适当休息，除保证晚上有充足睡眠外，白天也需要稍作休息，有条件的尽量午休。日常饮食要清淡而又富有营养，蛋白质、维生素及矿物质等营养物质的摄取要有所增加。良好的生活方式不仅能促进胎儿的身体健康，也是心理健康的保障。

5. 适当健身或参加体育活动 参加一些体育锻炼，或者多去户外活动，放松身心，可以帮助女性更轻松地度过孕期。无论是孕前、孕中还是孕后，女性都要有适当的体育活动。妊娠中晚期时，准妈妈的体形会变得臃肿、沉重，可根据自身实际情况，选择合适的运动方式，尽可能多去户外走走，这样有利于血液循环和调节内分泌，对胎儿的生长发育更有利。

6. 即使你已经做好了要一个小宝宝的心理准备，可实际上真正的妊娠反应还是会让很多准妈妈无力招架 头晕、乏力、嗜睡、恶心、呕吐，严重的甚至无法进食、不能工作，而这只是孕期的开始。因此，要缓解这些令人难受的不适，可以在起床后，先吃一些小零食或小点心，然后休息半小时再起床。不能因为呕吐而停止进食。

在漫长又短暂的怀胎十月中，你可能会因为妊娠反应出现种种不适，比如食欲缺乏，泛酸呕吐，随着宝宝的成长，你可能会面临行动不便，甚至出现一些妊娠并发症。因此，你应该充分考虑，是否能以平静的心态对待这些变化，问问自己会不会因此迁怒于准爸爸甚至肚子里的宝宝。

特别是在每个月计划受孕的日子里，要调节心情，安排适宜的休闲活动，消除容易导致情绪波动的因素。夫妻二人在此时更应宽容地对待对方，以良好的心理平衡状态，孕育健康的下一代。

事实证明，孕期有良好身体和心理准备的孕妇与"意外惊喜"的孕妇相比，前者的孕期生活更从容，妊娠反应也会相应减少。有了充分的准备，孕前和孕后生活才能更轻松愉快，更能营造出温馨、幸福的家庭氛围，宝宝在这样的环境中才能更健康地成长。

准妈妈的孕前体检

备孕前，女性一定要做一次全面的身体检查，确定自己的身体是否适合怀孕，排除隐藏在身体里的"定时炸弹"，避免对以后的妊娠造成困扰。千万不要"想当然"，觉得自己身体一直很好可以不用检查，因为一些平常看不出来的问题，日积月累就会对身体造成伤害，而这种伤害因为不明显常常容易被忽略。

对于上班族准妈妈来说，空调病最让人头痛了。长时间在空调房里生活，会影响到女性的生育能力。而对于体重过轻或过重的女性来说，能否顺利怀孕也需要因人而异。因此，孕前检查需要根据女性的体质特点有所侧重。

1. 上班族女性 上班族准妈妈朝九晚五"生活工作两不误"的状态让人羡慕，但写字楼的环境相对封闭，加之久坐不动的工作方式，会影响女性的血液循环，骨盆由于受压迫导致子宫血液循环不畅。

重点检查：未孕准爸妈双方全面的常规体检。

2. 月经不调的女性 偶尔"姨妈"逾期或提前问题不大，但要是常常这样就需要引起女性的警惕了。月经不调会影响排卵，干扰怀孕的概率，甚至有可能是不孕的征兆。因此，月经不调的女性需要做以下5种检查：

（1）卵巢功能检查：

①子宫内膜活检；②阴道脱落细胞检查；③宫颈黏液结晶检查。④血清 E2、P 测定，⑤基础体温测定。

（2）垂体功能检查：

①检测血 LH、FSH 水平及 PRL 水平；②垂体兴奋试验。

（3）蝶鞍 CT 检查，有无垂体腺瘤。

（4）染色体检查。

（5）B 超检查：查看卵巢有无多囊性改变。

3. 体重超重、偏轻的女性 研究显示，当体重低于该年龄组标准体重的 10%～15%，就会造成脑下垂体分泌促滤泡素及促黄体素不足，影响卵子的生产，导致不排卵及不孕症。而体重过重的女性若是属于内分泌失调型肥胖，则容易患多囊卵巢综合征，使卵泡不易成熟，影响正常排卵，造成不孕。

因此，保持匀称的身材、合理的体重，对于女性的生理周期、生殖能力都具有十分重要的意义。

重点检查：夫妇双方全套生化检查＋全面常规体检。

4. 患有糖尿病的备孕妈妈 患有糖尿病的女性在不孕症里约占2%，而流产率可高达 15%～30%。因为妊娠所带来的身体变化会加重糖尿病症状，使病情恶化。另外，糖尿病还会增加孕妇及胎儿的并发症，导致孕妇与胎儿的死亡率远远大于非糖尿病患者。

重点检查：血糖及糖化血红蛋白。

除了以上几种孕期体检项目外，备孕妈妈还可以通过以下几点自我检测，以便保持身体健康的最佳状态。

1. 月经是否正常 关注自己的月经周期，是否规律，血量以及有无痛经。

正常的月经周期通常为 21～40 天，如果月经周期不规律，那可能暗示你的身体有点小问题了，比如甲状腺、泌乳素或多囊卵巢综合征等。经期出血量因人而异，不一定每次都一样，但如果突然、大量地出血则有可能是子宫纤维瘤在作怪。

2. **检查过往病史** 如果你曾经患有某种慢性疾病，如糖尿病、甲状腺疾病或是高血压，那么一定要及时跟医师沟通，待病情稳定后再听医生的安排。通常，女性应在停服药物 6 个月以上再考虑妊娠。服用中草药也需停药后一段时间再考虑怀孕。

3. **性生活是否有异常** 备孕妈妈若在性爱时感觉疼痛，或流血，则可能是子宫内膜异位症，也可能是盆腔疾病，要及时就医。

4. **有哪些家族病史** 有基因遗传病家庭史的生育者，夫妇中一方有单基因遗传病的家族史或夫妇之一为单基因遗传病患者，或者生育过单基因病宝宝的孕妇，容易遗传给下一代。因此，备孕妈妈若心有疑虑，可以进行产前遗传疾病监测。

时常有耳闻女性在怀孕时才发现患有子宫颈癌，这类恐怖故事的发生源于女性对自己身体的忽视。因此，千万不要因为害怕检查出问题来就放弃某些体检项目，掩耳盗铃并不能解决问题。全面的检查能让准妈妈们在怀孕时更安心，因为一个好的身体才能孕育出健康的宝宝。

男性的孕前检查

想要保证宝宝的健康，除了准妈妈需要做详细的身体检查外，准爸爸的体检也不可忽视。事实上，男性孕前检查具有重要意义，很多人认为只要跟怀孕沾边的，比如孕前检查、孕期保健、胎教等，这些问题都是女性专属。其实，这是一种错误的观念。要想宝宝健康活泼，男性的身体素质一样重要。因此，准爸爸切不可认为"怀孕是妈妈的事"而拒绝孕前检查。

准爸爸通过孕前检查可以查明是否存在影响生育的疾病、是否适合在这个时期怀孕、能否实现优生优育、能否确保准妈妈平稳度过孕产期等问题。因此，宝宝的顺利出生和产妇的健康都与男性的孕前检查有关。一起来了解一下男性的孕前检查都有哪些项目。

1. **男性精液检查** 精子是否健康、精子成活率、是否能达到怀孕的要求等，满足这几个条件才能实现优生的第一步，这也是男性孕前检查中最重要的一项。通常，在检查前3~5天不同房更有利于检测精子的活动状态，通过检查，准爸爸可以获知自己精子的状况。

如果精子有点"懒洋洋"，可以通过有利于"生精"的食物调整；如果精子数量不足，则要改变自己的不良习惯，戒掉烟酒、不穿过紧的内裤等；如果准爸爸恰好属于无精症，则可与另一半商量，决定是否采用科技手段帮助受孕。

2. 泌尿系统检查 男性的生殖系统健康与宝宝的健康有直接关系，在检查之前准爸爸应详细询问父母自己小时候是否发生过隐睾、睾丸外伤和手术，并如实告知医生。

3. 孕前病史检查 了解男性的家族中是否出现过畸形儿，检查准爸爸染色体是否正常、曾服用过哪些药物等，这直接关系着未来宝宝的健康成长。

4. 血液检查 男性血常规18项进行检查，检查男性是否患有白血病、糖尿病、肝炎、败血症、黄疸、肾炎，是否被病毒感染等影响生育的疾病。

5. 肝功能检查 虽然现在医学并不能确定肝功能不全是否会通过精子传染，但作为朝夕相处的准妈妈则很容易被传染，甚至会通过母体传染给宝宝。为了安全起见，做一个全面的肝功能检查也是准爸爸不能忽略的事项。

另外，准爸爸还要重视生活的细节，养成健康的生活习惯。饮食上，要合理补充富含优质蛋白质的食物，多吃鱼虾、瘦肉、鸡蛋、大豆及其制品等。保证微量元素锌和硒的摄入，它们是形成精子的必备养分和食材。多吃奶制品和黑豆、黑米等食物，能补充硒。此外，维生素C、维生素E也有利于精子的发育，所以准爸爸也要多吃蔬菜、水果。生活上，要养成有规律的作息，不要熬夜，同时性生活也要规律。

不利于准爸爸优生的习惯有：

1. 吸烟 烟草中所含的尼古丁等有害成分对准爸爸来说，不仅会影响受孕的成功率，而且还会严重影响受精卵和胚胎的质量。另外，长期大量吸烟会影响男性性功能，间接地降低了生育力。因此，准爸爸至少要在怀孕前3个月到半年开始戒烟。

2. **酗酒** 酗酒容易导致酒精中毒，影响男性的生殖系统，发生精子数量减少、死精比率升高的状况，从而影响受孕和胚胎发育。故男性在备孕期还是少喝酒为好。

3. **桑拿** 也许你会觉得奇怪，蒸桑拿怎么会影响生育能力？其实，男性的睾丸最怕高温，在34～35℃环境中精子的存活率最高，而洗桑拿浴时温度通常都超过60℃，会减少精子的存活率。因此备孕期的男性不要贪图舒服，最好远离桑拿。

生宝宝之前做好经济规划

为了迎接即将诞生的小生命，准妈妈除了要有充分的心理准备外，还要做好物质上的周全打算。要知道，妈妈要承担宝宝的一切生活日常，可以说养宝宝是一项艰辛的工程。那准妈妈需要做好哪些准备呢？

1. **提前准备家庭备用金** 一般来说，新手爸妈需要准备3～6个月的生活费作为备用金，以便不时之需。如果已经有1个宝宝了，那么家庭备用金应相应地增加至8～12个月的生活费。

2. **教育费用** 也许你觉得考虑这个问题有点为时尚早，但随着宝宝的出生，会需要很多资金，而储备教育费是一个长期的工程，从孩子上小学开始到大学毕业，前后要经历十几年的时间，如果有出国深造的打算，时间跨度就更大。因此，为孩子的教育必须要充分考虑通货膨胀的因素。

以美国为例，一般教育费用每年会增长6%左右。保守估算，如果物价指数加上学费增长率，那么10年后，100万现金的购买力会缩水40%。因此，准爸妈应早日把储备宝宝的教育费用提上日程。

3. **增加家庭保险** 通常情况下，家庭保险的配置原则是优先大人，因为父母是家庭经济的主要来源，只有父母健康才能保证孩子衣食无忧。因此，准爸妈要适当配置一些商业保险，如重疾险、人身意外险、寿险等，提高家庭所需保障。

从长远来看，生宝宝的经济压力虽然很大，但是通过合理的经济规划就能缓解这种压力。在做好长远的经济规划之后，准妈妈需要为自己身体和心理的健康做一些准备工作，比如按时产检、参加孕妇课程、添置孕妇服装等，这也是一笔不小的开销。

孕期开支清单

产检	包括挂号、B超、保胎药、建档检查、唐氏儿筛查、糖尿病筛查、糖耐量筛查、胎心监护等。
费用	2000～3000元
准妈妈专用服装	包括防辐射服、孕妇内衣物、孕妇鞋等等。
费用	1500～3000元
营养品	包括果蔬、海产品、坚果、乳制品、叶酸、钙片、维生素、孕妇奶粉等。
费用	3000～4000元
孕期写真费用	500～1000元
专用护肤品费用	1000～1500元
宝宝的日常用品	毛巾、洗护用品、奶瓶、纸尿裤、隔尿垫巾等。
费用	2000～3000元
婴儿床和婴儿车费用	1000～4000元

粗略算下来，整个怀孕的花费大概需要2万元左右，但除了医院的检查必不可少外，其他物品比如孕妇装、宝宝的日常用品等因准妈妈的经济状况而异，不是每个孕妇都要用到。所以在生宝宝的开支上可以根据自己的健康状况和经济情况量力而行。

目前大多数家庭都是一个宝宝，一旦准备怀孕，准妈妈会忍不住购买一大堆孕妇用品。其实，孕妇用品不必太多，只需购买必备的日常用品就行了，尽量减少不需要的开支。

1. 孕期不可盲目消费 现在针对孕期的消费品广告层出不穷，面对铺天盖地的广告和琳琅满目的商品，准妈妈们要保持理智，广告是对商品功效的夸张表达，不一定具备宣传的效果，有些打着"孕妇必备"旗号的并不是你真正需要的。准妈妈们一定要精打细算,多了解孕期相关知识,购买必需品即可。

2. 别嫌弃二手物品　准妈妈的很多物品都有针对性,比如孕妇装、防辐射服,一旦宝宝出生,这些花重金购买的物品都很难再次利用,添置太多反而是一种浪费。因此,准妈妈可以在闺蜜或者亲戚那儿搜罗合身的孕妇装,也可以用准爸爸的衣服改做孕妇装。另外,一些孕期营养、胎教的书籍也可向他人借用,或者在网上下载。

3. 网购团购　现在各种网购、团购网站为准妈妈提供了更多、更经济实惠的选择,通过这样的方式购物不仅能省不少钱,还能买到一些商场专柜没有的商品,准妈妈也可以在网上寻找需要购买的物品。

最适合受孕的季节

"春有百花秋有月,夏有凉风冬有雪。"一年四季不同的气候有不同的风景,而不同的温度也会对受孕产生影响。也许你觉得这个说法有点"不靠谱",但据德国《论坛报》报道,纽约科学院院士瓦尔特奥托博士,通过40多年的研究证实,春天出生的孩子个子高、聪明、健康、活泼,富有更多的幽默感,经常表现出一种乐观和朝气蓬勃的精神。所以打算怀孕的夫妻需要把握好怀孕的季节。

从优生优育的角度来说,女性应避开冬春两季受孕,最好在7~9月怀孕。因为妊娠反应在40~60天发生,正好处在9~10月之间,有丰富的蔬菜、瓜果供应,可以满足孕妇因妊娠反应而变得挑剔的胃口,能增进孕妇食欲,保障胎儿的营养需求。

孕初期正好是秋天,气候凉爽,有利于调节孕妇的情绪和胃口,对胎儿的生长发育十分有利。而且这个季节的日照充足,孕妇经常晒太阳,有利于促进身体钙、磷的吸收,有助于胎儿的骨骼生长。且八九月份暑热逐渐减少，不会干扰孕妇夜间休息，孕妇的营养和各种维生素的摄入都比较充分，均有利于胎儿的大脑发育和出生后的智力发展。

另外，妊娠3个月以内是胚胎发育最重要的时期，高温会影响准妈妈体内的代谢，不利于胚胎大脑的发育。以精神分裂症为例，患病率以秋末和冬初出生者为高。

在冬季出生的宝宝，由于气候寒冷，居室不经常开窗通风，室内空气容易浑浊，而且户外活动次数减少，妈妈和宝宝都不能常常享受新鲜空气和晒太阳，这对母子健康均不利。

寒冷的冬天和气温不稳定的初春携带着流行性感冒、风疹、流脑等病毒，这时受孕恰恰是胎儿的致畸敏感期，而在7～9月受孕，可以减少胎儿发育的风险。而且，相应的预产期为次年的春天。

分娩时正值春末，温度非常舒适，妈妈哺乳、宝宝沐浴都不用担心会着凉受风，而且蔬菜瓜果的供应也十分丰富，妈妈食欲好，才能给宝宝提供营养丰富的乳汁，是妈妈"坐月子"的最佳季节。春季分娩不但能保证母乳质量，由于温度适宜，宝宝穿得也少，方便肢体的自由活动，还能促进宝宝大脑及全身的发育。

入夏时分宝宝刚好满月，正逢树木植物的生长期，能释放丰富的负离子，空气清新，光照充足，便于进行室外日光浴和空气浴。宝宝6个月时正值金秋十月，又能避免夏季小儿肠炎等肠道疾病的流行季节，有利于给宝宝添加辅食。

1. 避开不利于受孕的季节　避免在7月受孕。此时气温高、湿度大，湿热会影响孕妇原本就不旺盛的食欲，再加上妊娠反应，容易造成营养不良，影响胎儿的发育。

避免在10月受孕。此时受孕将会在次年7月分娩。盛夏时节会让产妇的褥汗增加，而闷热的气候容易导致中暑，轻者头晕、胸闷、体温升高，重者高热、昏迷。夏季也是皮肤感染、腹泻等常见病的多发季节，所以最好避免在10月受孕。

不过，我国地理面积广，各地气候条件存在一定差别，准妈妈可以因地制宜来考虑，生搬硬套反而给自己增加烦恼。比如我国南方的气候比较温和，可根据当地流行病的发生情况及营养供应条件，选择适宜的季节怀孕。

2. 避免在生理节律低潮期受孕 科学研究表明，每个人的身体存在体力、情绪及智力3方面的周期性变化，这种周期性的变化为人体生理节律。

当你感觉身体容易疲倦，情绪变得不稳定，工作效率低，注意力难以集中，或出现健忘、判断力下降的状况，同时，身体抵抗力下降，易被病菌侵扰时，要警惕自己正处在人体生理节律低潮期或低潮与高潮期的临界点。如果夫妻一方处于高潮期，另一方处于低潮期，则容易导致孩子出生后体格虚弱。

那么，如何避开生理节律低潮期呢？一般来讲，体力生理节律周期为23天，情绪生理节律周期为28天，智力生理节律周期为33天。每一种生理节律都有高潮期、临界日及低潮期，临界日是指每个周期最中间的那一天，也就是低潮与高潮的临界时间。三个生理周期的临界日分别为11.5天、14天及16.5天，临界日的前半期为高潮期，后半期为低潮期。

还可以通过万年历计算身体的节律周期。人体生理节律周期的计算，是从出生那天起一直计算到受孕那天为止的总天数，还需加上闰年所增加的天数。然后，分别除以23、28、33这三个数字，余数若等于临界日的天数则为临界日，余数小于临界日则为高潮期，余数大于临界日为低潮期。

3. 避免在身心不佳时受孕 研究证实，人体在精力充沛、情绪愉悦的时候会使内分泌系统分泌出大量有益于健康的酶、激素及乙酰胆碱等，使人体的体力、智能处于最佳状态。这时，男女双方的性生活最和谐，非常容易进入性高潮，有利于受孕。

反之，夫妻双方若在身体疲惫或一方情绪欠佳时受孕，都会影响精子或卵子的活力，不利于形成优良的受精卵，自然会影响胚胎发育的质量。

了解你的身体

准妈妈的生殖系统

女性的生殖系统不是只有阴道而已，而是分为外生殖器和内生殖器两部分。内生殖器包括阴道、子宫、输卵管及卵巢；外生殖器是女性体表最为隐蔽的区域，由阴阜、阴蒂、大阴唇、小阴唇、阴道前庭、阴道口、尿道口及处女膜组成。

1. 内生殖器官 阴道是一条肌性管道，是经血排出和胎儿自母体娩出的通道，也是女性的性器官。上端包围子宫颈，环绕子宫颈周围的部分称阴道穹窿，可分为前、后、左、右四部分。后穹窿较深，是积聚精液的主要部位，其顶端即子宫直肠陷凹，是腹腔的最低位置。

子宫是胎儿生长发育的场所，受精卵在这里着床，逐渐发育为成熟的胎儿，足月后，子宫收缩，娩出胎儿。子宫内膜在卵巢激素的作用下发生周期性变化，即月经。

输卵管具有输送精子和卵子的功能，也是精子和卵子完成受精的重要器官。受精后，孕卵经输卵管的输送进入子宫腔着床。

卵巢是女性的性腺器官，分泌性激素，是存储卵泡的场所，能产生并排出卵子。卵巢还是维持女性生理功能及第二性征的重要器官。女性绝经后，卵巢逐渐萎缩。

2. 外生殖器官 阴蒂在胚胎学上是与男性阴茎相同的同源器官，在人体解剖学上也有头部、体部、包皮，甚至可以随性兴奋而充血勃起，只是不那么显眼，也不具备直接的生殖与排尿功能。从外观上看，它是一个很小的结

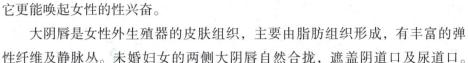

节组织。阴蒂具有丰富的神经末梢，是女性最敏感的性器官，与 C 点相比较，它更能唤起女性的性兴奋。

大阴唇是女性外生殖器的皮肤组织，主要由脂肪组织形成，有丰富的弹性纤维及静脉丛。未婚妇女的两侧大阴唇自然合拢，遮盖阴道口及尿道口。由于分娩的影响，有生育经历的女性的大阴唇向两侧分开。

小阴唇是一对柔软黏膜皱褶皮肤，在大阴唇的内侧，表面湿润。左右两侧的上端分叉相互联合，其上方的皮褶称为阴蒂包皮，下方的皮褶称为阴蒂系带。小阴唇黏膜分布着丰富的神经，对触觉敏感。

此外，女性的外生殖系统还包括前庭、前庭球、前庭大腺等重要器官。

3. 女性应注意保护生殖器免受感染　女性阴道的生理结构特殊，很容易引起细菌感染。一旦感染，除了阴道本身受到影响外，还会引起一系列的并发症。反复的感染还会引起月经疾患、不孕症、妇产科疾病等。生殖道感染首先是影响女性自身。非特异性阴道炎、滴虫性阴道炎、霉菌性阴道炎等感染均会影响女性的生活质量。

女性常把生殖系统的感染称之为"难言之隐"，一旦感染往往会使人烦躁不安，反复发作更是增加女性的精神压力，甚至降低工作效率，心理上造成压抑和自卑。因此，女性平常应该做好私密处的清洁工作，减少感染风险。

4. 女性生殖器护理　女性要备好自己的专用清洗盆和毛巾，并且在使用前要将其洗净，毛巾使用后要晾在通风处，并且定时更换。如厕后要由前向后揩拭干净，有条件的话最好用温水清洗。

女性生理期时要用温水勤洗外阴，勤换卫生巾，以免被经血污染的卫生巾滋生细菌。清洗时不必使用肥皂或高锰酸钾等化学物质，以免改变人体正常的酸性环境。长期使用洗液冲洗阴道，会打破阴道菌群的平衡，降低局部抵抗力，增加感染机会。另外，生理期时禁止用冷水冲洗阴部。

5. 观察分泌物是否正常　女性正常的阴道分泌物为无色或略白，有一定的黏度，并且随月经周期的阶段而发生变态。排卵期阴道分泌物较少，排卵期结束后较多。分泌物异常时颜色会发生改变，呈微黄至绿色，有严重异味。若分泌物的颜色或性状突然发生改变，也不必惊慌，若伴随痛痒、发热等其他异常，则应及时就诊。

准爸爸的生殖系统

男性生殖系统由两部分组成,即内生殖器和外生殖器。内生殖器由生殖腺(睾丸)、输精管道(附睾、输精管、射精管和尿道)和附属腺(精囊腺、前列腺、尿道球腺)组成;外生殖器则指阴囊和阴茎。

男性的生殖器官之一——睾丸是"男人味"的来源。它位于阴囊内,呈扁椭圆体,分上下端,内外面,前后缘,负责产生精子和分泌雄性激素。进入青春期后,睾丸发育成熟,间质细胞会分泌以睾丸酮为主的雄激素。

男性的生殖器还包括其附属器官,如附睾、输精管、射精管、精索以及精囊腺和前列腺等。

阴囊对精子发育和生存有重要意义。它是由皮肤构成的囊。皮下组织内含有大量平滑肌纤维,称为肉膜。肉膜在正中线上形成阴囊中隔将两侧睾丸和附睾隔开。其皮肤为平滑肌和结缔组织构成的肉膜,有调节囊内温度的作用。精细胞对温度比较敏感,所以当体温升高时,阴囊舒张,便于降低阴囊的温度;当体温降低时,阴囊收缩,以保存阴囊内的温度。

1. 精子的产生 男性从青春期开始制造精子,据估计,睾丸每天会制造大约一亿只精子,平均每一秒钟就有一千只。这强大的生命力主要归功于睾丸内存储的数量庞大的精原细胞,持续进行减数分裂。成熟的精子进入副睾丸内储存,在射精时和精液一起排出。每次射精时会排出数千万、甚至上亿只精子。

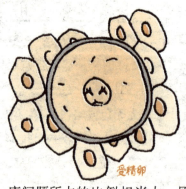

受精卵

2. 精子的成活时间 精子进入女性生殖道可存活2~3天,所以为增加受孕概率,可选择在排卵期进行性生活,而距离排卵期越远受孕机会越少。

3. 男性生育能力的保养 想要成为"奶爸",男性也需要付出一番努力,首先要保证精子的健康。在导致男性不育的原因中,精子健康问题所占的比例相当大。原因有很多,但总结起来就是一点:精子活力不够。

准爸爸怎样才能保证精子的健康活力呢?

❶随着年龄的增加,男性精子的活动能力会有明显的下降。因此,别陶醉在"黄金单身汉"的光环下,尽早"脱光",有利于优生优育。

❷过度手淫导致射精频率增加,禁欲时间太长,也会引起精子质量下降。

❸不戒烟酒。香烟中的尼古丁会影响精子的活动性,而酗酒则可能会降低男性生殖腺的功能,使精子的染色体异常,从而导致胎儿畸形或发育不良。

❹缺乏维生素。偏食、挑食引起的缺锌会削弱男性的性欲及性功能,长期大量食用芹菜会减少精子数量,大豆中的某些成分也能造成精子数量下降。而缺铁会导致精子缺乏足够的动力与卵子结合。

生宝宝的最佳年龄

在了解"什么年龄孕育的宝宝最有利于优生"这个问题之前,各位准爸妈需要先知道生命是如何形成的。

生命的产生源于精子和卵子的结合,精子与卵子在输卵管相遇成为受精卵以后,来到子宫内膜着床,再生长发育成胎儿。它们的相会过程是这样的:射精后,精液迅速变成胶冻状,保护精子暂时免受阴道酸性物质的伤害。不过,大部分精子还是"牺牲"在阴道内,仅仅只有一小部分的精子,依靠尾巴的摆动,在1~3分钟之内进入子宫颈口。此时,若恰逢排卵期,阴道分泌物呈碱性,并且变得稀薄,则能帮助精子顺利通过。尽管如此,仍然只有小部分精子能到达子宫颈管。然而,精子游动到这里之后,接下来的旅程就要靠女性的身体来帮忙完成了。

女性性高潮产生的收缩使子宫腔产生负压,将精子吸入子宫腔。顺利"闯关"的精子部分被白细胞吞噬,部分幸运儿由输卵管的管壁蠕动,将精子与输卵管液送至输卵管壶腹部。最后成功到达输卵管壶腹部的精子大约为十几个。经过一番角逐后,精子的外膜逐渐活化并发生形态变化而获得受精能力,最后只有一个精子突破重重障碍与卵细胞会面,结合成受精卵。

了解了精子与卵子的结合过程之后,我们可以得出:精子与卵子的生命力是决定优生的关键,而父母的身体素质则决定精子或卵子的质量。因此,选择适当的年龄孕育是拥有一个健康聪明的宝宝的前提。

1. 男性的最佳生育年龄：30~35岁 法国遗传学家摩里士的研究成果表明，男性在30~35岁时所生育的宝宝是最优秀的。男性的精子质量在30岁时达高峰，这种高质量精子的状态大约能保持5年。

2. 女性的最佳生育年龄：23~30岁 女性在23~30岁之间是生育宝宝的最佳年龄段。这一时期女性身体的各器官发育完全成熟，卵子质量高，有利于胎儿生长发育，并且能降低早产儿、畸形儿和痴呆儿的发生率。同时，这个年龄段的女性所面临的分娩风险也会更少。

处于此年龄段的夫妻通常有稳定的经济状态，生活经验较为丰富，精力充沛，有能力抚育好婴幼儿。若过早怀孕生育，未成熟的身体无法提供给胎儿充足的营养，对母亲和胎儿的健康状况都不好。

通常，传统的观念认为男性比女性年长更有利于家庭和谐。男性随着年龄的增长，智力相对成熟，能更好地承担起育儿的责任。而年轻的生命力旺盛，能提供给胎儿一个更好的孕育环境，有利于胎儿发育生长。

3. 高龄孕妇的风险 美国顶尖生殖专家谢尔曼·休伯认为，女性在30多岁时，每个排卵周期有大约15%的受孕机会，在尝试怀孕的1年里，受孕的机会为75%。然而女性的生育能力在29~35岁之间会出现明显下降的趋势，大多数35岁左右的女性不会因年龄而影响受孕，但到了38~39岁，年龄就会成为不孕的重要因素。在35~39岁之间，女性的受孕机会会下降到65%。

同时，还会增加流产的风险，从30~34岁时的12%，上升到35~39岁时的18%。女性在30岁时，怀有唐氏综合征宝宝的风险为1/910，而到了35岁，这一风险会上升到1/380。

随着观念的改变，越来越多的女性认为30多岁正是适合做母亲的年龄。此时无论是职场还是夫妻关系都趋于稳定，这将会为成长中的家庭积累坚实的基础。在成为父母之前，准爸妈也会有一起经历美好时光的机会。然而，女性不能只考虑到好的一面，尤其是当你打算养育不止一个孩子的时候，尽早经历怀孕生子的过程也许会减少许多烦恼。

及时补充叶酸

叶酸的名称来自拉丁文 folium（叶子）。是从菠菜叶中提取纯化而成的，故命名为叶酸。叶酸又称为维生素 B_9，因为具有水溶性的特点，无法在体内聚集起来，因此需要定期补充。叶酸在核苷酸（DNA、RNA）合成方面有重要作用，因此对于孕期的准妈妈和胎宝宝有重要作用。

叶酸能促进红细胞的分裂、生长和核酸的合成，是人体的一种必需物质。科学家发现，体内缺乏叶酸的孕妇容易发生胎儿神经管畸形，如常见的无脑畸形和脊柱裂等。

我国育龄女性普遍缺乏叶酸，主要是由于传统的饮食结构使食物中的叶酸含量不够。中国妇婴保健中心和美国疾病控制中心从 1991 年起，进行了大范围人群干预研究。结果表明，从计划怀孕时起到孕后 3 个月，每天服用小剂量叶酸，可以减少 70% 以上的神经管畸形病例发生，可减少 83.7% 的唇腭裂和 35.5% 的先天性心脏病的发生。除此之外，叶酸还具有预防自然流产，减轻妊娠反应，促进胎儿生长发育的作用。正确补充叶酸的方法：

1. 什么时候补充叶酸　孕早期（3～6 周）是补充叶酸的最佳时期，在孕 3 个月后也要坚持每天服用不低于 400 微克的叶酸。在条件许可的情况下，整个孕期适当服用叶酸也并非不可。每天早餐后服用叶酸，吸收效果更佳。

2. 补多少合适　有数据表明，普通人体内的叶酸含量为 5～6 毫克，专家建议，一般女性每日补充 400 微克即可，备孕期及妊娠期女性每日补充 600～800 微克。叶酸的摄取主要来源于食物。当然，也有不少准妈妈通过叶酸片来摄取，不过在服用前一定要向医生询问每日所服的剂量。

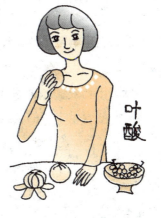

3. 如何保留食物中的叶酸　通过食物来补充叶酸时，我们要注意保留其中的叶酸含量。叶酸在强光强热环境下会逐渐失去活性。经盐水浸泡后的蔬菜，其叶酸含量会减少 65%；存放 2～3 天后蔬菜会失去 50% 以上的叶酸；烹煮时间越久,叶酸的含量就会越低。因此,减少烹饪时间,改变烹饪习惯,能帮助准妈妈摄取更多的叶酸。

4. **准爸爸也要补叶酸** 据国外一项研究,叶酸可以改变男性的精子质量,甚至会影响到新生儿的健康状况。该研究发现,男性摄入的叶酸量越高,精子质量也就越好,同时能减少精子异常现象。如果男性缺乏叶酸,则会影响精液中的染色体数量,直接影响新生儿的身体健康。因此,男性也要补充叶酸。

5. **酒精干扰叶酸的吸收** 要提高身体对叶酸的吸收率,就要避免将叶酸含量高的食物与酒精同食。酒精会将人体内所含的叶酸排出,干扰肠道吸收。除此之外,一些药物如阿司匹林、制酸剂胃药以及雌激素药物都会减少人体对叶酸的吸收。

叶酸的副作用:叶酸对宝宝和妈妈都有重要的作用,但过度补充也会产生一些不良影响。

1. **干扰锌的吸收** 过量补充叶酸会影响准妈妈对微量元素锌的吸收,而缺乏锌会导致胎儿发生先天性痴呆,甚至出现低体重出生儿。

2. **伤害宝宝的神经系统** 过量服用叶酸还会掩盖准妈妈缺乏维生素 B_{12} 的症状,影响宝宝的神经系统发育。

3. **诱发惊厥** 倘若准妈妈有惊厥病症,则过量服用会导致抗惊厥药物难以发挥出功效,加重惊厥症的发作。

叶酸含量丰富的食物有:

1. **五谷根茎类** 五谷类和豆制品,比如大麦、小麦、黄豆等,还有坚果类的栗子、松子、核桃等。

2. **蔬菜类** 相比浅色蔬菜,深色蔬菜所含叶酸更多,如芦荟、绿色椰花、菠菜等。

3. **肉类** 鸡蛋、鸡肉、牛羊肉等以及动物内脏(鸡肝、猪肝等)。

鸡肝是叶酸含量的冠军,50 克鸡肝含有 586.1 微克的叶酸。除此之外,鸡肝还有着明目护肤的效果,适合准妈妈们食用。

4. **水果类(保证新鲜)** 酸甜可口的水果,比如葡萄、柠檬、杨梅,还有润肠的香蕉等,都能为准妈妈提供叶酸。

好的生活习惯 孕育更聪明的宝宝

养成健康的生活习惯

要想怀上一个健康的小宝宝,一定要时刻注意生理卫生,这对于准备孕育下一代的夫妻尤其显得重要。所有打算要一个小宝宝的夫妇都应当建立一系列的生理机能保健措施,针对婚前检查所发现的疾病和需要增强机能问题,要及时进行治疗、调养和功能性锻炼,特别是要保持精液的质量和卵子成熟的质量以及生殖器官的健康状态。而这些与夫妻平常的生活习惯有莫大的关联。

1. 怀孕前6个月健康要点 怀孕前最重要的准备就是孕前调理,包括饮食、起居、护理等各方面的调理。孕前的调理时间一般为3~6个月,所以打算怀孕的夫妻双方必须注意在孕前半年开始规划并养成健康的生活习惯。

❶孕前3个月,夫妻双方都应尽可能减少饮酒。

❷女性在备孕前应及时排查口腔隐患。

❸不要在自己或双方状态不佳时同房。

❹夫妻双方要把体重调整到正常状态,避免过胖或过瘦。

❺女性从事的工作如果不利于胎儿的发育,必须在孕前3个月调整工作岗位。

❻夫妻双方用药时一定要慎重,要禁用含雌激素的护肤品。采用口服避孕药避孕的女性,要在停药6个月后再怀孕。

❼食用蔬菜瓜果时要注意延长浸泡时间,以去除表面残留农药。

❽妊娠初期的孕吐会减少女性对营养的吸收,因此女性在备孕前3个月最好能积极进食富含营养素的食物,如含叶酸、锌、钙等的食物。

❾备孕前3个月,女性应多吃瘦肉、蛋类、鱼类及豆制品、海产品、新

鲜蔬菜水果；男性应多吃鱼类、牡蛎、韭菜等。

❿不穿过度紧身的衣物。内裤太紧易将男性的睾丸压向腹股沟管而使其增温，可能导致造精功能减退，对于那些喜欢穿紧身衣物的男性来说应该引起注意。女性在衣着方面也要尽量宽松，以使乳房及腹部能够保持自然松弛的状态，有利于生理功能的协调。

2. 日常健康习惯 为了宝宝未来的健康，准妈妈平常要养成规律性的生活习惯，让自己的身体保持在最佳状况中，从每一个细节开始。

❶早睡早起：晚上11点是最佳就寝时间。如果工作性质无法配合，可以请公司主管代为安排，或另谋解决之道。

❷漱口与洗手：季节转换时，气温变化大，一不小心容易感冒。准妈妈回家时，养成先漱口、洗手的好习惯，彻底预防感冒。

❸勤打扫：每天固定的打扫工作，除了可以保持家中的清洁外，还兼具运动功效，一举两得。

❹远离二手烟：二手烟对于母子健康皆有害，二手烟可能导致孕妇产下低体重儿、早产儿、畸型儿等。所以，孕妇必须全力远离烟害。

❺盘腿坐：以盘腿的姿势坐在地上（地上垫个坐垫），来加强股关节的柔软度，有助于自然分娩的顺利进行。准妈妈看电视时，可以试着盘腿坐。

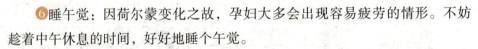

❻睡午觉：因荷尔蒙变化之故，孕妇大多会出现容易疲劳的情形。不妨趁着中午休息的时间，好好地睡个午觉。

❼按摩器消除肌肉紧张：按摩可以舒缓肌肉疲劳，感觉到不舒服的时候，可以用按摩器轻轻按摩，切记力道不可太强。

❽托腹带减轻压力：日益增大的腹部造成孕妇身体负担，甚至引起各种不适。托腹带除了能减轻腹部的压迫感，还有保暖功效。

❾热敷垫减轻疼痛：腰痛是大部分孕妇的困扰，有效运用热敷垫，将有助于减轻疼痛感。

❿医疗用弹性袜：膨胀的腹部会对腿部产生压迫感，部分孕妇会出现腿部静脉曲张现象，严重者还会有疼痛感。为了缓解不适，准妈妈可以尝试医疗用弹性袜，能预防腿部出现静脉曲张。

⓫把脚垫高：睡觉时把脚垫高，可帮助血液循环，减轻水肿。

准妈妈无意中养成的一些不良生活习惯会渐渐地成为思维定势，习以为常之后，便不会觉察它们对健康的伤害。由此，及时改正不良习惯，才能为宝宝预约一个健康美好的未来。

保持体形，窈窕的身材更容易受孕

准备养育宝宝之后，有很多准备工作要做，准妈妈这时应避免为缓解压力而暴饮暴食，以免体重增长过快增加分娩的风险。如果你的体重一直属于"居高不下"型的，那么备孕前尝试减肥是非常必要的。适当减重可以有效地减少孕期并发症的发生。在最适宜的体重下怀孕，有利于孕育健康的宝宝。超重或者肥胖会使女性体内内分泌失调，改变性激素的合成和分泌，容易引起月经紊乱，影响排卵。同时内分泌失调还可能引起多种妇科疾病。

1. 体重超重对女性孕育的影响 如果女性的肥胖是因多囊卵巢综合征而引起的，那么受孕的可能性就会减少。多囊卵巢综合征是卵巢疾病，在年轻妇女身上常见，症状有多毛、肥胖、月经量少周期长、排卵少或无排卵。通常要通过治疗改善症状以争取怀孕。

超重还容易导致女性流产，并且易患肥胖妊娠并发症，出现巨大胎儿、早产儿、难产等。女性体重超重还可能导致糖尿病、心脏病、高血压，怀孕时比体重正常的人更容易得妊娠期高血压、糖尿病，怀孕时身体负担也更重，面临的风险更大，所以准备怀孕的女性最好通过锻炼来减轻体重。

体重超重的女性也不必恐慌，积极查找超重的原因，对症下药就能解决问题了。对于单纯的肥胖，只要合理地控制饮食再加上锻炼就可以了。但如果是病理性的肥胖，就一定要在医生的监督下实行减重的工作。因为减肥极易发生维生素和矿物质的缺乏，出现脱水、水电解质紊乱等症状，还可能引起新的疾病。处理不当，反而会对孕育造成不良后果。

很多人的减肥大计都会无功而返，除了挫败感增加之外，体重纹丝不动。

所以，一旦下定决心就要坚持到底。另外，减肥在备孕前3个月最好停止，并且通过饮食补充来调节身体。那么如何做到科学饮食呢？

2. 定制完善的饮食计划 每一位备孕期的女性都要合理安排每日膳食，形成健康、科学的饮食习惯，体重超标的女性除了要保证营养的摄入之外，还需要合理减少每日摄入的总热量，减少多余脂肪形成。饮食原则是低热量，低脂肪，适宜优质蛋白（如鱼、鸡蛋、豆制品、鸡肉、牛奶等）和碳水化合物。减少脂肪含量高的食物，如肥肉、内脏、蛋黄、坚果、植物油等。

定期做好每日主食、蔬菜和水果搭配适宜的菜单，少食多餐，每餐七分饱即可。用餐时尽量细嚼慢咽，利于消化。尽量选择纤维含量丰富、脂肪含量低的食物，也可正餐前喝一碗清淡的汤增加饱腹感，减少进食量。

其次，要增加体育锻炼。最好选择中、低等强度的运动，如快步走、慢跑、打羽毛球、游泳等。一来比剧烈运动容易坚持，二来因为肌体氧耗增加，运动后数小时氧耗量仍比安静时大，依然能收到不错的减重效果。

3. 准爸爸超重会增加不育风险 男性超重容易导致睾丸激素水平低、精子质量差，甚至增加不育的风险。研究显示，肥胖男性与体重正常的男性相比，优质精子更少。根据身体质量指数（BMI）将男性分成不同的组别，BMI在20～25之间为正常体重，25～29为超重，30及以上为肥胖。研究结果表明，BMI在20～25的男性拥有优质精子的数量更多，而超重和肥胖者不仅精液量（精子数量）较少，优质精子数量也不多。而且，男性超出的体重每增加约9千克，不育的可能就会增加10%。

也许你会感到奇怪，肥胖为什么会对准爸爸产生影响？这是因为脂肪组织具有将雄性激素转变成雌激素的特点，使男性体内雄性激素减少，雌激素相对增加。缺乏雄性激素将妨碍男性精子的生成，影响精子质量。

其次，人体正常体温是37℃左右，而最有利于精子存活的温度比正常体温低2℃左右。由于脂肪的增加会使体温变得比普通人更高，男性腹股沟、阴囊部位的温度太高会降低睾丸的生精能力，生成后的精子质量也会受到影响。

另外，准爸爸超重会影响睾丸、阴茎等生殖系统发育，也更容易患高血压、糖尿病，而这两种病症均可引发性功能障碍。

第一章
完美备孕，定制你的"宝贝计划"

 一定要知道的用药常识

在确定自己怀孕前，准妈妈有可能会把孕初期的反应误认为是感冒，比如头痛、疲倦，如果你因此而服用了药物，那么，你需要立刻咨询医生自己所用的药品是否安全。医生将会衡量药物带给你的帮助以及对宝宝的影响而给出建议。当然，你不必过分担心药物会影响宝宝的发育，因为对某些疾病而言，不用药的危险可能比继续用药造成的潜在风险要大得多。

1. 备孕期如何安全用药 美国食品与药物管理局（FDA）颁布的妊娠药物分级（共分五级：A、B、C、D、X级），可作为孕期安全用药参考。

A、B级药物，对胎儿无危害或无副作用，一般可安全使用，如多种维生素类，一些抗生素（如青霉素族、头孢类）等。

C、D级药物，对胎儿有危害（致畸或流产），但对准妈妈有益，需权衡利弊后慎用。如一些抗生素、激素类药物。

X级，对胎儿有危害，对准妈妈无益，此类为孕期禁用药，如抗癌药物、性激素（雌激素、合成孕激素）等。

一些常见病，如感冒、腹泻、软组织感染等，可用一些常用药按常规剂量、常用疗程及常见方法服用，一般对胎儿影响不大，不必讳疾忌医。

2. 常见病的用药知识 如果准妈妈备孕期间患有或已经患上这些病症，那么一定要检查一下这些药物是否对你和宝宝的健康有不良影响。

❶头痛和其他疼痛：头痛或身体其他疼痛，是生活中经常遇到的问题，准妈妈可以通过药物缓解疼痛，但选择的余地有限。最好不要吃阿司匹林，因为它有抗凝血的作用；也不推荐布洛芬，因为它可能会影响你的宝宝。一般认为扑热息痛是可以安全使用的，前提是你要按照建议的剂量服用，并且不能长期服用。

❷痤疮和斑：祛斑的非处方药中的主要成分是过氧化苯甲酰和水杨酸，备孕和怀孕期间使用是安全的。但是，如果需要采用口服药物治疗痤疮，那就应该向医生咨询，看这些药物是否会影响备孕妈妈的安全。

❸哮喘：治疗哮喘的喷雾剂是安全的，而且准妈妈一定要在备孕和怀孕期间控制好哮喘，否则影响宝宝的供氧，容易产出体重偏低儿。

❹感冒：感冒时备孕妈妈可以服用感冒药，但避免选择含麻黄素成分的药物，这种物质能使血压升高，应避免在怀孕期间使用。

❺便秘：准妈妈最好不要用泻药改善便秘的状况。多吃富含纤维素的食品，多喝水才是更健康的选择。

❻咳嗽：止咳药中会含有多种成分，有些成分不适宜在备孕及怀孕期间服用，最好在咨询医生之后再服用。

❼腹泻：怀孕期间应避免使用含苯丁哌胺的药物，但是可以服用一些补液盐，以补充体内流失的矿物质。

❽花粉热和过敏：遇到过敏的情况，准妈妈不可擅自用药，因为治疗过敏类的药物都含有抗组胺剂，而有些抗组胺剂会使血压升高。

❾"烧心"和消化不良：先用简单的方法缓解一下，比如喝杯牛奶或吃点苏打饼干。如果无法缓解，那么可以试试含有铝和镁的抗酸剂，不过一定要先询问医生合适的剂量。

❿蛲虫：有些非处方药（如甲苯咪唑）不适合准妈妈服用，因此最好请医生决定用什么药。

3. 准妈妈用药原则 准妈妈都知道药物会对胎儿产生影响，所以对医生开的药心存顾虑，但是，只要掌握正确的用药原则，谨慎用药，不仅对准妈妈有益，对宝宝也是有好处的。

❶服用任何药物均应经过医生的许可。

❷能少用的药物绝不多用，能不用的药物，则不要用。

❸必须用药时，则尽可能选择不会对胎儿产生影响或影响比较轻微的。如因治疗需要长期服用某种可致畸的药物，则应终止妊娠。

❹切忌滥用药物或听信"偏方、秘方"，绝大多数偏方是未经科学验证的。

❺根据治疗效果，尽量缩短用药疗程，及时减量或停药。

❻当药品包装上有"孕妇慎用、忌用、禁用"的字样时，要避免服用。

❼孕妇误服致畸或可能致畸的药物后，应及时就医，并结合自己的年龄及怀孕时间等问题综合考虑是否应该继续妊娠。

第一章
完美备孕,定制你的"宝贝计划"

准妈妈素颜有利于宝宝发育

怀孕后,肚子里的宝宝和母体之间会建立密切的联系,准妈妈身体的每一个变化都会传达给宝宝,因此爱美的准妈妈要注意了,那些看起来安全的化妆品有可能会导致肚子里的宝宝发育畸形。

1. 美白产品中的重金属 化妆品或护肤品有潜在的重金属超标的风险,比如具有增白祛斑效果的面霜通常都含有铅与汞。这两种物质具有迅速美白皮肤的作用,一些不法商家为追求利润有可能在化妆品中添加这些成分。医学专家认为,铅和汞虽然能让皮肤迅速变白,但它们表现出的美白效果如同饮鸩止渴。一旦更换护肤品牌或停用,皮肤状态会变得更糟糕,甚至出现红、黑、白几种颜色共存的现象,医学上称之为"皮肤异色症"。

汞,俗称水银,又称金属汞,通过阻碍人体酪氨酸的合成从而阻止黑色素的形成,起到美白效果。长期使用含汞的美白产品有可能导致慢性汞中毒。汞进入人体后首先影响人的神经系统,其早期的表现与神经衰弱相似,出现记忆力减退、睡眠质量差、精神无法集中等现象。因为发病症状不明显,很容易被患者忽略,而随着时间的延长,汞中毒患者的脾气性格会变得古怪,比如偏执极端等。

汞中毒患者还可能出现肾病综合征。这种病症的出现是由各种原因导致的以肾小球病变为主的一组症候群。表现为大量蛋白尿、低白蛋白血症、高度水肿和高脂血症。

2. 备孕妈妈慎用口红 对于女性来说,口红能迅速提升气色,是人手必备的彩妆单品。但你可能不知道的是,口红中含有大量的羊毛脂,这种物质既能吸附空气中的重金属元素,又能吸附各种致病微生物,还有一定的渗透作用。另一方面,口红经常会无法避免地被"吃"进口中,所黏附的重金属和致病微生物也常常一同进入女性的肠胃中。

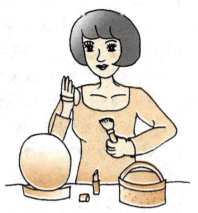

3. 少化妆,多安全 如果准妈妈因为

工作需要，无法避免地要使用彩妆，则尽量选择"零"添加、纯天然或质量有保证的化妆品。俗话说"一分钱一分货"，质量好的护肤往往拥有良好的品牌历史与科研团队，质检也十分严格，不会刻意添加重金属物质。但是无法避免化妆品的原料受到重金属污染。比如水、植物原料等都有可能含有微量重金属，而化妆品一般是以植物以及石油和煤炭等化工产品为原料。因此，能不化妆的时候准妈妈尽量远离粉底、眼影之类的用品。

防晒霜是夏季出门的必备品，但准妈妈最好选择其他办法防晒。如出门戴帽子、打遮阳伞，避开紫外线强烈的时间段出门。

带香味的护肤品、香水及含化学香精的护肤品会让准妈妈的孕期反应更强烈，因此要慎用。电视剧里常常出现"因为闻麝香而小产"的桥段，虽然没这么夸张，但准妈妈最好"宁可信其有不可信其无"，以防万一。

有些精油可以缓解孕后期的妊娠纹，但一定要小心选择，因为精油的种类很多，而有些精油并不适合孕妇。

4. 重金属对宝宝的危害 通过化妆品被身体吸收的重金属物质，比如汞会透过血脑屏障和胎盘屏障对胎儿产生不良影响。若女性体内汞超标，那么在哺乳期的乳汁中也可以检测到汞的存在。因此，准备要宝宝的女性要远离容易被重金属污染的物质和场所，一旦发生重金属中毒，则需要积极治疗，以免影响到宝宝的健康。

5. 哪些食物中含有重金属 除了化妆品中含有重金属外，有的食物也有较高的重金属含量。准妈妈应该尽量避免食用。

6. 松花蛋 松花蛋特殊的口感来源于其中的铅，传统工艺制作的松花蛋极易残留重金属铅。准妈妈若嘴馋，可以选择无铅松花蛋。另外，吃松花蛋时可以蘸些醋，能减少人体对重金属的吸收。

7. 罐装饮料 一项科学研究经过对几种不同材质罐装饮料的调查发现，易拉罐饮料中含重金属铝的成分最多，是瓶装饮料的3~6倍。要避免这一危害，最好的办法就是少喝罐装饮料。

8. 海产品 随着环境污染的严重，海产品的体内已经成为重金属汞、砷污染的"重灾区"，如带鱼、黄鱼等。准妈妈尽量吃远洋的深海鱼，比如鲅鱼、沙丁鱼等。美国营养学家提出，食用海鱼时要挑个头小的，且单次进食量少于100克。

9. 动物内脏 动物内脏的独特口感和丰富的营养成分是女性补充营养元素的首选，但切记适量食用，因为内脏最容易发生重金属沉积。建议每周最多吃1~2次动物内脏，每次不超过50克。

10. 腌制食品 烟熏食品容易产生致癌物质苯并芘，而腌制食物中含盐分高，酱制食品中为了发色和保藏添加了亚硝酸盐，可转化成致癌物亚硝胺，过多食用会影响精子和卵子的质量。

备孕饮食"黑名单"

传统医学讲究"药食同源"，不同的食物有不同的性味，对人体的作用也是五花八门。辣椒、胡椒等辛辣食物过量食用会引起消化功能紊乱，出现胃部不适、消化不良、便秘的症状。除了具有刺激性的食物，女性还要注意那些高糖、高脂肪的食物。

1. 少食高糖食物 准爸妈在备孕期若过量食用高糖食物，则可能引起糖代谢紊乱，甚至成为潜在的糖尿病患者。而且无论是备孕还是怀孕后，女性都要保持少食高糖食物的习惯，因为孕期糖尿病不仅危害孕妇本人的健康，更重要是影响体内胎儿的健康发育，并极易出现早产、流产或死胎。产出的婴儿也更可能是巨大儿或大脑发育障碍患者，准妈妈则会成为典型的糖尿病患者。

2. 准妈妈要少吃的食物

❶螃蟹：蟹肉鲜美，但性寒凉，有活血祛瘀的功效，另外，螃蟹生吃容易引发肠胃炎，死蟹存在更高的安全风险。因此，孕妇要少食。

❷甲鱼：性味咸寒，有通血络、散瘀块的作用，有引发流产的可能。

❸薏米：是典型的药食同源食材，传统医学认为其质滑利。药理实验证明，薏仁对子宫平滑肌有兴奋作用，可促使子宫收缩，因而有诱发流产的可能。

❹马齿苋：同样是药食同源的食物，其药性寒凉而滑利。实验证明，马齿苋汁对于子宫有明显的兴奋作用，会增加子宫收缩次数。

❺罐头食品：罐头食品为了保证存放时间，通常会添加人工合成色素、香精、防腐剂等化学物质。尽管偶尔食用这些食品对健康影响不大，但孕妇食入过多则其中的添加剂会对健康产生影响。另外，罐头食品的营养价值不如新鲜食物，高温处理会破坏食物中的大部分维生素和其他营养成分。

❻菠菜：对宝宝特别重要的叶酸就是从菠菜中提取的，但可别因此而大量食用菠菜。因为菠菜中含有大量草酸，会影响锌、钙的吸收，从而影响胎儿的生长发育。

❼巧克力和山楂：巧克力属于高热量、高糖食品，孕妇不宜食用；山楂对子宫有兴奋作用，引起子宫收缩，可能导致流产。

❽猪肝：国外专家向孕妇发出少吃猪肝的号召。除了肝脏容易聚集重金属之外，还含有大量的维生素A。孕妇过食猪肝，吸收过多的维生素A对胎儿发育危害很大，甚至会导致胎儿致畸。

❾储存太久的土豆：存放太久的土豆所含的生物碱会增加，过多食用可影响胎儿正常发育，导致胎儿畸形。当然，每个人的体质状况不一样，并非每个人食用后都会出现异常，但孕妇还是吃新鲜的土豆为好。

❿调料：小茴香、八角、花椒、胡椒、桂皮等都属于热性调料，容易消耗肠道水分，引发便秘。

⓫味精：味精中的谷氨酸钠会消耗人体中的微量元素锌。因此，准妈妈的饮食应该清淡点，以免消耗大量的锌，影响胎儿生长发育。

3. 适合准妈妈吃的零食 怀孕期间女性最好选择营养丰富、低糖、低热量、高膳食纤维的食物。既能解馋，又不会给身体带来不良影响。

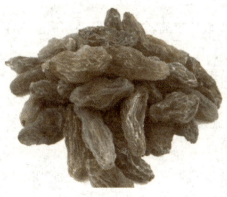

❶葡萄干：葡萄干的含铁量非常高，可以预防孕期贫血和水肿。而且能补气血，利水消肿，但患有妊娠糖尿病的准妈妈要少吃葡萄干。

❷红枣：红枣的营养价值很高。因为它不仅含有丰富的维生素C，还能补充人体所需的铁。红枣可是很好的孕期零食，但多吃会引起胀气。

第一章
完美备孕，定制你的"宝贝计划"

❸奶制品：酸奶含丰富的益生菌，可以帮准妈妈调理肠胃，同时又富含蛋白质，是补充蛋白质很好的来源。而且酸奶清凉、爽口，容易被消化吸收。

奶酪的营养物质丰富，1千克奶酪制品含有10千克鲜牛奶的营养物质，比如蛋白质、维生素B群、钙和多种微量元素。天然奶酪中的乳酸菌有助于孕妈咪的肠胃对营养的吸收，而且奶酪不会给准妈妈的身体增加负担。

❹全麦面包：全麦面包是帮助准妈妈度过孕期的最佳零食。不仅能够增加体内的膳食纤维，补充更全面的营养，还能缓解便秘的困扰。

像妈妈，还是像爸爸

宝宝体貌先知道

宝宝还没出生，准爸妈已经迫不及待地想要知道宝宝长得更像谁，当宝宝来到这个世界上，首先被大家关注的就是像爸爸多一些，还是更像妈妈。甚至有可能父母会纳闷：怎么没有遗传到自己的大眼睛双眼皮呢？其实，这些都与遗传学有关。

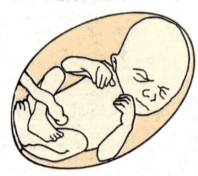

1. 决定体貌的遗传因子 遗传因子被形象地称为"人体设计图"。它通过女性的卵子和男性的精子遗传给孩子各种各样的特征。有时，在父母身上没有表现出来的或不明显的外貌特征也可能在孩子身上表现出来。比如，双亲分别为A型血和B型血，而孩子却有可能是O型血。另外，孩子身上表现出父母都没有的特征，尽管非常罕见但也是有可能发生的。

精子与卵子相遇后紧密交融，快速发生反应，共同形成具有46条染色体的细胞，其中23条来自父亲，23条来自母亲，它们分别携带着父母的遗传基因。细胞中的染色体经过相互作用和混合，很快就复制出了一种叫脱氧核糖核酸的物质，也就是我们熟知的"DNA"，这就是生命的基础。

46条染色体均以配对的形式出现。其中决定胎儿性别的是性染色体，其余的是常染色体。每条染色体都包含上千个基因，经过无数次重组，决定了宝宝的遗传组成。也就是说，父母各遗传给宝宝一半的基因。

2. 显性基因决定宝宝像谁　因为父母遗传给孩子的所有特征的可能性是平等的,所以宝宝更像爸爸还是妈妈,由体内携带的染色体中的显性基因决定。遗传有显性和隐性之分,显性遗传是指一对基因中只要带有一个显性基因,其决定的性状就会表现出来,而隐性遗传是指决定表现性状的基因必须成对存在,否则单个基因所影响的性状只会隐藏起来。比如高鼻梁就属于显性遗传;小眼睛就属于隐性遗传。

3. 身高和视力的遗传　宝宝的身高有70%由遗传决定,30%受后天因素影响。如果父母的身高都相当给力,那么宝宝则有75%的概率长成大高个。如果父母的身高都很普通,则只有25%的概率生出高个子的宝宝。如果父母身高相差较多,则宝宝高矮的概率各占50%。

视力也与遗传有关。科学家经过研究统计,因为遗传而近视的人占近视总人数的5%,虽然比例不高,但是当父母均为高度近视时,在同样的环境下,宝宝会比其他人更容易近视。不过,只有当父母均为高度近视时才有可能遗传给宝宝,轻微的近视是不会遗传的。

4. "外甥多像舅"是迷信的说法吗?　民间常流行"外甥多像舅,侄女像姑姑"的说法,也有一些小宝宝出生后不太像父母,反而跟舅舅或者姑姑更为相似。其实,这也跟遗传学有关。

从遗传学的角度来看,宝宝所携带的染色体中的"X"染色体是来自母亲的卵子,而母亲身上的染色体XX与宝宝的舅舅的染色体XY是来自同一父母。简单地说,在不发生基因变异的情况下,宝宝身上携带的X染色体有50%的概率是跟舅舅身上携带的X染色体是相同的。那么,孩子与舅舅或姑姑长得相似就不足为奇了。

5. 双眼皮和单眼皮,哪个更容易遗传　无论父母双方中哪一位是双眼皮,宝宝都更有可能会遗传到双眼皮。因为双眼皮属于显性基因,因此更容易在宝宝的面貌特征中表现出来。如果父母双方都是单眼皮,那宝宝一般也应该是单眼皮。不过也会有偶然情况发生,比如父母双方都是双眼皮,可宝宝却是单眼皮。发生这种改变的原因是父母双方都带有单眼皮的遗传因子,当双方所带的单眼皮遗传因子结成一对后,孩子就变成了单眼皮。

血型遗传的规律

根据人体血液中红细胞表面同族抗原的差别,可以将血液分为不同的类型,也就是血型。国际上通用英文字母A、B、O及AB来区分ABO血型系统的不同种类。血型具有遗传性,不同的血型有不同的免疫学特性。父母双方的血型基因在精子与卵子相结合时,在细胞核染色体中搭配成对,进而将血型遗传特性传给后代。

1. **不同血型的遗传基因** A型血的遗传基因可以是男性和女性的A与A结合成AA,也可能是某一性的A基因与另一性的O结合成AO,但不管AA还是AO,所表现出来的血型都是A型,O为隐形遗传基因,不表现出来。

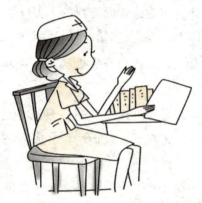

B型血的遗传基因与A型血相似,有的为BB、有的为BO,但是所表现出来的都是B型。

AB型与O型血遗传基因都与所表现的血型一致,AB型的为AB,O型的为OO。

由此可知,若父母是A或B型血,其子女血型可能是A型,也可能是B型或者O型。

2. **比较少见的Rh、MN及Xg血型** 目前临床检测发现,人类的血型除了常见的A、B、O及AB之外,还有高达30多种不同的血型,如Rh、MN及Xg等。我们知道人类的各种血型是由不同染色体的基因所决定的,并且现在已知决定ABO血型的基因在第九对染色体上,而决定Rh血型的基因则在第一对染色体上。

Rh血型可以分为2种,分别为Rh阳性和Rh阴性,由2个等位基因所决定。Rh阳性的基因显性,用Rh或D表示;Rh阴性的基因是隐性,用Rh或d表示。Rh阳性血型的人在黄种人中占99%以上,而在白种人中只占85%;Rh阴性个体在黄种人中只占1%左右,而在白种人中则占15%左右。Rh血型的发现在医学上有重要意义,一方面促进输血技术的完善,另一方面解决了由于Rh抗原—抗体反应所引起的新生儿溶血症的诊断。

第一章 完美备孕,定制你的"宝贝计划"

血型的遗传规律

父母血型	子女可能血型
A + A	A、O
A + B	A、B、O、AB
A + O	A、O
A + AB	A、B、AB
B + B	B、O
B + O	B、O
B + AB	B、A、AB
O + O	O
O + AB	A、B
AB + AB	A、B、AB

3. 混血宝宝更优秀吗? 英国著名心理学家乔治·菲尔德曼博士曾经说过:混血人种的面孔消除了人脸的不对称和差异,从而显得更加迷人。这也许是大众普遍认为混血宝宝更漂亮的原因了。很多人都喜欢混血宝宝,认为经过不同人种、种族优化基因所生育的孩子更聪明。

从遗传学角度来说,每个人的身体都携带着10万个功能基因,然而这其中包含5~10个甚至更多的遗传缺陷基因,这就意味着跨种族的混血儿能够得到更多的抗病基因。这无疑是一个好消息,预示着混血宝宝拥有更强壮的身体。但事情总是有好有坏,由于父母的血缘较远,混血儿也有可能得到更多的致病基因。

英国圣安德鲁斯大学的两名心理学家通过实验证明,对称的脸孔最受异性欢迎。由于混血儿的五官差异更小,因此更耐看。但漂不漂亮是受个人主观意愿主导的,好比"一千个读者有一千个哈姆雷特"一样,这种评价是非常个人化的。

至于"混血儿智商更高"的说法,从遗传学的角度来讲,也许混血宝宝更占优势。因为父母的基因染色体相差甚远,因而容易遗传显性基因,但宝宝的智力发展也会受到后天因素的影响,"伤仲永"就是个很好的例子。因此,这种说法只是相对的,只要家长充分挖掘宝宝的智力,用正确的方式教育宝宝,普通的孩子一样能变得优秀。

4. 不同血型之间的输血原则 根据血型的划分原则可以得知，红细胞上有 A 抗原者为 A 型血，A、B 两抗原均有者为 AB 型血，A、B 抗原均无者为 O 型血。然而 A 型血人的血清中天然含 B 抗体，B 型人血清中有 A 抗体，AB 型人血清一般没有抗体，而 O 型人血清中 A、B 两种抗体都有。因此，正常情况下相同血型的人可以相互输血，而 O 型血因为红细胞无凝集原，不会被凝集，可输给其他任何血型的人，也被称为"万能血"。另外，AB 型的血清中无凝集素，可接受任何血型的红细胞。

宝宝的性别谁决定

对绝大多数准爸妈来说，最好奇的事情之一是：肚子里的宝宝到底是男是女。尽管很多民间偏方都宣称怀男孩和怀女孩的征兆不一样，比如"酸儿辣女""肚子尖的是男孩"等等。然而这些都是没有医学根据的，要弄清楚宝宝的性别，还要学习一些遗传学知识。

1. 男性决定宝宝的性别 男性和女性体内各有 22 对一样的染色体，而决定胎儿性别的染色体只有一对，女性的性染色体为 XX，男性的为 XY。若卵子与 X 型精子结合，则发育成女性；若卵子与 Y 型精子结合，则发育成男性。因此，生男生女主要取决于精子的类型。

那么，问题来了，如果生男生女完全由精子的类型决定，那么决定宝宝性别的事完全取决于准爸爸吗？其实不然。男性每次射出的精液含有数量巨大的精子，其中既含有 X 型精子，又含有 Y 精子。究竟什么类型的精子在什么条件下更容易与卵子结合，至今仍然没有答案。最新的医学研究发现，决定胎儿性别的是睾丸决定因子（TDF）基因，即 TDF 基因决定你生的是男孩还是女孩。含有 TDF 的胚胎将发育成男性，无 TDF 基因将发育成女性。但是，怀孕是一项很复杂的工程，除了 TDF 基因，胎儿的性别还受父母身体因素的影响，性别决定因子的真相仍有待进一步研究。换句话说，宝宝的性别由男性决定，但并不完全取决于男性。

2. 阴道冲洗易伤害精子质量 网络上有各种各样的生男生女的传言，譬

如改变阴道的酸碱度就能掌控胎儿性别；男性多吃酸性食物，女性吃碱性食物，可以帮助生男孩，反之则有利于生女孩。这些言论看起来似乎有一些道理，但人体是一个复杂的生命体，真正的决定因素还不能确定。有些准父母为了得到理想性别的宝宝而试图改变阴道的酸碱度，最常见的方法就是阴道冲洗。但实际上，女性阴道的酸碱平衡一旦被打破，不但不能得到理想的宝宝，反而可能会出现各种意外，比如感染阴道炎和盆腔炎，甚至伤害精子的质量，造成胎儿畸形。

3. **适合检测胎儿性别的时间** 随着医学研究的进步，人们可以实现在怀孕早期通过科技手段来识别胎儿的性别。通常，为了防止女性因为胎儿性别不符合自己的愿望而去做流产，医生不会向准爸妈透露胎儿的性别。但如果出于优生的角度，想要弄清楚是男孩还是女孩，可以在怀孕40~60天时，采用吸取绒毛细胞的方法确定胎儿性别；在孕3~4个月时，采用羊膜腔穿刺抽取羊水的方法区分男女。这里要强调的是，采用这些方法的目的不是为了迎合准爸妈生男生女的意愿，而是为了减少携带遗传病宝宝的出生概率。

4. **影响宝宝性别的环境因素** 有科学研究表明，宝宝的性别有可能受到一些外在环境因素的影响。

父母的年龄可能影响胎儿的性别。有证据表明，夫妻在要第一个孩子时的年龄越大，就越有可能怀女宝宝。决定宝宝性别的部分原因是促性腺激素的水平，而这个水平会与年龄的增大成反比。同样，男性的年龄越大，带有Y染色体的精子就越难以接近卵子，而带有X染色体的精子往往会有更强的竞争力。

婚后时间越长，越可能怀女宝宝。怀孕时，夫妻若正处在新婚期，则更有可能生的是男孩。这是因为，婚后的性爱次数会随着婚姻的持续而减少，当性爱次数变少，在例假周期的末期受孕的概率就会增加。医学研究认为，大部分在例假周期末期怀上的是女宝宝，但也有可能这只受年龄的影响。

高热量食品有利于生男孩。一项针对740名英国女性的研究表明，56%经常食用高热量食品（包括早餐）的女性生的是男孩；而喜欢食用低热量食品的女性中，只有45%的人生的是男孩。据此可以猜测，在人类的进化过程中，相对强壮的女性更容易生存下来，同时获得的营养物质也更充足，此时女性的身体更倾向于生男孩。不过这只是小范围的研究，仅能反映出生男生女的细微差异。

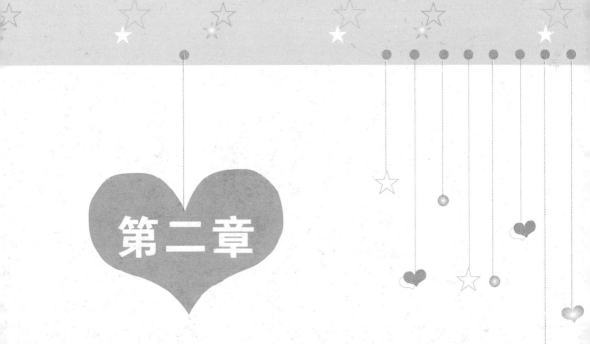

第二章

孕早期，宝宝"安营扎寨"的黄金期

孕1月
在子宫里"安家落户"的小种子

第1周,还不是"名副其实"的准妈妈

宝宝在发育

这一周,胎儿只是分别以精子和卵子的状态存在于男性和女性的体内,他们也许正在为见面做准备呢。我们平常所说的怀孕是指卵子与精子相结合,成为具有发育能力的受精卵,并在子宫内逐渐发育,成为成熟的胎儿。这个过程就叫做怀孕。男性的每一次射精,精液中都含有数量巨大的精子,而卵子则稍显珍贵,每月只产生一个成熟的卵子。精子体积小,而卵子直径约有0.1毫米,比精子要大得多。男性体内的精子是会不断更新的,成年男性每天可产生7000万~1.5亿个精子,经过10天左右的时间达到成熟。卵子则非常老,它与女性的身体"与生俱来",从胎儿时就存在于女性的体内了。

孕妈妈的变化

怀孕第一周的准妈妈实际上并未受孕,而是正好处在末次月经进行的时候,卵巢上一次排出的卵子没有受精,自行衰退后引起子宫内膜脱落流血,形成月经。在激素作用下,卵巢开始为下一次释放卵子做准备。按照实际阳历月计算的话,胎儿在女性子宫内生活的时间不会达到整整10个月。几乎所有女性都是在停经37天以后才知道自己怀孕的。为了方便统计,一般都是从

女性末次月经的第一天开始计算怀孕时间。也就是说，这时的准妈妈还处于月经期。

不过，准妈妈可以开始自己测算排卵周期，为宝宝的诞生做准备。排卵周期即月经周期。常用的是基础体温法，即每天早晨醒来后保持静止状态，用体温表测出体温，女性排卵期时的体温会比平常要高0.3～0.5度。把每天的体温连成曲线，就可以找出每个月的排卵期了。

幸孕饮食：孕早期合理搭配饮食

虽然这一周的准妈妈离真正的怀孕还差一步，但也要遵循营养全面、合理搭配的饮食原则，适当增加糖类和蛋白质的摄入量。每日最少食用糖类物质150克，蛋白质不少于40克。还要保证无机盐、钙质和维生素的摄入。

每天起床后喝一杯白开水，能起到唤醒身体肠胃功能的作用。还要保证早餐的营养质量。最好有50克主食（面食或粥都可以），1个鸡蛋，250毫升牛奶或豆浆和少量蔬菜。如果有爱吃油条的习惯就要注意了，油条的制作过程中会添加含铝的明矾，这种物质会通过胎盘输送给胎儿，影响胎儿智力发育，所以准妈妈最好放弃美味的油条。可以参考以下的食谱调整每日饮食。

早餐	牛奶、粥、汤，搭配面包、鸡蛋、蔬菜等。如果不习惯喝牛奶，可以尝试豆浆。
早午餐	可以选择酸奶、奶酪搭配某种水果。如果喝牛奶会让准妈妈肠胃不舒服，可以喝前先吃两片饼干，缓解不适并促进营养吸收。
中餐	午餐要吃好，尽量选择自己带饭。避免喝碳酸饮料，可以选择果汁或牛奶。
下午茶	下午时间太长，最好带一些坚果、豆制品、水果和饼干放在办公室。

| 晚餐 | 可以少吃主食，因为晚餐后一般活动量会减少。但是肉和蔬菜都要吃。 |

准妈妈现在正在经历例假，可以多吃一些有补血效果的水果，比如葡萄、橘子、番茄、苹果、草莓、樱桃等。也可以尝试做一款名为"早生贵子"的甜品，既补充营养，又讨个好彩头。

将红枣、花生提前用温水浸泡，用小火加水煮至软烂后，再加一些蜂蜜调匀。准妈妈可以每天喝一些，还能预防贫血，让准妈妈的脸色红润起来。

优生要点：增加受孕机会

这一周的准爸妈最重要的任务是：提高受孕能力，增加受孕的机会。可以尝试以下方法帮助受孕。

1. 足疗 人体所有的部位都会从足部得到反射，足疗可以帮助女性放松心情，缓解压力，按摩一些特定部位还能刺激生殖系统。

2. 针灸 传统医学认为，在一些穴位针灸也可以提高怀孕的机会。针灸疗法能增加子宫血液流动，帮助卵子更好地与精子结合。针灸疗法还能平衡体内激素水平。

准爸爸还可以多吃一些有利于精子活动的食物，多补充蛋白质和微量元素，增加成功怀孕的概率。有助于"生精"的食物有以下几类。

1. 富锌食物 富含锌的食物有豆类、花生、萝卜、大白菜等。其中，水产品中的牡蛎含锌最为丰富。此外，牛肉、蛋类、羊肉等含锌也较多。

2. 动物内脏 这类食品中含有较多量的胆固醇，其中，还含有肾上腺皮质激素和性激素，适当食用这类食物，对增强性功能有一定的作用。

3. 含精氨酸的食物 精氨酸是精子形成的必需成分，不仅有增强精子活力的效果，还能维持男性生殖系统功能的正常运转。精氨酸含量丰富的食物有鳝鱼、海参、墨鱼、章鱼、木松鱼、芝麻、核桃等。

第2周，让"小种子"着床增加机会

 宝宝在发育

这一周，准妈妈开始进入排卵期，"待命"的成熟卵子会被输送到输卵管。成熟的卵子是人体内最大的细胞，直径约0.1毫米，几乎肉眼可见。卵子很脆弱，在排出后15~18小时内最适合与精子结合，排出30小时后会发生变性而逐渐失去受精能力。

准爸爸分泌的精液中充满成熟的精子。与卵子比起来，精子的身材简直太小啦，只有大概50微米长。精子长长的尾巴可以帮助它在准妈妈体内前进，速度为每分钟2~3毫米。

 孕妈妈的变化

这一周，准妈妈的身形基本不会出现变化，但身体内部已经为下一次排卵做准备了。子宫内膜开始增厚，并且变得有弹性，成熟的卵子即将在本周结束时排出。准爸爸体内的精子也在不断成熟，等待着与卵子相遇。有的女性在排卵期可能出现经期综合征，表现为心情低落、脾气暴躁等，情绪波动较大。本周是女性的最佳受孕期，卵子和精子有更多相遇的机会。

 幸孕饮食：充足的热能为怀孕积蓄能量

这周的饮食特点是要保证摄取充足的热能，普通成人每日需要2200千卡的热量，而准妈妈最好在这个基础上再加400千卡，以满足性生活的消耗，同时为受孕积蓄一部分能量。

胎宝宝的神经系统发育不可缺少维生素和矿物质，还有叶酸，因此要多吃新鲜水果。虽然此时你还不能确定自己到底有没有怀孕，但是最好"宁可信其有不可信其无"，以免准备不足而为宝宝的成长留下遗憾。另外，准妈妈在补充能量的同时，还要做到营养平衡。

所谓营养平衡，就是要保证足够的热量和优质蛋白质的供给，还要补充丰富的无机盐、微量元素，如钙、铁、锌、铜、碘及维生素A、维生素D等，并且根据自身健康特点选择食补改善体质。比如脾胃虚弱的准妈妈可多吃山药、莲子、薏米、白扁豆等；血虚可多吃红枣、枸杞、红小豆、动物血等；抵抗力弱的，可适量加用黄芪、人参、西洋参等，但不可过量；肾虚、痛经，可适量吃些桂圆肉、核桃、猪腰等，为受孕创造必要条件。

优生要点：孕前检查

进入排卵期，预示着女性的最佳怀孕时段到来，准爸妈们都应该调整好自己的状态，争取在这段时间里怀上宝宝。同时，应该及时去做孕前检查，排除可能存在的危险因素，将风险降至最低。这一周，准妈妈需要做的产检项目是——梅毒血清试验。

梅毒是一种可通过母婴传染的遗传性疾病，妊娠梅毒不但会对准妈妈的健康产生不良影响，还会影响胎儿发育，导致流产、早产、死胎等严重后果。血清试验可以检测和诊断梅毒，及时发现孕产妇人群中的梅毒感染者，以便采取干预性预防措施，阻断或降低梅毒母婴传播的发生，提高优生水平。

检查项目：

❶螺旋体抗体血凝试验（TPHA）；

❷快速血浆反应素试验（RPR）。

健康准妈妈的两项试验结果应该都是阴性。当机体受到梅毒螺旋体感染后，会产生两种抗体，表现为RPR阳性和TPHA阳性。但检测结果有时会受干扰而表现而假阳性，因此TPHA阳性才能作为梅毒的确诊试验。

第3周，相遇的瞬间，确定宝宝的性别

宝宝在发育

怀孕第3周，精子和卵子之间已经互相"邂逅"，并迅速完成结合，形成受精卵。现在这个小生命只有0.2毫米大小，重0.001克，并且要经过3~4天的运动才能从输卵管到达宫腔。这期间，受精卵会不断发生分裂，成为一个总体积不变的实心细胞团。这个"小生命"在柔软的子宫黏膜安营扎寨，与妈妈的血液循环建立了联系。在妈妈的保护下，胚胎开始发育成形。此时的胚胎共有两个胚层，一个腹胚层，一个背胚层，不久后还会有第3个胚层夹在两个胚层中间出现。这些最终会发育成宝宝的肌肉与各种器官。

一般来说，当胎儿出生时我们才能根据生殖器的不同，确定其性别。其实，真正的男女有别，在精子与卵子结合的瞬间就已经注定。如果精子携带的是X染色体，则胚胎发育成女孩，若携带的是Y染色体，则胚胎发育成男孩。然而更奇妙的是，每一个受精卵在孕8周之前，都具有两种内生殖器，他们分别为"中肾管"和"副中肾管"。前者发育成女性的输卵管、子宫和部分阴道组织，而后者则发育为男性的附睾、前列腺和输精管组织。经过初期的相遇，胚胎的各种器官组织逐渐发育，在孕8周胎儿的生殖器开始形成，在第15周时完全形成。

孕妈妈的变化

准妈妈可能没有感觉到身体所发生的变化，至少从外观上看来没有任何改变，因为这时候肚子里的宝宝就像一粒苹果籽一样大小，少数妈妈会出现少量的着床出血和轻微的痉挛。但你的身体内部却正在发生剧变。一种叫黄体激素的物质让准妈妈的子宫变得柔软，有利于胚胎着床。同时，这种激素还会向大脑释放一种信号，让身体停止下一次排卵，阻止下一次月经的来潮。当

黄体激素分泌的速度因为胚胎的发育而增加时，准妈妈就会出现妊娠反应啦。

另外，这一周的受精卵并没有完全进到准妈妈子宫内部，它会在输卵管里漂几天。受精第 7 天形成羊膜腔开始产生羊水后，受精卵才进入子宫内部，安稳地住下来。

幸孕饮食：无须刻意进补

怀孕 3 周的准妈妈只需保持日常饮食习惯即可，不用刻意进补。因为这时的胚胎虽然在快速增殖，但通过备孕期的营养补充，准妈妈的身体已经有足够的基础营养物质，所以这个时候不需要刻意进补。如果太刻意，甚至大补特补，胎宝宝不需要的营养就会全部被准妈妈吸收，反而容易造成肥胖，给后面的孕期生活增加烦恼，或者引起妊娠合并症等。

所以，此时的饮食完全可以延续之前的饮食习惯，定时定量进餐；不要偏食，保持之前的饮食搭配，均衡合理地摄入营养，谷物、肉食、蔬果一样不少，适当添加些海产品、粗粮等营养丰富的食物。

叶酸仍然是必须补充的营养元素之一。怀孕前 3 个月是胎宝宝神经管发育的关键期，所以叶酸仍然不能缺少，服用方法仍然和以前一样，也可以咨询医生看看是否需要作些改变。另外，也可询问医生是否需要服用多种维生素，补充叶酸的同时能让维生素和矿物质的吸收更合理。

优生要点：减少与宠物接触

当得知自己怀孕之后，家里有"汪星人"或者"喵星人"的就要有所警惕了，第一件要做的事就是去医院做弓形虫抗体检查，以识别你是否感染了以动物为宿主的弓形虫疾病。感染此病后，通常没有特别明显的反应，表现出来的症状和体征也缺乏特异性，有的人会出现腹泻、头晕的症状，并在 2 ~ 3 天后自然痊愈。若在孕前感染，此病不会对胎儿造成影响，可要是在怀孕期间感染，就会影响宝宝的发育，造成流产、死胎等现象。

不过，准妈妈也不要过度烦恼，如果确诊已经感染，只要及时采取有效治疗措施，可以有效降低胎宝宝感染先天弓形虫病的概率。目前，弓形虫的治疗主要依靠药物，一般不会对胎宝宝有什么危害。可以在专业医师的指导下选用螺旋霉素，此药的毒副作用小，使用的安全系数较高。但应按医嘱服用，掌握好剂量。

准妈妈在怀孕早期要及时做好体检，如果身体一切健康，并且非常想留下宠物的话，一定要注意保持环境卫生，以防传染。同时，尽量不要摸、抱宠物，减少接触的机会。

第4周，小种子终于"安家落户"

宝宝在发育

本周，受精卵已经安全着床，羊膜腔已经形成。此刻的受精卵大约 0.2 厘米长。最初，子宫内膜上着床的胎盘细胞为胎儿的血液输送制造空间。接着，包围在胎儿四周的绒毛开始快速地增殖，为胚胎供给养分和氧气。受精卵完成着床需要 4~5 天，而且必须在这 3 个条件的支持下：

❶透明带在受精后 7 天左右消失，使胚泡解脱并与子宫内膜直接接触。

❷子宫内膜增殖分泌旺盛，间质水肿，血管扩张充血。

❸囊泡周围的细胞分化为滋养细胞和合体细胞两层，其中合体细胞能分泌溶解子宫内膜的蛋白分解酶，使胚泡着床。胚胎着床后开始发育，大脑的发育率先进行，受精卵的一部分形成大脑，另一部分则形成神经组织。

孕妈妈的变化

孕 4 周，受精卵已经安全"着陆"，准妈妈可以确定已经怀孕了，但仍然不会发现身体有太大的变化。因为胚胎刚在子宫着床时，子宫只有鸡蛋大小，和怀孕前比较没有什么差别。你的体形和体重不会发生明显的改变，子宫、乳房也看不出有什么变化。不过在这个时期你可能会有轻

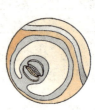
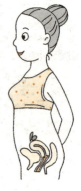

微的不舒服,可能会出现类似"感冒"的症状,有时会感到疲劳。多数准妈妈感觉不到异常,但"着床"可能会引起某些准妈妈轻微的阴道出血现象,这种出血被称为植入斑点,是因受精卵植入子宫内层导致的。

幸孕饮食:及时补充叶酸

第4周,小人儿的大脑开始发育,受精卵这时正在快速地分裂,其中的一部分形成大脑,其余的形成神经组织。在未来的几周,胚胎细胞将持续这种惊人的分裂速度。在孕1月,胚胎的体积会增加7000多倍,细胞的快速分裂过程需要大量携带遗传基因的脱氧核糖核酸,因此需要大量的叶酸参与。缺乏叶酸会引起胚胎细胞分裂障碍,导致胚胎细胞分裂异常甚至发育畸形。叶酸是胎儿神经管的重要物质,缺乏叶酸容易导致"无脑儿"或"脊柱裂"胎儿的出现。因此,准妈妈此时仍要继续补充叶酸。

由于胎盘分泌的某些物质会抑制胃酸的分泌,导致胃酸显著减少,消化酶活性降低,影响准妈妈胃肠的消化吸收功能,产生恶心欲呕、食欲下降、肢软乏力等症状。因此,准妈妈可以多选择食用一些酸性食物,为自己和胎儿提供丰富的维生素C。最好选择有营养的酸性食物,比如西红柿、樱桃、杨梅、石榴、橘子、酸枣、葡萄、青苹果等,这样既能改善胃肠道不适症状,也可增进食欲,加强营养,为胎宝宝的成长提供能量。

除此之外,这一周的准妈妈饮食还要遵循以下原则:

❶多食新鲜瓜果蔬菜,可供给丰富的维生素A、维生素C以及钙和铁。蔬果因维生素含量的不同可以分为两类:一类含维生素C较高,一类含维生素A较高。维生素C含量高的蔬菜和水果有甜瓜、草莓、花菜和青辣椒。维生素A含量高的有深黄色水果和深绿色蔬菜,比如杏、甜瓜、胡萝卜、南瓜、白薯、菠菜、花菜和水田芥。

❷多吃粗粮。因为玉米、小米等粗粮含维生素B和蛋白质比精细主食要多。

❸多吃谷类、花生,因为这些食物中含有大量易于消化的蛋白质、维生素B和维生素C、铁和钙质等。

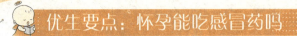

优生要点：怀孕能吃感冒药吗

在备孕期间出现体温升高、头痛、精神疲乏、脸色发黄等类似感冒的症状时，在准备吃感冒药之前，准妈妈最好先检测自己是否怀孕，以免追悔莫及。因为上述证状很容易让人当成感冒治疗。而此时吃药、打针，则可能对脆弱的胎宝宝产生很大的伤害。

怀孕初期吃药也不是一定都会造成影响，到底会不会让胎宝宝受到影响、影响的程度如何，都跟感冒药的成分、剂量、服用时间有一定关系。如果吃的剂量较小、时间较短、药性也较温和，可以跟踪一下胎宝宝的发育情况再决定去留。具体可以咨询医生的意见。

本月胎教课堂

什么是胎教

胎教是指在女性怀孕期间，通过一些方法，在保证孕妇安全的前提下，刺激胎宝宝的生理和心理，促进发育健康。胎教，其实可以理解为是对胎宝宝的感官教育，通过母体影响胎宝宝的综合素质来实施的。它是通过有意识地控制、调整母体内外环境，避免各种不良刺激对胚胎和胎宝宝的影响，使胎宝宝智力、行为的形成和发展有一个良好的基础。

不能说胎教百分百有用，但它确实有一定现实意义。现代科学证明，胎儿在孕中期已完全具备了听觉、感觉、视觉、触觉、味觉五种感觉，同时又具有感知和记忆两种能力，使得对胎儿进行教育成为可能而有意义的事。

1. 胎教帮助胎儿大脑健康发育　由于胎教的内容情感化、艺术化，形象和声音于一体，从而可促进胎儿右脑的发育，使孩子出生后知觉和空间感灵敏，更容易具有音乐、绘画、整体和几何、空间鉴别能力，并使孩子情感丰富，形象思维活跃，直觉判断正确。同时，胎教给胎儿大脑以新颖鲜明的信息刺激，具有怡情养性的作用，从而又有利于胎儿大脑的健康和成熟。

此外，胎教还有利于胎儿大脑潜能的全面开发。由于胎教重视情感化和形象化，胎儿的语言学习和数字等知识学习变得容易，这样也就调动了左脑的功能，使左右脑功能得到互补，使胎儿出生后大脑的潜能得以更好地发挥和利用。

2. 胎教有利于胎儿的心理健康 胎教能对胎儿产生积极的心理影响，不仅有利于胎儿感知能力的培养，而且有利于胎儿情感接受能力的培养，使胎儿在感知、情感等方面和父母能更早地相互沟通和交流。触摸胎儿时，胎儿能做出相应的动作；为胎儿播放音乐或唱歌时，胎儿能变得很安宁，这都是感知能力和情感接受能力的体现。这两种能力是基本心理功能，有了这两种能力，胎儿出生后在成长过程中就能更好地接受审美教育，并具有情感体验、调节和传达能力。

避开胎教的误区

一提到胎教，很多人会理解为就是多看漂亮图片，将来好生个漂亮孩子；或者不乱发脾气，以后孩子的脾气也不会暴躁等等。这些胎教方法并不全面，胎教是为了使每个普通的孩子通过培训，心身发育更健康、更聪明，提高其综合素质水平。而不该是为了培养天才、神童。天才在人群中毕竟是少数。而胎教的主要目的是让孩子的大脑、神经系统及各种感觉机能、运动机能发展更健全完善，为出生后接受各种刺激、训练打好基础，使孩子对未来的自然与社会环境具有更强的适应能力。

准爸妈会发现，社会上种类繁多的"方案"不断描述胎教能使儿童"超常""早慧"。其实这其中有一些就是打着"科学""专家"的旗号在误导准爸妈，每一对准备要孩子的夫妻，应从正规的专业单位及渠道学习一些有关儿童发展方面的知识，包括孕期心理卫生、儿童心理与教育学及胎教早教的有关常识。它们能使你做到心中有数，保持冷静的头脑，善于识别和选择适合自己的方法，做到科学胎教。

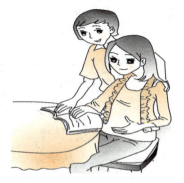

冥想胎教

冥想的内容主要集中在胎宝宝身上，可以想象胎宝宝在子宫里是什么样子、正在做什么、会是什么性格、什么模样等。这样的冥想可能激发胎宝宝的潜意识。

刚开始做冥想时，最大的障碍是心绪纷乱，这时采用缓慢而深沉的呼吸，把注意力集中在呼吸上，可以帮助准妈妈安静下来，顺利进入状态。准妈妈坐好以后，用鼻子慢慢吸气，边吸气边在心里数数，数到5，开始呼气，数10个数后开始下一个循环。在吸气的时候，让自己感觉气体被储存在腹中，呼气时感觉气体从腹中缓缓逸出。一般用这样的方式反复呼吸1~3分钟，心情就会平静下来，头脑清醒，可以开始冥想了。

准妈妈还可以在放松状态下，将手放于腹部，感受自己的呼吸。借助手向胎宝宝传递健康的气力。在脑海中想象胎宝宝的模样，仿佛对胎宝宝耳语一样传递积极的讯息。将注意力逐一集中到胎宝宝、包裹胎宝宝的羊膜、充盈在羊膜中的羊水、脐带和胎盘等与胎宝宝紧密相关的各个结构，心无旁骛地吸气和呼气，继而便会感觉吸气时吸入的是清净的自然之气，呼气时排出的是混浊之气和代谢废物。

冥想后需要适当地休息。但值得注意的是，传递给宝宝的讯息必须是出自毫无杂念的爱，不能出于自己的私欲或者某种强迫性的意念。做冥想胎教，最好固定一个时间，黎明和黄昏最适合。然后固定一个幽静的环境，稳定地坐下来，头、颈、背舒展挺直，手臂以舒服为准，自然放置，开始冥想。

正确的胎教方法

研究表明，胎儿在发育成长的不同时间需要不同的胎教内容和方法：4个月的胎儿对光线很敏感，5~6个月的胎儿开始有触觉，7~8个月的胎儿开始有听觉。因此，从孕育胎儿开始，科学地提供视觉、听觉、触觉等方面的刺激，如光照、音乐、对话、拍打、抚摸等，使胎儿大脑神经细胞不断增殖发育，神经系统和各个器官的功能得到合理开发和训练，促进胎儿正常、健康发育，为出生后大脑和智力开发奠定良好的基础。

第二章

孕早期,宝宝"安营扎寨"的黄金期

在胎儿大脑神经系统发育完善的过程中,准妈妈如果受到外界良好的刺激,保持良好的心理状态,内分泌等平衡协调,通过血液流经胎盘到达胎儿体内,有利于胎儿生理特别是大脑的发育,从而使胎儿天资向良好的方向发展。

孕妇一定要注意孕期饮食营养,预防疾病,避免各种感染和用药,不滥用药物,远离烟酒,保持平和的心态、愉快的情绪,为宝宝的健康成长奠定坚实的基础,给宝宝一个极好的开端。同时孕妇也要给予宝宝适当的物理刺激,如每天适当、适度地抚摸腹部;每天与胎儿说说话、听听优美的音乐,这些将有助于宝宝的大脑发育。

胎儿期是人的一生中生长发育最为迅速、最为关键的发展时期,而准妈妈正是未来宝宝的第一任教师,因此,准妈妈必须紧紧抓住这一重要时机,正确实施科学有效的、切实可行的胎教方法,最大限度地开发胎儿的潜能,使其所有的能力在飞速发展的胎儿时期得到全面的发展,从而获得优越的先天遗传素质,使宝宝将来成为更加聪明健壮的优秀人才。

诗歌欣赏:再别康桥

轻轻的我走了;
正如我轻轻的来。
我轻轻的招手,
作别西天的云彩。
那河畔的金柳,
是夕阳中的新娘,
波光里的艳影,
在我的心头荡漾。
软泥上的青荇,
油油的在水底招摇;
在康河的柔波里,
我甘心做一条水草
那榆阴下的一潭,
不是清泉,是天上虹;

揉碎在浮藻间,
沉淀着彩虹似的梦。
寻梦?撑一支长篙,
向青草更青处漫溯,
满载一船星辉,
在星辉斑斓里放歌。
但我不能放歌,
悄悄是别离的笙箫;
夏虫也为我沉默,
沉默是今晚的康桥!
悄悄的我走了,
正如我悄悄的来;
我挥一挥衣袖,
不带走一片云彩。

孕1月营养食谱

肉末炒豌豆

食材：鲜嫩豌豆100克，猪肉50克，葱、姜各适量。

做法：①豌豆洗净，猪肉剁成肉糜，待用。②油温热后，放入葱、姜煸炒出香味后，放入肉末，烹入少许料酒，加酱油煸炒。③放入豌豆，调味后，用旺火快炒，炒熟即可。

营养解析：

> 每100克豌豆中含叶酸82.6毫克，是蔬菜中叶酸含量较高的品种。

香菇肉粥

食材：猪绞肉100克，香菇2~3朵，芹菜、虾干各30克，红葱头2~3粒，白米50克，酱油1小匙，胡椒粉1/8小匙，油1/2大匙。

做法：①虾干、红葱头、芹菜洗净，分别切细末。②香菇泡软，去蒂、切丝，绞肉放入碗中加入调料拌匀备用。③白米洗净，放入锅中加2杯半水大火煮滚，改小火煮成半熟稀饭。④锅中倒入1/2大匙油，放入红葱头以中火爆香，加入香菇快炒，最后加入绞肉、虾干炒熟。⑤盛起，加入半熟稀饭中，以小火慢煮约15分钟，再加入芹菜末，即可食用。

营养解析：

> 香菇富含B族维生素和钾、铁，可降低血液胆固醇及预防高血压、肾脏病，更能增加抵抗力。

醋熘土豆丝

食材：土豆2个，西蓝花50克，青椒、红椒各1个，葱花、蒜茸各少许，精盐1茶匙，上汤半汤匙，香醋、花生油各1汤匙。

做法：①将土豆去皮，洗净切丝，用清水浸泡；西蓝花洗净，切小块，用盐水飞水，过冷水，青、红椒切丝。②起锅爆香青红椒丝、蒜茸，放入土豆丝翻炒，溅入香醋，注入上汤，炒至刚熟，加精盐调味炒匀。③旺火收汁，撒入葱花，上碟，用西蓝花围边即可。

营养解析：

> 这道菜清热爽口，能增加孕妇食欲。

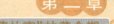

花样式海鲜羹

食材： 鲜虾仁 100 克，蟹柳 5 条，西芹、红萝卜各半根，鸡蛋 1 个，姜片 2 片，食盐 2 茶匙，白糖半茶匙，椰汁 2 罐，上汤 1 杯，色拉油 1 汤匙。

做法： ①将鲜虾仁开边，去肠，飞水至熟；蟹柳、西芹、红萝卜分别切菱形粒；鸡蛋打入碗中，取其蛋清待用。②起锅爆香姜片，放入虾仁、西芹粒、红萝卜粒略炒，注入上汤、椰汁煮沸。③放入蟹柳粒略煮，加食盐、白糖调味烧沸，匀芡，推入蛋清，倾入汤碟即可。

营养解析：

这道菜有益气养血、清热解毒的功效。

鲜奶四蔬

食材： 花椰菜、西蓝花、生菜、甜椒各 50 克，椰汁 20 毫升，鲜奶 50 毫升，素上汤、面粉、糖、精盐各适量。

做法： ①把所有食材切成小块，用滚水焯熟，沥干待用。②素上汤煮开，加入面粉慢火搅匀。③加入糖、精盐、椰汁、鲜奶，煮滚即离火，把制作好的奶汁淋在鲜蔬菜上即可。

营养解析：

西蓝花、生菜都含有丰富的叶酸。

酸菜棒骨煲

食材： 咸酸菜 240 克，猪棒骨 450 克，红椒 1 个，姜片 4 片，白花椒 6 克，精盐、糖、鸡粉各适量。

做法： ①将咸酸菜切片，放入滚开水中煮 4 分钟，捞起待用。②猪棒骨斩件，放入滚开水中煮 6 分钟，捞起待用。③把咸酸菜、猪棒骨、红椒、姜片放入清水中煲滚，再用慢火煲至水快干时，加入调料拌匀即可。

营养解析：

棒骨和筋腱主要由结缔组织构成。其中绝大部分为胶原蛋白和弹性蛋白，有润肠胃、生津液、补肾气、解热毒的功效。

红酒牛尾汤

食材： 牛尾 1 盒，西红柿 2 个，胡萝卜、西芹各 3 根，洋葱 1 个，红酒 100 毫升，精盐 2 勺，酱油 1 汤勺，八角、豆蔻各 1 粒，黑胡椒粉、花椒各少许，大蒜 2 头，生姜 1 小块。

做法：①把所有的蔬菜切成块，牛尾也切成块；大蒜和姜切片备用。②锅内倒入较多一点油，烧至七成热，然后放入洋葱炒香。③放入姜、蒜片、精盐和花椒、八角、豆蔻、黑胡椒粉翻炒，然后放入牛尾一起翻炒。④当牛尾变色后放入所有的蔬菜，此时倒入红酒和酱油一起翻炒2分钟。⑤当炒出香味后将其全部倒入高压锅，加一碗清水到刚好没过材料，大火烧开捞去血沫，然后盖上锅盖炖约20分钟即可。

营养解析：

红酒和牛尾的搭配，不仅仅在营养上有极高的价值，而且口味也是一个很大的突破，西红柿、胡萝卜都是维生素含量很高的食物，所以这也是一道营养价值极高的菜肴。

孕2月 胎宝宝的主要器官开始发育

第5周，最好避开致畸因素

宝宝在发育

第五周，此时的胚胎看起来像一只"小海马"，大约0.6厘米长。胚胎的神经系统和循环系统的基础组织开始分化，最初的脑囊形成，胎宝宝的心脏开始出现有规律地跳动。

本周，胎宝宝的肾脏和肝脏等主要器官开始生长。连接脑和脊髓的神经管也开始工作，原肠开始发育。胚胎的上下两面开始形成肢体的幼芽，这些幼芽将会发育成宝宝的四肢。面部器官也开始发育，最先看到的五官是鼻孔，同时宝宝的视网膜也开始形成了。

怀孕的第4~5周，胚胎的神经、心脏、血管系统最敏感，很容易受到损伤，许多致畸因素也在这个阶段开始活跃，因此准妈妈尽量不要接触X线及其他射线，以免影响宝宝的发育。

孕妈妈的变化

大部分准妈妈此时仍看不出任何变化，体重和体形依然没有改变。子宫质地变软，开始为胚胎发育开发更舒适的空间。对于月经比较规律的准妈妈来说，停经可能是怀孕的第一个信号。确定怀孕后，随之而来的是巨大的喜悦，准爸妈往往会非常激动，并开始憧憬未来的幸福生活。可一段时间后，准爸爸可能会发现平常温柔活泼的准妈妈变得郁郁寡欢，而且容易烦躁，常常因为一些芝麻绿豆的小事大动肝火。其实，这要从生理和心理两方面来分析。

从生理方面来说，怀孕后因为激素分泌的改变，大脑皮质功能暂时失调，兴奋与抑制失去平衡，自制力减弱；孕期雌激素的升高对情绪造成影响；妊娠反应、便秘等造成准妈妈身体不适。而在心理上，准妈妈也在承受着巨大的压力，胎宝宝是否健康、万一生病了怎么办等一系列问题会涌上准妈妈的心头。

所以，准妈妈会因为怀孕变得挑剔起来，性情也会发生改变。这时候，准妈妈的家人应该多多体谅和理解，给予孕妇更多的安慰和照顾。

幸孕饮食：不挑食的妈妈不需要单独补充营养

这一阶段的准妈妈若平时不挑食、不偏食，则不需要另外补充营养，日常饮食可以满足胎儿发育的需要。有些准妈妈从这个月开始直至分娩，都会有胃部不适或烧灼感，医学上称其为"妊娠期胃灼热症"。如果不是特别严重，可以吃一些容易消化、口味清淡的食物，避免油腻和刺激性的食物。多吃点牛奶和奶制品，可以补充足够的钙；多吃粗粮、甘薯等含糖较多的食物，可以提高血糖、降低酮体。

如果不适感加重，甚至影响进食，可在医生的指导下用药缓解。不过，为了预防胃灼热症增加不适，准妈妈平常应少食多餐，禁烟戒酒，避免肥胖，适当活动。

优生要点：正确看电视的方法

随着科技产品的普及，电视、电脑的使用率越来越高，准妈妈一定很想知道看电视对胎宝宝有没有影响，或者需要注意哪些事项。那么，一起来了解一些有关电视的知识，帮助准妈妈安然度过孕早期，迎接健康聪明的小宝宝。

二战时，日本因原子弹爆炸受到大量辐射的影响，随后畸形胎儿的出生率明显增加。电视或其他家用电器所发出的辐射虽然不会产生原子弹那么大的伤害，但对胎儿仍然有一定的影响。

调查发现，每周使用录像显示装置超过 20 小时的人，身体健康出现问题的机会要比不常用的人增加 2 倍多，孕妇则 90% 以上会出现不良反应。美国一位专家研究并观察了多名在屏幕前工作的孕妇，发现其流产、早产、胎儿畸形的概率远高于不接触电子设备的人群。

电视机在工作时，显像管会发射高速电子流，同时产生 X 射线，但这种 X 射线并不强烈。科学研究证实，长期接触小剂量的 X 射线，人体细胞核内的染色体会受到损伤，容易导致流产或早产，甚至胎儿的发育出现畸形。电视机显像管释放出大量的正离子，能吸收空中带负电的尘埃。因而在小范围内改变了人体健康所需的电离环境，长期面对电视屏幕会使人感到头痛、胸闷。所以，孕妇不可长时间、近距离地看电视。

第 6 周，第一波孕吐开始了

宝宝在发育

进入怀孕第 6 周，子宫里的胚胎正在迅速地成长。胎儿的心脏开始划分心室，心跳高达 150 次/分钟，相当于大人的 2 倍并开始向全身输送血液；颜面器官、呼吸、消化等器官开始分化；面部基本器官开始发育。此时，胎儿长约 0.6 厘米，重约 3 克，看起来就像颗小葡萄。除了心脏的发育，胎儿的神经管也连接到了大脑和脊髓。从 B 超可以看见胚胎的面部有个黑色小点，那儿以后会发育成宝宝的眼睛；小的空洞是鼻孔，深凹下去的地方，将来会成为耳朵。

孕妈妈的变化

准妈妈的身体开始发生变化，但从外观上来看仍然不明显。在雌激素与孕激素的刺激下，仔细观察会发现胸部出现胀痛感、乳房增大变软、乳晕有小结节突出，触碰时还可能觉得疼痛；变得更容易疲劳、犯困而且有尿频的状况。大多数孕妇会出现恶心的感觉。

需要注意的是，从妊娠第5周开始，准妈妈开始出现孕吐，造成胃酸倒流，可能会影响口腔环境，腐蚀牙齿。另外，怀孕改变了女性的内分泌状况，这也使得牙齿格外脆弱，一些病菌会趁此机会大举进犯，给准妈妈带来一些口腔疾病。这时候最好使用含亚锡－氟成分的牙膏，保护口腔安全。

幸孕饮食：开始孕吐了

孕第6周开始，随着孕期荷尔蒙的持续增加，一半以上的准妈妈会出现头晕、乏力、厌食、恶心、嗜睡等早孕反应，其中恶心、呕吐常常在早餐起床后出现，几个小时内消失。发生妊娠反应时，准妈妈不要太紧张，这是一种正常的现象，保持轻松的心情，合理改善饮食结构，可以减轻这种不适。

1. 选对酸味食物 这周的准妈妈会变得特别爱吃酸，但并不是所有酸味食物都适合孕妇食用，准妈妈要慎重选择。比如山楂营养丰富，却会加速子宫收缩，可能导致流产，最好"敬而远之"，而西红柿、杨梅、樱桃、葡萄、柑橘、苹果等这些才是补酸佳品。

2. 远离油烟可以缓解孕吐 用餐时如果周边环境温度过高，会使孕妇失去胃口，应该挑选温度适宜的餐厅，使自己感到凉爽，可以减轻恶心的感觉。用微波炉烹调，不仅食物较清淡，还可以最大限度地减少油烟等刺激性味道。如果没有微波炉，那么在做饭、就餐时，应打开门窗保持空气流通，尽快散尽油烟和饭菜味道。

3. 想吃就吃，不要拖延 妊娠反应比较强烈的准妈妈在有食欲时要马上吃，不要等到拿回家或忙完手里的活，尽量不要拖延。因为有可能等回家之后，食欲已经消失了。同样，即便是再想吃的东西，也不要吃太多，控制食量，会让自己感觉好很多。另外，避免吃过于油腻或油炸的食物，它们会加重孕妇恶心或心悸的感觉。

第二章 孕早期，宝宝"安营扎寨"的黄金期

 优生要点：及时检测 HIV

这一周的准妈妈还不需要做产检，但如果备孕期间没有做体检的话，最好去医院做一个免疫缺陷病毒的（HIV）抗体检测。HIV 是所有孕妇都需要做的检测，因为 HIV 在人体内会潜伏很长一段时间，并且不出现任何症状，所以必须做这项检查。通过检测，可发现孕妇自身是否携带 HIV。如果没有进行检测，可能会导致无法及时治疗，从而感染下一代。若通过 HIV 检测发现母体带有 HIV 病毒，可在怀孕之前或期间开始药物治疗，延长孕妇的生命。如果检测发现胎儿已经被传染，及早治疗可以缓解此病的进程，并提高生存的机会。

HIV 的传播途径 HIV 存在于病毒携带者的体液，如血液、精液、阴道分泌物、乳汁中。性传播是 HIV 的主要传播途径，包括同性接触及异性接触。HIV 感染者及携带者均有传染性。其次为血液传播，多见于吸毒者采用不洁注射器；接受 HIV 感染的血液、血制品；接触 HIV 感染者的血液等。目前 HIV 感染无治愈方法，主要采用抗病毒药物对症治疗。HIV 病毒携带者或感染者，应选择终止妊娠。

很多孕妇觉得 HIV 太可怕，而且自己没必要接受这些检查，更有人认为做检查是对自己的一种侮辱。事实上，检查 HIV 的目的在于排除孕妇患有传染性疾病的可能，若真有感染此病，也能及时治疗。

第 7 周，既想吃又想吐

 宝宝在发育

第 7 周，胎宝宝的大脑迅速发育，平均每分钟有上万个神经细胞产生。大脑皮质清晰可见。这时的胚胎像一粒蚕豆，心脏已经完全形成，但准妈妈暂时还听不到胎宝宝的心跳。胃和食管正在发育中，舌头也会很快形成。此

前已经成形的各个器官，也随着胎宝宝的发育不断长大。从 B 超上可以看到，胎宝宝的身体是曲卷着的，由头部向尾部弯曲，眼睛部分的两个黑点是眼球，眼睑也出现了。另外，胎宝宝的其他面部器官也开始成形，鼻子、耳朵逐渐变得清晰起来。

孕妈妈的变化

上周开始的早孕反应使准妈妈的生活变得艰苦起来，除了恶心、呕吐外，还有非常明显的疲惫乏力感。这些不适会让准妈妈的情绪波动变大，变得很烦躁。但准妈妈需要注意的是，早孕6～10周是胚胎腭部发育的关键时期，应该保持轻松愉悦的情绪，否则会让胎宝宝发生唇腭裂。

准妈妈需要为胎宝宝的发育提供大量的能量，因此第8周的准妈妈很容易饥饿，同时也会更容易恶心。也许还会出现看见什么都想吃，甚至到饥不择食的地步。在这种情况下，准妈妈一定要控制自己，不能有什么吃什么，尤其是那些不健康的食物。

早孕反应不会很快消失，可能到孕11～12周的时候才会有所缓解。所以准妈妈要从现在起学会调节自己的情绪、摸清自己的孕吐习惯等，找到让自己感觉更舒服的生活方式，以便更舒服地度过这段不适期。

幸孕饮食：缓解孕吐吃这些

对孕早期的准妈妈来说，这段时间最烦恼的事情就是孕吐了。但无可奈何的是，孕吐是女性怀孕过程中极为普遍的现象。妊娠反应轻一些的，会在早晨起床时出现恶心感和呕吐感，而症状较重的准妈妈则一天24小时都会有恶心想吐的感觉。因此，怎样吃好、吃饱就成了准妈妈的难题。下面一起来认识一些可以缓解孕吐而且有营养的食物。

奶类：鲜奶、酸奶、奶酪、奶片。

谷类食物：麦片、玉米粥、玉米饼、面包等。

肉蛋类：以清蒸、清炖、水煮为主要烹饪方法，尽量不用油煎、油炸、红烧等方法。如清蒸鱼、水煎蛋、糖醋里脊、南瓜蒸肉、猪肉丸子等。

蔬菜水果类：可以凉拌、素炒、炝炒、醋熘；多吃各种新鲜水果或水果沙拉。

姜片能缓解孕吐 妊娠反应严重的女性，可以在清晨醒来后，在舌下含一片生姜，能减轻恶心的感觉。或者起床后先吃早饭，然后休息半小时，再开始一天的活动，也能缓解孕吐反应。有的准妈妈孕吐反应特别强烈，几乎无法进食，只能靠输液来补充营养。专家建议可以喝点淡盐水，以防止呕吐造成的低钠现象。在胃口比较好的时候，努力多吃一点，特别是多吃含铁丰富的食物，如鸡、鸭、猪的心和肝脏，还可以吃一些能促进消化的酸味食物，比如柑橘、杨梅等。

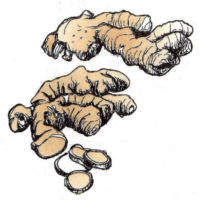

优生要点：别把水果当饭吃

孕吐使准妈妈的菜谱里多了很多禁忌，油腻、刺激性食物没法勾起食欲，而水果营养丰富，食用方便，更符合准妈妈的口味。但是，大部分水果的含糖量比较高，而铁、钙含量都较少，如果长期拿水果当正餐吃，容易贫血。而且虽然有不少水果对于孕妇有很多独特的健康功效，但是准妈妈还是要谨记，不能过量食用水果。

水果含丰富的碳水化合物、水分、纤维素以及少量的蛋白质、脂肪、维生素A、维生素B和矿物质，但是，粗纤维素含量及其特殊营养成分不如根茎绿叶类蔬菜多，并缺少维生素B_{12}，所含的氨基酸也不全面。营养专家们建议，孕妇要尽量尝试不同种类的食物，摄取更全面的营养素，才能营养均衡。

另外，水果的高含糖量容易引发孕妇高脂血症和妊娠期糖尿病。应该遵循时令而多样化地选择蔬菜水果的食用量。最好做到每餐1~3个水果，蔬菜日摄入量在400克左右，其中绿叶蔬菜应占1/2。

第8周，快速发育的大脑

宝宝在发育

孕8周的胚胎看起来像一颗葡萄，大约20毫米长。这周的胎宝宝开始全面发展，眼睑处开始出现褶皱，牙和腭部在口腔轮廓形成之后也开始发育，小小的手指和脚趾之间开始出现蹼状物，胳膊的肘部也开始弯曲了。偶尔，胎宝宝还会在羊水里像游泳一般活动身子。这周开始，胎宝宝的心跳频率开始变慢，并逐渐变得平稳，最后和妈妈的心跳保持一致。

虽然心脏和大脑的发育非常快，但是胎儿的骨髓还没有形成，需要依靠肝脏来产生红细胞，这种状态要一直持续到骨髓成熟。本周末，胎盘和脐带会逐渐形成。

孕妈妈的变化

大多数准妈妈在这一周会觉得肚子有一阵阵的抽痛，不必担心，这是因为胎宝宝在迅速发育，不断扩张子宫造成的生长痛。从外观来看，你的体形和体重仍然没有发生明显的变化，如果不主动说明，恐怕看不出来你是孕妇呢。不过有些准妈妈由于饮食习惯的改变，会稍微长一点肉，但一般不会超过0.2千克。准妈妈的肚子依旧平坦结实，但在身体内部，你的子宫应该扩大到拳头大小了。

因为孕吐的关系，准妈妈也许没有胃口吃东西，但你需要尽可能地补充营养，保证足够养分为胎宝宝的成长作后盾。由于子宫开始膨胀，压迫到膀胱，准妈妈去卫生间小便的次数和频率可能会大大超过平时，可别因为这个就减少补充水分哦。

幸孕饮食：水果与食材搭配更美味

孕激素继续升高，准妈妈的妊娠反应更加剧烈，你可以尝试将水果与食材一起烹饪，以增加风味，如柠檬、脐橙、菠萝等水果都适合与肉类烹饪。也可用少量的调料让菜式更加美味。

西红柿既可以当水果，又可以当蔬菜，作为公认的美容食品，经常出现在我们的餐桌上。西红柿炒鸡蛋，西红柿鸡蛋汤，糖拌西红柿等等，无论怎么吃，它的营养价值都非常高，也是准妈妈孕期的健康食材。那么，准妈妈吃西红柿需要注意什么呢？

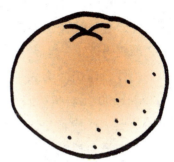

1. 一定要充分清洗 准妈妈生吃蔬果时，没有太多禁忌，只是要特别注意洗干净了再吃。水果和蔬菜的表面都有一定的农药残留物，食用之前需要反复清洗，最好是先用水泡一泡。有条件的家庭还可以使用专门的去农药残留液清洗。

2. 最好吃成熟的果实 西红柿营养价值高，并且食用方便，但是在挑选西红柿的时候，最好挑那些熟透的食用。未成熟的西红柿中含有容易引起胃部不适的物质，准妈妈食用后会加重恶心、呕吐等不良症状，对母婴健康造成影响。因此，又大又红全部熟透了的果实吃起来更健康。

3. 不要吃表皮不光滑的西红柿 挑选西红柿的时候会发现，有的西红柿长得奇形怪状，而且表皮上会有一些疙瘩。普通人食用这种不光滑表皮的西红柿可能不会受影响，但准妈妈们最好不要吃这种西红柿。因为这些疙瘩在我们人体上就叫肿瘤，吃了对母婴健康可能造成影响。那些表面光滑，干干净净，没有疙瘩的西红柿更健康更放心。

4. 空腹时尽量不吃西红柿 西红柿中含有大量的果胶，准妈妈肚子空空的时候吃下去，其中的果胶会与胃酸结合形成不易消化的物质，会增加胃部不适。生吃的话，最好在饭后1个小时左右食用。同时，还要适量食用西红柿，吃得太多了可能导致西红柿中毒，对母婴健康造成影响。毕竟营养丰富的食物也要适量食用，否则可能损害准妈妈的健康。

优生要点：及时去医院建档

这一周的准妈妈有一件重要的事情：去医院建立档案。很多医院都有自己建档的孕周，有的医院从第8周开始为孕妇建档，也有的是12周以后，还有的要3个月以后才能建档。因此，在确定怀孕以后，准爸妈最好选择好医院尽早咨询，以免错过建档时间。

医院建档也叫建大卡，准生证被叫做小卡。建档通常都需要带孕妈妈的身份证，有医保卡的要带上医保卡，有的医院还要求带准生证。为了保险起见，准妈妈最好一起带上啊，免得来回跑耽误时间。

此外，建档时会做一次小检查，因此准妈妈要准备好现金，大概要1000～1500元。孕妈妈在建档那天还要注意当天的穿着，最好是方便穿脱的衣服。产检若一切正常，大夫就会建档，孕妈妈往后的每一次产检情况都会记录在档案上。

本月胎教课堂

胎教与妈妈的情绪有关

孕妈妈的情绪不仅影响自身的食欲、睡眠、精力、体力等几个方面，而且可以通过神经—体液的变化，影响胎儿的血液供给、心率、呼吸和胎动等许多方面的变化。所以，从确诊怀孕的第一天起，就应当树立"宁静养胎即教胎"的观点，在妊娠期间确保孕妇的情绪乐观稳定，切忌大悲大怒，甚至吵架斗殴等不良行为。

实验观察表明：孕妇情绪过度紧张，可能导致发生兔唇；如受到惊吓、恐惧、忧伤、悲愤等严重刺激，或其他原因造成的精神过度紧张，使大脑皮层与内脏之间不平衡，关系失调，引起胎儿循环紊乱，严重者可直接导致胎儿死亡。可见，孕妇情绪虽然仅属于间接胎教范畴，但对胎儿大脑发育有着相当大的影响，务必要引起足够重视。

第二章
孕早期，宝宝"安营扎寨"的黄金期

要保持好心情，首先要做到的就是坦然面对自己的情绪，接受自己有情绪这个事实。即使是一个普通人，也不可能永远保持好心情，更何况处于生理巨大变化期的孕妈妈呢？接受自己的情绪才能真正地放下自己的情绪。

如果遇到了难过或愤怒的事情，就让情绪自然流淌，不要积压在心里，更不要强迫自己压抑情绪，装得很快乐。当自己难过或痛苦的时候，深呼吸，然后告诉自己："我现在很难过""我现在很愤怒""我接受自己的难过或愤怒"，面对自己的不良情绪并接受它，你会发现自己可以慢慢地平静下来，这样让情绪释放出来才是真正地对宝宝有利。

如果你这么做了还是发现情绪变化非常大，你就需要多与一些人分享，把你的担心和恐惧说出来。平时，准妈妈应多和准爸爸交流胎宝宝的情况，与他一起去观察胎宝宝的活动、一起去想象胎宝宝的模样……这些都会使你的心情兴奋与快乐起来。

这样做胎教更有效

胎教可以让胎宝宝身心发育更快速，更完善，但这是在正确的胎教刺激下的结果，如果胎教不正确，可能起不到应有的效果。那么，怎么提高胎教效果呢？

首先，准妈妈的胎教态度要端正，要知道胎教的目的只是促进胎宝宝的身心发育，而不是从他出生前就致力于培养一个天才儿童。这样，准妈妈就可以正确把握胎教的尺度，不至于太急切或太过激烈，给胎宝宝不良的刺激，从而影响他的发育了。

其次，胎教的方法要适当。胎教包含的内容有很多，有营养、运动、光照、抚摸、对话、优境等，这些胎教方式都能在不同的方面刺激胎宝宝的发育，但是要适当，时间不能太长、幅度不能太大，次数也不能太频繁，否则打扰了胎宝宝的休息，同样影响发育，得不偿失。

最后，做胎教一定要有爱心，并集中注意力，只有注意力集中地用爱心与胎宝宝沟通，胎宝宝才能感受到胎教内容，并接受胎教的知识，否则无论已被证实多么伟大的胎教可能都不会有什么实际的效果，因为胎宝宝没有感受到。

孕爸妈的感情影响胎教效果

准爸妈通常都不会意识到胎教不仅仅是局限给宝宝听音乐、讲故事，夫妻间的感情不和也会影响到胎儿的发育。

夫妻感情融洽是家庭幸福的一个重要条件，也是胎教的重要因素。无论是孕前还是孕后，夫妻感情都直接影响胎教。在幸福和谐的家庭中，宝宝有良好的生长环境，往往能健康聪明。

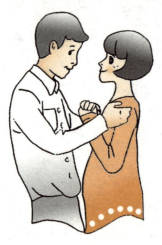

第一，在夫妻感情不和的情况下受孕，可能影响受精卵的生长发育，影响下一代的健康。

第二，在怀孕早期，如果夫妻之间经常争吵，准妈妈情绪波动太大，可导致胎儿发生兔唇等畸形，并能影响出生后婴儿情绪的稳定。

第三，在怀孕中晚期，如果夫妻不和，容易导致准妈妈精神状态不佳，影响胎动次数，影响胎儿的身心发育，胎儿在出生后往往烦躁不安，易受惊吓，哭闹不止，不爱睡觉，经常吐奶，频繁排便，明显消瘦等等。

总体看来，如果家庭美满幸福，胎儿会安然舒畅地在母腹内顺利成长，出生后往往聪明健康。反之，如果夫妻不和睦，彼此间经常争吵，长期的精神不愉快，过度的忧伤抑郁，会导致准妈妈大脑皮层的高级神经中枢活动障碍，引起内分泌、代谢过程等发生紊乱，并直接影响到胎儿。

良好的夫妻感情五要素

❶ 准爸爸准妈妈应胸怀宽广，乐观舒畅，多想孩子远大的前途和美好的未来，避免烦恼、惊恐和忧虑。

❷ 准爸爸和准妈妈要尽量把生活环境布置得整洁美观，赏心悦目。可以多挂几张漂亮的娃娃头像，准妈妈可以天天看，想象腹中的孩子也是这样健康、美丽、可爱。准妈妈也可以多欣赏花卉盆景、美术作品和大自然美好的景色，多到野外呼吸新鲜空气。

❸ 准妈妈要保持有规律的饮食起居，按时作息，行之有效地进行劳动和锻炼。衣着打扮、梳洗美容应考虑是否有利于胎儿和自身健康。

❹准爸爸和准妈妈要常听优美的音乐，常读诗歌、童话和科学育儿书刊。不看恐惧、紧张、色情、斗殴的电视、电影、录像和小说。

❺准爸爸在情绪胎教中负有特殊的使命。准爸爸应了解怀孕会使准妈妈产生一系列生理、心理负担，并加以劝导。

散步也是一种胎教

散步是孕妈妈最适宜的运动，它不受条件限制，可以自由进行。散步时，边呼吸新鲜空气，边欣赏大自然美景，可以提高心肺和神经系统的功能，促进新陈代谢，使腿肌、腹壁肌、心肌都得到一定的锻炼。运动时，血管的容量扩大，肝和脾所储存的血液便进入血管。动脉血的大量增加和血液循环的加快，对身体细胞的营养，特别是对心肌的营养有良好的作用，是增强孕妈妈和胎儿健康的有效方法。散步过后，会产生轻微适度的疲倦，能稳定情绪，有助于增进食欲和睡眠，还可以变换心情，消除烦躁和郁闷。

孕妈妈散步时要注意下面的问题：

选好散步的时间。选择清晨和晚饭后半个小时比较好，要在风和日丽的天气里，雾、雨、风及天气骤变时不宜外出，以免身体着凉。有资料显示：城市中下午4时到7时之间，空气污染会相对严重，孕妈妈最好避开这段时间锻炼和外出。

要选好散步的地点。花草茂盛、绿树成荫的公园和熟悉的乡间小路是最适宜散步的场所。这些地方空气清新、含氧量高，尘土和噪音少。孕妈妈在这样宜人的环境中散步，会感到身心愉悦。一边观看着大自然的景色，一边聊天、谈心，无疑是一种美的精神享受。

散步前要先找好线路。避开车多、人多、不平的线路，注意躲避周围的车辆、行人及玩耍的儿童，以防被撞倒。不可在马路上散步，因为马路上来来往往的车辆很多，排放出的尾气中含有致癌、致畸物质，严重影响着孕妈妈和胎儿的健康。此外，汽车的马达声、刺耳的喇叭声等噪音都会对孕妈妈及胎儿的健康造成极为不利的影响。也不要到人群嘈杂的商场或闹市中散步，这些地方不但空气污浊，还容易造成拥挤，威胁孕妈妈及胎儿的安全与健康。

胎教故事：神笔马良

从前，有个叫马良的穷孩子，特别想学画画，但他没钱买画笔，他就拿树枝在沙地上画，天上飞的鸟儿、水里游的鱼儿，全都是他描绘的对象。

日子一年年地过去了，马良画的画活灵活现，不光乡亲们赞叹，还骗到了小动物。有一次，他在山后画了只大灰狼，村里的牛羊都害怕了，再也不敢进山后吃草。可是马良到现在还没一支画笔呢。

一个晚上，马良躺在家里的稻草堆上，迷迷糊糊地睡着了。突然，屋子里闪耀着五彩的光芒，一个白胡子老头儿走了进来，送给他一支画笔，还说："这是一支神笔，你要好好使用。"马良看到那支笔闪闪发光，拿在手里沉甸甸的。他激动地跳起来，老头儿居然不见了。马良一惊，猛然醒过来，啊，原来是在做梦。可是，他手里真的有一支金灿灿的画笔。

马良高兴极了，画了一只鸟，鸟就扑棱着翅膀飞上天了；画了一条鱼，鱼就在水里游起来。于是马良便用这只画笔给乡亲们画耕牛、水车、石磨等。这事情很快就传到附近的地主耳朵里，地主逼他为自己画金元宝。可是马良怎么都不肯。地主气坏了，把马良关在马厩里，等到再去看时，马良不见了，墙上靠着一架梯子。这肯定是马良用神笔画的。

马良怕连累乡亲，到了遥远的市镇。他靠卖画为生，因为担心别人知道这支神笔，他画东西都不画完整，这样画就不会活起来。一天，他画了一只没眼睛的白鹤，不小心一滴墨水溅上去，白鹤立刻从画上扑棱起来，飞到天上去了。

这事当时就轰动了，皇帝下旨召他进京。马良知道皇帝好欺侮穷人，心里头恨得牙痒痒的。皇帝叫他画鸟他就画鱼，叫他画凤凰他就画乌鸦。皇帝见马良这么顽固，气坏了。身边的大臣给皇帝献计说："马良是个穷小子，没见过世面，也许许给他一些好处，他就会乖乖听话了。"皇帝一想，也是这个道理，于是皇帝下令说要把公主许配给马良，还分给马良一栋大房子和许多仆人。

嘿，马良才不稀罕呢，这些东西全都是老百姓的血汗钱，马良才不会要呢。见马良这么不合作，皇帝气不打一处来，派人抢走他的神笔，说他如果画摇钱树就把笔还给他。

马良想了想,画了大海,海中央有座小岛,小岛上有一株高高大大的摇钱树。然后马良又画了一艘大船,皇帝带着皇后、太子、公主和许多大臣都上船了。皇帝高兴坏了,可是又嫌风力不够,要马良添几笔风,他要快一点上海岛,拿到摇钱树。马良于是在画上添了几笔风,大船箭一般往前驶去。可是马良还是不停地往画上添风,大船开始剧烈摇晃起来,皇帝吓坏了,连声叫道:"够了,够了,风力够了!不用再画了!"可是马良不理他,依旧在画上添风。风力越来越猛,海上电闪雷鸣,船翻了,皇帝他们都沉到海底了。

至于马良呢,据说他到处流浪,专门给穷人画画。

孕2月营养食谱

蛋卷蘸芝麻

食材: 猪里脊肉150克,鸡蛋3个,白芝麻20克,精盐、酱油、味精、葱、姜、面粉糊、淀粉、猪油、料酒各适量。

做法: ①先把葱、姜洗净并切成碎末,再将里脊肉剁成肉泥放在碗里,加入葱末、姜末、味精、精盐、料酒、酱油、鸡蛋1个,搅匀上劲成里脊肉馅。②再把其余的2个鸡蛋打散在小碗里,加上水淀粉、精盐,放进锅里摊成3张蛋皮。③把蛋皮放在案上铺开,把里脊肉馅放在上面,卷成条形蛋皮肉卷后封口,外面抹上面糊并蘸上芝麻。④锅里放入猪油烧至六成热,投入蛋皮肉卷炸至金黄色捞出,切成段块即可食用。

营养解析:

口感外酥里嫩,口味鲜美,而且营养很丰富,可以帮助孕妇健脾助消化,消除积滞和腹胀。

椒盐凤尾虾

食材: 海虾250克,鸡蛋、鸡蛋清各50克,面粉75克,大葱10克,盐3克,味精1克,椒盐、姜汁各2克,料酒5克,花生油100克。

做法: ①将大海虾剥去头、壳,留尾,剔去背脊沙线,用清水洗净,沥干水分后放在碗中;②虾仁内调入精盐、味精、姜汁、料酒和葱结(用刀拍一下)腌渍10分钟;③鸡蛋50克、蛋清50克磕在碗内，调入面粉拌匀，再加冷油拌匀制成蛋面糊；④炒锅置旺火上，下花生油烧六成热时将虾逐头挂蛋面糊下油锅炸至淡黄色，起锅装盘；⑤配上一小碟花椒盐，上席。

营养解析：

虾营养丰富，其肉质松软，易消化，对身体虚弱以及病后需要调养的人是极好的食物；虾中含有丰富的镁，能很好地保护心血管系统，它可减少血液中胆固醇含量，防止动脉硬化，同时还有通乳抗毒、养血固精等功效。

东坡肉

食材：五花肉 300 克，花生 80 克，葱 2 条，姜 10 克，老抽 5 克，油 50 克。

做法：①将五花肉放入滚水中煮 5 分钟，捞起后涂上老抽。②下油，放入五花肉，用中火煎香，捞起放入冷水中洗净，滤干水分后切成厚 1 厘米的块状，待用。③将五花肉、花生、姜、葱、300 克水及调料一同放入煲内，用中火煲至水快干时上碟便成。

营养解析：

营养丰富，有益于胎儿的生长发育。

卤鲜口蘑

食材：新鲜口蘑 300 克，鸡汤 50 克，橄榄油 10 克，酱油、白糖各 5 克，料酒、精盐、味精、葱、姜、水淀粉各适量。

做法：①先将口蘑清洗干净，再切成片。②将葱洗净切段，姜洗净切块并拍裂。③在锅里放油，烧热后放葱末、姜块爆香，再放入酱油、料酒，加入鸡汤、精盐、味精、白糖。④烧开后放入口蘑以小火烧 3～4 分钟，改用旺火收汁，并放入些许水淀粉，汁挂匀后盛出即可。

营养解析：

滑润鲜香，并富含蛋白质、脂肪及多种维生素、微量元素，有利于消化食物，帮助孕妇消除腹胀不适。

陈皮卤牛肉

食材：瘦牛肉、酱油、陈皮、葱、姜、糖、酱油、水各适量。

做法：①把陈皮用水稍微泡软，葱洗净切断；②牛肉洗净切成薄片，加酱油拌匀，腌 10 分钟；③将腌好的牛肉一片一片放到热油里，油炸到稍干一些；④把陈皮、葱、姜先爆香，然后加入酱油、糖、水和牛肉稍炒一下；再把牛肉取出，放入拌好的卤料，即陈皮、葱、姜、酱油、糖，炖至卤汁变干，即可食用。

营养解析：

瘦肉类含有丰富的B族维生素，可帮助减轻怀孕早期的呕吐症状，还可减轻精神疲劳等不适。姜和陈皮也有助于减轻孕妈咪的恶心感。

糯米甜藕

食材：干荷叶1张，藕3节，糯米、白糖各150克，青梅适量。

做法：①先将藕洗净并切断一端，大约2~3厘米长。②再将糯米洗净后装进每一个藕眼里，筷子捅实后用竹签把藕节连上。③锅里放水烧开，把藕放在里面煮并盖上荷叶，大约煮40分钟后取出稍晾。④在炒锅里放入清水并放入白糖熬成糖汁，青梅切成小粒。⑤将藕皮刮去，藕切成片后放入盘中浇上蜜汁，撒上青梅即成。

营养解析：

吃起来甜润清香，黏而不腻，具有补中益气的功效，适合消化不良、食欲不佳的孕妇。

第二章 孕早期，宝宝"安营扎寨"的黄金期

豆腐煲海带

食材：炸豆腐、胡萝卜各200克，水发海带结100克，豌豆50克，美极鲜酱油、白糖、精盐、味精、绍酒、鲜汤、湿淀粉、植物油各适量。

做法：①胡萝卜去皮，切滚刀块；海带结焯水。②锅上火放油烧热，倒入炸豆腐、海带结、豌豆、胡萝卜块炒匀，加鲜汤、美极鲜酱油、白糖、绍酒、精盐，小火煮30分钟。③加入味精，湿淀粉勾芡即成。

营养解析：

本品富含蛋白质、脂肪、维生素A、维生素C，以及钙、铁、碘等元素，是防治孕妇贫血和钙、碘缺乏的良好食疗菜品，孕妇宜多食。

椰汁奶糊

食材：椰汁1杯，鲜奶2杯，白糖200克，栗粉5汤匙，红枣3枚，清水3杯。

做法：①把红枣去核，椰汁和栗粉成浆。②把白糖、鲜奶、红枣一起煮开，慢慢地加入栗粉浆。③不停地搅拌成糊状，一直到开，然后盛入碗中即可食用。

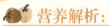

营养解析：

孕吐常常会影响孕妈咪对营养的吸收，富有蛋白质和高热量的椰汁奶糊则可帮助孕早期的妈咪吸收营养。

胡萝卜苹果奶

食材：胡萝卜80克，苹果100克，熟蛋黄1/2个，牛奶80毫升，中老年保健油3毫升，蜂蜜10毫升。

做法：苹果去皮、去核，胡萝卜洗净，连同所有食材一起，放入绞肉机内，搅打均匀即可。

营养解析：

蛋黄和牛奶中都含有生理价值很高的蛋白质和脂肪，能够为人体提供足够的热量。苹果和蜂蜜中的糖，也是补充热量的重要物质，还有解毒、消毒的作用。

孕3月 顺利度过"多事之秋"

第9周，孕期"犯懒"不是病

宝宝在发育

孕9周，胚胎大约有2厘米长，所有的神经和肌肉已经做好开始活动的准备。眼帘开始盖住眼睛，面颊、下颌及耳廓已发育成形，从正面看，小家伙更像"人"了。手指和脚趾之间的蹼状物开始消失，可以看到脚踝；头骨开始钙化，大大的脑袋跟身体比起来显得很不协调，几乎与身体一样长。

这时胎宝宝的皮肤是透明的，透过皮肤可以清楚地看到正在形成的肝、肋骨和皮下血管，更早一步发育的心脏、肝脏和胃肠变得更加完善了。肾脏也开始工作，形成了输尿管，能帮助胎宝宝排出尿液了，虽然量很少。这个时期的胚胎才能被称为真正的"小宝宝"。

孕妈妈的变化

随着胎儿的长大，准妈妈的身体也跟着变化，首先是子宫变得更加膨胀了，乳房也开始膨胀，乳晕和乳头的颜色开始加深。不过准妈妈的体重暂时不会增加太多，体形也不会变化很大，因为这时的胎宝宝还处在器官组织的分化期，还没到准妈妈长肉的时候。有些准妈妈的体重可能会增加，不过一般不会超过0.3千克。

很多准妈妈这时候都会出现孕期疲劳，无论昼夜，都有一种挥之不去的疲惫感，整个人都变得懒散起来。这都是孕激素在捣乱。为了保证胎儿的安全，胎盘会分泌出很多有利于胎宝宝生长的激素，它们被输送到身体各处，准妈妈因此而变得懒洋洋起来。受妊娠反应和孕激素的影响，通常只有不到1/4的孕妇在孕初期能享受到令人满意的睡眠。准妈妈可以在睡觉前给自己一些心理暗示，并将室温控制在25℃左右，有利于保证睡眠。

孕孕饮食：嗜酸要适度

这周的准妈妈会发现自己对酸味、辣味食物更加情有独钟了。这主要是因为酸辣味食物能刺激准妈妈的食欲，改善因内分泌变化带来的食欲下降、呕吐以及消化功能不佳的状况，但吃酸辣也要适度，过量就会给准妈妈造成不适。

民间有"酸儿辣女"的说法，虽然不一定准，但确实可以反映准妈妈在饮食口味上发生的变化，客观上说明了这两种口味嗜好的普遍性。爱吃酸是因为孕激素发生变化导致胃酸分泌量减少，从而影响食欲和消化功能，而吃酸味食物能刺激胃酸分泌；嗜辣味食物，则多是准妈妈平时喜欢吃辣，孕期被限制了，从而更想吃而已，不是常见现象，跟怀孕也没有必然关系。

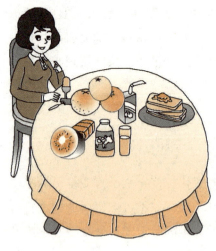

爱吃酸味食物的准妈妈可以选择健康的食物，像酸味水果（杨梅、橘子、猕猴桃、西红柿等），直接吃或榨汁喝都可以；也可以喝酸奶，或将酸奶和果汁、水果混合着吃，都很营养健康。但是腌制的酸味食物不适合准妈妈食用，因为腌制食品在制作过程中会添加大量的盐，经过发酵会转变为亚硝酸盐，而且为了提味，添加了大量的味精和其他调味品，对准妈妈来说不适合。

如果准妈妈平常有吃辣的习惯，孕期吃一点也没有多大关系。但因为准妈妈的身体负担较重，吃太多辛辣刺激的食物，容易引起消化不良、便秘、痔疮等，身体不舒适，妈妈会更辛苦，胎宝宝的成长也会受到一定影响。所以，准妈妈吃酸辣最好不要过量。

优生要点：肝功能检查

准妈妈的早孕反应达到高峰，这个时候更要注意休息，日常琐事尽量交给准爸爸处理。休息时，可以抽空先了解一下产检的相关知识，以便在检查前做好充分准备，避免产检时过于紧张。第9周，我们先来了解肝功能检查的相关知识。

肝功能检查是通过专业的生化试验的方式检测与肝脏功能代谢有关的各项指标，以反映肝脏功能基本状况。产检时之所以要做肝功能检查，是为了更好地判断准妈妈的身体是否能承担接下来的妊娠。因为怀孕会使女性体内的雌激素与孕激素水平升高，增加肝脏负担，如果准妈妈的肝功能有异常，则应根据实际情况考虑是否继续妊娠。

第10周，胎宝宝相当于2颗红枣大

宝宝在发育

第10周，胎宝宝现在有4厘米长了，体重在10克左右，相当于2颗红枣的重量。90%的身体器官都已经初具规模，胎儿的头依旧很大，占整个身体长度的1/2。手腕和脚踝清晰可见，胎盘开始形成，胎囊开始消失，胎儿活跃在羊水中。

胎宝宝的颈部肌肉开始变得发达起来，以支撑相对巨大的头部。上牙床和上腭开始形成，两个肺叶也长出了细支气管。与此同时，之前拖着的"小尾巴"完全消失，味觉也开始形成。

胎宝宝的眼皮现在还是粘合在一起的，直到27周以后才能睁开。耳朵已经形成，但若是想通过B超确定胎儿的性别还是有点难度，因为此时胎宝宝的生殖器才开始发育。

孕妈妈的变化

这个时期，准妈妈的身体开始慢慢变形了，继续膨大的子宫快要凸出骨盆腔，很快就会感觉到腰围的变化了。体重会快速增加，到目前为止，准妈妈大概会增重0.5千克。乳房在不断增大，乳晕的颜色也会加深，乳房皮肤上可以看到清晰的静脉血管，乳头上开始出现白色的小颗粒，这是为将来的哺乳做准备，因为白色颗粒状物质会分泌油脂，方便宝宝吮吸。准妈妈可以为自己挑选几款孕妇专用的乳罩了，这样可以避免增大的乳房组织受到下垂的牵拉。

孕激素的改变让准妈妈的情绪变得不稳定，让你更容易出汗，因此要注意保持身体的清洁。洗澡时不要大力搓澡，把皮肤搓得通红，甚至出现皮下出血点的习惯可不好，尤其是乳房，更不能这样搓。准妈妈的乳腺组织快速增生，要轻柔地对待乳房，不能用力擦洗乳头，以免哺乳期发生漏乳。

幸孕饮食：多吃鱼宝宝更聪明

鱼肉含有大量的DHA，还含有丰富的氨基酸、卵磷脂、钾、钙、锌等微量元素，这些是胎儿发育的必要物质，尤其是脑部神经系统。因此，准妈妈多吃鱼类，有利于宝宝大脑的发育，让宝宝出生后更聪明。

鱼类还含有欧米加-3脂肪酸，这种物质能延长怀孕期，防止早产，也能有效增加婴儿出生时的体重。所以，吃鱼越多，越能保证准妈妈生下足月儿，宝宝出生时也会更健康、更精神。

但是，现在的环境污染日趋严重，准妈妈要小心被污染的鱼类给胎儿发育带来的负面影响。所以，吃鱼时也要注意一些事项。购买鱼类时，一定要买活鱼，而且以远离工业区的鱼类为佳。

准妈妈不要吃刺身等生鱼肉。未经高温处理的鱼肉容易残留寄生虫和细菌，进入母体后可能会危害妈妈和宝宝的健康。容易被汞污染的鱼类有鲨鱼、方头鱼、金枪鱼、鲈鱼等，最好不要经常吃。食用的鱼类品种也要时常更换，不要总吃一种鱼。

第二章
孕早期，宝宝"安营扎寨"的黄金期

优生要点：熬夜不利于宝宝发育

有些准妈妈因为工作的关系，怀孕后需要熬夜，晚上12点后睡觉是常事。养成了熬夜的习惯后，即使不工作也没办法早点入睡，于是就看看书、上上网，什么时候困了再睡觉。当然也有一些准妈妈们，是因为身体上的不适反应不得不熬夜。但准妈妈要知道的是，无论是什么原因，孕期熬夜对胎儿都是有害的。

晚上11点到3点是肝胆造血的时候，怀孕本身就是很耗血气的过程，所以如果熬夜，尤其是造血期间不睡觉的，很容易造成血亏。

而且准妈妈经常熬夜会推迟预产期，增加自己身体和心理的负担，还会影响宝宝的生物钟，不利于宝宝将来养成良好的睡眠习惯。经常熬夜的妈妈生出来的孩子还有烦躁焦虑、爱生气、爱哭闹的性格特点。

为了保证宝宝的健康，准妈妈一定要保证充足的睡眠时间，如果晚上睡不着导致熬夜，可以在白天补充睡眠时间哦。另外，准妈妈的睡眠时间应比正常人多一些，每天需要8~9小时。

第11周，充足补钙，促进胎宝宝骨骼发育

宝宝在发育

第11周，胎宝宝有6厘米长啦，体重也增加到了20克。这一周是胎儿生长发育的关键周，身高迅速增长，骨骼也开始变硬，脊神经开始生长。到本周末，头部和身体的长度会变得更加协调。主要的身体器官，比如肝、肾、肠道、脑和肺都已经发育好并开始工作了。男宝宝或女宝宝的生殖系统已经长成，肠道在脐带与胎儿连接的地方发育，可以收缩，虽然现在宝宝的肚子里空空如也。

除此之外，胎宝宝身体的一些细节也开始变得清晰，例如手指头上长出了指甲、长出了绒毛状的胎发等。住在妈妈宽敞的肚子里，胎宝宝有时会津

津有味地吸吮自己的小指头，有时候也会啃啃脚趾头。随着身体的成长发育，胎宝宝的动作会变得更频繁。

孕妈妈的变化

准妈妈的子宫看起来像一个柚子，若在耻骨上缘轻轻触摸，可以感觉到膨胀的子宫。从外观上看，这时候的准妈妈已经有一点孕妇的感觉了，大概比孕前增加0.7千克左右的体重，腰身开始变粗。同时乳房会更加膨胀，乳头和乳晕的色素加深，阴道有时会出现乳白色的分泌物。

有的准妈妈可能会在这周发现自己的腹部出现了一条深色的竖线，这是妊娠线。随着孕期的增加，颜色会变得越来越深，妊娠线是受妊娠期荷尔蒙的影响而出现，是一种正常的生理纹线。不必太担心，这些都是怀孕的特征，随着分娩的结束，妊娠线会消失。

幸孕饮食：补充足够的钙

这周，准妈妈的妊娠反应没那么强烈了，随着胎宝宝开始在子宫内活动，迎来了胎儿骨骼形成的重要时期。人体的重要组成比如骨骼和牙齿中含有大量的钙，胎儿从受精卵发育成足月的健康胎儿，需要母体补充大量的钙供其消耗。整个孕期，准妈妈需额外补钙30克，其中胎儿消耗27.4克，胎盘1克，母体1克。

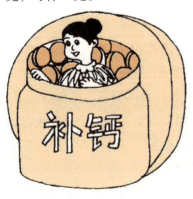

轻度缺钙可能会引起腿抽筋、肢体麻木、失眠等症状。严重时会干扰宝宝的骨骼发育，引致先天性佝偻病，佝偻病主要影响儿童骨骼和牙齿的生长，导致宝宝出生后可能出现鸡胸和O形腿。

准妈妈可以通过食物来补充钙，比如奶制品、海产品、豆制品、鸡蛋、根茎类蔬菜等，都含有较高含量的钙。其中奶类的钙含量最高，而且吸收率也最好，如果准妈妈没有乳糖不耐症，应该每天喝一杯奶。

第二章
孕早期，宝宝"安营扎寨"的黄金期

优生要点：第一次产检

准妈妈一般都要在 12 周做一次产检，以便全面了解母体的身体状况以及胎儿的发育。如果准爸爸工作不是太忙，最好俩人一起去产检，这样医生能更好地了解双方家庭是否有遗传疾病。

1. 产检的常规项目 第一次产检的常规检查有血压、体重指数、胎心率、血常规、尿常规、血型（ABO 和 Rh）、空腹血糖、肝功能和肾功能、乙型肝炎病毒表面抗原、梅毒螺旋体、HIV 筛查、心电图。婚前没做过孕检的女性，还会增加地中海贫血筛查，要是准爸妈家里有宠物，还需要增加寄生虫的检查。

2. 重点产检项目 NT 是第一次产检的重点检查项。在我国，一般医生会建议大于 35 岁的高龄孕妇或有唐氏儿家族史的准爸妈做颈后透明带扫描。该扫描是评估胎儿是否可能患有唐氏综合征的重要方法，是一种筛查手段。但 NT 检查不能确切判断胎儿是否有染色体异常，只能提示准妈妈是否需要做进一步的检测。

由于孕 11 周前胎儿过小，所以难以观察颈后透明带，而孕 14 周后胎儿逐渐发育，颈项透明层可能会消失，因此准妈妈最好在孕 11~14 周内去做 NT，以免影响检查结果。

产检当天准妈妈最好早点出门，因为要做的项目很多，而且候诊的人数也比较多，太晚出门会延长检查时间，容易导致疲劳。在穿着方面，最好穿宽松、容易穿脱的衣服，不要穿着连衣裙，因为有些检查需要把裙子全部提起，暴露全身会比较尴尬。最好穿开衫和宽松的裤子，鞋子也要方便穿脱。

第 12 周，子宫像一个柚子

宝宝在发育

这周的胎宝宝身长大约有 8 厘米，重 20 克。虽然还没有成人的手掌大，

但体内各个器官已经发育完全，肝脏开始分泌胆汁，已形成完整的肺，甲状腺和胰岛线已完全形成，肝脏开始制造血细胞，肾脏分泌尿液到膀胱。胎宝宝的身体姿势也变直了一些。

此时，胎儿头部的增长速度开始渐缓，而身体其他部位的增长速度则逐渐加快。手指和脚趾已经完全分开，一部分骨骼开始变得坚硬，并发育出关节雏形。

借助B超，可以看到胎宝宝的面部五官变得更精致，两眼的间距缩短，耳朵逐渐移动到头部。如果准妈妈触摸宝宝的头部，他还会转动头部、挥动四肢等反应。

孕妈妈的变化

本周，准妈妈的体重会增加0.9千克左右，开始更像一位孕妈妈了。子宫随着胎宝宝的长大逐渐增大，持续膨胀的乳房会比孕前增加一个罩杯，同时你的臀部正在变宽。

由于孕激素的下降，大部分准妈妈的妊娠反应开始减轻，食欲开始好转，疲惫感也逐渐减轻，你会觉得自己的精力比以前要好了。同时，部分准妈妈的脸上会出现一些"蝴蝶斑"，准妈妈不必苦恼，这些"可爱"的斑点会随着妊娠结束而消失。

幸孕饮食：正确进补，长胎别长肉

由于即将迎来孕中期，准妈妈的食欲和精神都渐渐恢复，体重也会开始迅速增长。这段时期你要注意的是，在保证营养饮食的条件下，尽量不要增加体重，孕前体重已经超重的准妈妈更要格外小心，避免营养过剩造成胎儿过大，给分娩带来困难。

一般情况下，女性在怀孕的10个月里大约增重12千克。孕前期大概要增重2千克，孕中期和晚期大概各增重5千克。当然，这些重量并不全都长在了准妈妈身上，掌握正确的饮食方法，就能实现"长胎不长肉"的目的。那么，孕期如何正确进补呢？

1. 控制热量的摄入 准妈妈可以参考食物热量表，算好自己一天应该摄入多少热量；同时参考孕妇所需营养，做到各种食物均衡搭配。每日补充足够的水果和蔬菜，避开油炸、油腻的食物，也不要在晚上吃高热量的食物。孕早期的胎宝宝其实并不需要太多营养，因此准妈妈不必过分补充营养。

2. 适当做一些运动　除非有特殊状况，否则准妈妈应该在孕期适当做一些运动来增强身体素质，帮助分娩。不过在准备运动之前，一定要先询问医生，确保自己的体质是适合做

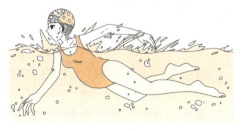

某项运动的。散步、瑜伽、健身操都是非常适合孕妇的运动方式，运动量也不大，还可以锻炼身体。

如果有条件，准妈妈还可以尝试游泳。孕期游泳能调节孕妇的神经系统功能，促进血液循环，使孕妈妈更加适应分娩，缓解孕期的紧张心理和一些孕期综合征，如腰背疼痛、痔疮和下肢水肿等症状。

优生要点：读懂食品包装上的健康常识

食品包装上的标签隐藏着许多健康知识，准妈妈要学会读懂标签里的"秘密"。食品标签是印在包装食品容器上的文字、图形、符号以及一切说明物，其内容必须符合国家法律法规规定，一个完整、正确的食品标签必须标注这几方面的内容：①食品名称。②配料表。③净含量及固形物含量。④制造者。⑤日期标志和储存指南。⑥质量（品质）等级。⑦产品的标准号。⑧特殊标准内容。

准妈妈可以查看这些内容是否清晰、有错别字，一般情况下，食品的标签上不允许有错误的拼音或外文或民族文字，更不能有错别字。如果连标签上都出现错字，那该食物的质量安全恐怕没有保障。另外，看清食品的标签是否完整、是否与产品分离，标签不完整的食品最好不要购买。

除了查看食品的标签是否清晰准确，准妈妈还要学会查看上面的生产日期和保质期。临近保质期的食品最好不要购买，即使买也不要大量囤积，以免过期没吃完造成浪费。

本月胎教课堂

音乐胎教有哪些好处

音乐胎教不仅可以促进胎儿的身心发育，而且能够培养孩子的音乐天赋。没有音乐的世界只能是苍白、平淡的世界。胎教音乐能使孕妇改善不良情绪，产生美好的心境，并把这种信息传递给胎儿。

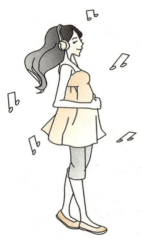

优美动听的乐曲可以给腹中的胎儿留下和谐而又深刻的印象。美妙的音乐还可以刺激孕妇和胎儿的听觉神经器官，促使母体分泌出一些有益于健康的激素，使胎儿健康发育。可见，让胎儿听音乐是一个增进智力和身体健康的好办法。

胎教音乐有两种，一种是供孕妇欣赏，它以宁静为原则，既可使人感到动听悦耳，又可使人产生美好的联想，孕妇的这种感受通过神经体液传导给胎儿。另一种是给胎儿听的（可将耳机放在孕妇的腹部，也可在室内较近的地方播放），这种轻松活泼的音乐，可以激发胎儿对声波的良好反应。

准爸爸也要参与胎教

从某种意义上说，诞生聪明健康的小宝宝在很大程度上取决于父亲。因此，准爸爸也要积极地参与胎教。

生活中我们会看到这样的现象，一些婴儿，即使不熟悉的女性逗他，他也会微笑，而父亲逗他则反而会哭，别说其他的男性了。这正是孩子从胎儿期到出生后的一段时间里，对男性的声音不熟悉造成的。

声学研究表明：胎儿在子宫内最适宜听中、低频调的声音，而男性的说话声音正是以中、低频调为主。因此，父亲坚持每天对子宫内的胎儿讲话，让胎儿熟悉父亲的声音，能够唤起胎儿最积极的反应，有益于胎儿出生后的智力及情绪稳定。

现在流行的胎教方法非常多，但由于怀孕的主体是女性，男性在胎教中的能动作用可能会受到一些限制。以下几类胎教法准爸爸参与度较高，可以借鉴。

1. 语言胎教 通过有意识地与腹中宝宝交流对话，刺激脑部发育，开发语言方面的天赋，并锻炼听觉。经常如此，宝宝同样能和准爸们熟悉起来。

2. 抚摸胎教 这是与腹中孩子交流情感的另一种渠道，可以起到促进他们感官发育的作用。在尚未出生前，宝宝若能常常感受到父亲的爱抚会更有安全感。

3. 情绪胎教 准妈妈们的七情六欲与自身健康状况是有关联的。负面的情绪很有可能打破内环境的稳定，伤害到胎儿。因此，准爸爸们要做的就是让妻子每天都有非常好的心情。

怎样做环境胎教

环境胎教是指为了适应胎儿成长发育的健康需求而对胎儿机体的内外环境进行优化，包括母体的身体健康和心理健康。人类从受精卵到胚胎到胎儿直到出生瞬间成为新生儿，大约需要280天。而从受精卵形成的那一刻起，环境因素就对新生命开始产生影响。

胎儿在妊娠过程中能否正常生长发育，除与父母的遗传基因、孕育准备、营养因素有关外，还与妊娠期母体内外环境密切相关。尤其在早孕8周内，胚胎从外表到内脏，从头到四肢都在此期形成，加上胚胎幼稚，不具备解毒机能，极易受到伤害。所以，孕期头3个月是胎儿是否会发生畸变的关键时期。

良好的环境不仅可以使孕妇心情舒畅、身心放松，而且能促进胎儿的成长发育。因此，受孕前6个月就应该开始学习环境卫生知识，以利于优境养胎。孕期可以这样进行环境胎教：

1. 美化居室环境 居室环境对于孕妇是非常重要的，最基本的要求是要使居室整洁雅观。可以对居室进行绿化装饰，而且应以轻松、温柔的格调为主，无论盆花、插花装饰，均以小型为佳，不宜大红大紫，花香也不宜太浓，孕妇处在被花朵装饰得温柔雅致的房屋里，一定会有舒适轻松的感觉，这有利于消除孕妇的疲劳，增添情趣。

2. **感受室外美丽风光** 孕妇如果一味地在屋里闷着，对自己的身心和胎儿的生长都是不利的。所以，孕妇要经常到空气清新、风景秀丽的地方游览，多看看美丽的花草，以调节情趣，这样可使孕妇心情舒畅，体内各系统功能处于最佳，使胎儿处于最佳的生长环境。

胎教音乐听这些

孕早期的音乐是以准妈妈的感受为主的，但并不是说准妈妈喜好什么音乐就多听什么，喜欢听的不代表就是适合的。悲情音乐让人心情压抑，胎宝宝也会烦躁不安；摇滚、爵士、交响乐会让准妈妈太过兴奋，也使情绪上有较大起伏，不适合。胎教音乐主要应以能给准妈妈带来好心情，能安抚焦躁感觉，有助于身心放松的积极向上的音乐为好，准妈妈听了之后感觉呼吸通畅、胸闷消失、身体放松的就是好音乐。

准妈妈听音乐时，音量不要太大，一般以跟正常说话的音量差不多为好，大约是 60 分贝。准妈妈也不要离发声源太近，离开 1~2 米为好。

值得收藏的胎教音乐 《α脑波音乐全集》研究表明，胎宝宝喜欢听与子宫内胎音合拍的音乐，这套音乐就是依据这种理论而制作出来的，节拍在 60~70，频率在 8~14 赫兹，其波动与胎宝宝大脑中的 α 波和心率波动的图形相似，能够促进右脑工作，开发右脑潜能。

《莫扎特效应 1 和 2》这套音乐将音乐天才莫扎特创作的音乐和风、雷、雨、虫鸣、鸟叫等自然之声完美结合，节奏轻快，旋律优美，准妈妈和胎宝宝都适合听。

《宝宝的异想世界》这套音乐是作曲家雷蒙为他的孩子们所作，其中有海浪、鸟鸣、童稚牙牙学语、玩具的声响、宝宝与父母的亲密对话等熟悉的自然音效，是一套使宝宝情绪舒缓的儿童音乐佳作。

胎教小幽默欣赏

雨天求伞

一个下雨天,一位夫人走进一家咖啡馆询问侍者道:"我昨天在这里喝完咖啡后,有没有留下了一把雨伞?"

"是什么样子的伞呢,太太?"

"随便什么样子都行,只要是伞就行!"

千万别喝水

宝宝不小心吞下一粒橘子核。邻居小弟弟对他说:"你千万别喝水,我哥哥说'种子得了水分和养料,就会发芽、生长'。你要喝了水,头上就会长出橘子树来!"

修雨靴

一场大雨过后,小明穿着爸爸的一双大雨靴玩水。雨靴破了个洞,进水了。小明想:这好办,只要再开个洞,让水流出去就行了。于是,他用剪刀在靴底又开了一个洞。可是雨靴里的水越积越多。小明叹气了:"到底要开几个洞,水才能出去呢?"

伞状蘑菇

儿子:"爸爸,蘑菇是长在潮湿的地方吗?"爸爸:"是啊,长在爱下雨的地方。"儿子:"噢,怪不得蘑菇要长成伞的形状!"

孕3月营养食谱

糖醋黄鱼

食材: 鲜黄鱼1条,青豆、胡萝卜、鲜笋各20克,淀粉、花生油、白糖、食醋、酱油、料酒、葱末各适量。

做法: ①将黄鱼去鳞、鳃及内脏,用清水洗干净,在鱼身两面划上花纹,抹上酱油、料酒,腌30分钟。②将胡萝卜、鲜笋洗净,切成小丁,与青豆一起放入沸水锅中烫一下,捞出控净水。将葱洗干净,拍散切成末。③锅置火上,倒入花生油,等油烧至八成热时,将腌好的黄鱼沥干,放入油锅中,炸至金黄色时捞出,控净油,放在盘内。

④另取净锅置于火上，倒入花生油，烧热后放入葱末炝锅，然后加开水、白糖、醋、胡萝卜丁、笋丁、青豆，用水淀粉勾芡，待芡汁微沸时离火，把汁浇在鱼身上即可食用。

营养解析：

色泽艳丽，鱼肉鲜嫩，汤汁浓郁，甜酸入味。含有丰富的优质蛋白质、矿物质和维生素、胡萝卜素，有益气健脾、健胃润肠之营养功效，适宜于孕妇食用。

萝卜炖羊肉

食材：羊肉 500 克，萝卜 300 克，生姜少许，香菜、食盐、胡椒、醋、味精各适量。

做法：①将羊肉洗净，切成 2 厘米见方的小块；萝卜洗净，切成 3 厘米见方的小块；香菜洗净，切断。②将羊肉、生姜、食盐放入锅内，加入适量水，置炉火上烧开后，改用小火煎煮 1 小时，再放入萝卜块煮熟。③放入香菜、胡椒即可食用。④食用时，加入少许食醋、味精更佳。

营养解析：

适用于孕妇消化不良等症，味道鲜美，可增加食欲。

清蒸鲤鱼

食材：鲤鱼 1 条，青椒丝、姜丝、大葱、料酒、盐、胡椒粉、油各适量。

做法：①将鲤鱼去鳞、内脏，抽出鱼线洗净，用盐、少许胡椒粉、适量料酒腌制 20 分钟。②将鱼身起开花，塞入姜片，鱼腹中放入几块葱白。③放入盘中入锅蒸，大火蒸 13~15 分钟，关火焖 5 分钟，将盘中水去除。④炒锅中放入适量食用油、1 勺酱油、姜丝、青椒丝翻炒后，淋到蒸好去水的鲤鱼身上。⑤再入锅虚蒸 5 分钟即可。

营养解析：

鲤鱼味道极佳，有温补、通利小便、消除下肢水肿和胎气不安的作用，此外治疗反胃和恶吐尤为明显。

白菜炖豆腐

食材：大白菜、老豆腐、胡萝卜、油、盐、姜各适量。

做法：①将白菜洗净用刀片切大块或者手撕大块都可以。②豆腐切块，胡萝卜切片，姜切丝。③开火等油热时放入姜丝和胡萝卜，闻到姜丝香味。④放入切好的白菜，翻炒至菜叶变软。⑤放入豆腐，再加少许水，中火慢炖。⑥煮至白菜汤汁少量即可加盐调味出锅。

🍄 营养解析：

白菜富含维生素A、维生素C以及B族维生素，尤其维生素C含量丰富，且维生素C对肠胃也有好处。此外豆腐不仅含有人体所需的氨基酸，还能保护血管细胞。

西芹炒百合

食材： 西芹、百合、瘦肉、红甜椒、姜、蒜、盐各适量。

做法： ①将西芹、瘦肉、百合清洗干净。②西芹、甜椒切小段，姜、瘦肉切丝，蒜也要切好。③油热放入姜丝、蒜末和瘦肉翻炒。④肉熟后放入西芹爆炒至翠绿色。⑤翻炒片刻后放入红椒和百合。⑥加入百合后继续大火爆炒，炒至百合变透明即可加入食盐调味装盘了。

🍄 营养解析：

西芹炒百合清淡可口，适合孕期反胃的孕妇，因西芹有健胃利尿、降血压的营养功效，对妊娠性及更年期高血压都有效果，且营养丰富，百合亦有清火、安神之效。

酸辣猪血豆腐汤

食材： 猪血豆腐250克，鲜豆腐100克，青豌豆50克，花椒15克，香醋10克，白胡椒粉5克，香油、味精、精盐、湿淀粉、高汤、黄酒各适量。

做法： ①将猪血豆腐、豆腐切成1厘米粗、3厘米长的条。②锅上火，放入适量清汤，加入猪血、豆腐、豌豆、花椒水、精盐、味精、香醋、黄酒，烧开后用湿淀粉勾芡，撒入白胡椒粉，淋入香油，即成。

🍄 营养解析：

味香、咸、酸、辣适口，开胃进食。豆腐、豌豆营养丰富，猪血含铁量比较多。此汤含有蛋白质、钙、铁及维生素，适合孕妇食用，有利于补铁、补血。

蔬菜南瓜汤

食材： 南瓜600克，胡萝卜50克，土豆100克，洋葱40克，香芹30克，精盐5克，黄油10克。

做法： ①南瓜、胡萝卜、土豆切薄片，洋葱切片，香芹切碎。②锅内放入黄油，将所有蔬菜放入炒香。加入刚盖过蔬菜的水量，用大火煮开后，转小火煮20分钟左右，至南瓜、胡萝卜、土豆变软，离火放凉。③把所有蔬菜捞出，用搅拌机打成泥状，再倒回汤中。⑤用小火一边煮一边搅拌，放入盐调味。

营养解析：

味道香浓，营养丰富。是非常适合准妈妈的一道菜。

芦笋炒虾仁

食材：鲜虾200克，芦笋、精盐各少许，油适量。

做法：①将芦笋洗干净，切成段。②鲜虾洗净去头去壳留尾，去除虾线，加盐略腌。③起锅热油，把虾仁放入大火上快速翻炒至虾仁变色，加入芦笋翻炒至熟，下少许盐调味即可。

营养解析：

芦笋含有丰富的叶酸，约5根芦笋就有100多微克叶酸，孕妈妈应多吃。

洋葱酱南瓜

食材：南瓜1块，红皮洋葱半个，色拉油、豆瓣酱、小葱、水各适量。

做法：①南瓜削皮、去子，切成稍厚的块，洋葱切条。②热油锅，放入洋葱爆出香味，洋葱断生后盛起备用。③把南瓜倒入锅里，煸炒至干身，加入豆瓣酱，翻炒均匀，加入1/3碗左右的清水，焖煮至熟，加入炒过的洋葱。④翻炒均匀即可，装碟后撒点葱花装饰。

营养解析：

南瓜所含的丰富果胶，可"吸附"体内细菌和有毒物质，包括重金属、铅等，起到排毒作用。

鲜蘑冬瓜汤

食材：蘑菇（鲜）200克，鸡蛋1个，冬瓜、精盐、香油、鸡精、小葱各适量。

做法：①鲜蘑洗净，掰成小块。②冬瓜去皮，用刀削成小块。③锅中水烧开，放入鲜蘑。④3分钟后放入冬瓜，水再次翻滚后，加少许盐。⑤打入1个鸡蛋，用筷子迅速搅散成蛋花。⑥加少许鸡精、几滴香油调味，撒上葱花即可。

营养解析：

蘑菇中含有粗纤维、半粗纤维等，经常食用对预防孕期便秘十分有利。

第三章

孕中期,最惬意的"幸孕"时光

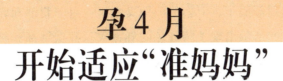

孕4月
开始适应"准妈妈"

第13周,跟妊娠反应"Say Goodbye"

宝宝在发育

孕13周,准妈妈可以给自己鼓鼓掌小小庆祝一番,因为孕期顺利进行到这周,表示你度过了最危险的孕早期,胎宝宝在妈妈肚子里"住得"更加安全了。此时的胎宝宝体重继续增加,两眼更加突出,肝脏开始制造胆汁,肾脏开始向膀胱分泌尿液。

与此同时,胎宝宝的神经元迅速发育,形成神经突触。象征宝宝独特身份的印记——指纹也开始形成了。这独一无二的信息在宝宝出生后,将被记录在出生记录单上作为出生证明。

这周,给胎儿提供营养的胎盘和脐带发育完全,宝宝可以通过脐带从妈妈的身体吸收氧气和其他营养物质了。

孕妈妈的变化

孕13周,准妈妈的体重会增加1.1千克左右,腹部开始隆起,臀部也变得更加宽大,腰部、腿部的肌肉也开始增加并且变得结实有力,这些部位的脂肪也增厚。这些变化使准妈妈之前娇小、苗条的身材变得粗壮,也许再过一段时间你就需要换上孕妇装了。

本周,准妈妈的心情变得晴朗,摆脱孕吐之后有一种重生般的愉悦。这是由于胎盘替代了荷尔蒙的产生,再过1~2周,你就能彻底摆脱恶心想吐的烦恼啦。

虽然身体变得舒服了,但新的问题又来了:由于腹部和乳房的皮下弹力纤维断裂,在这些部位出现了暗红色的妊娠纹,甚至臀部和腰部也有妊娠纹的踪影。稍稍鼓起的肚皮上清晰可见地布满了条条静脉,像地图一样。但是无论怎样,准妈妈都不要担心这些问题会影响美观,因为这都是怀孕的正常反应,而且只要护理得当,妊娠纹在产后不久也会消失。

幸孕饮食:吃货妈妈的火锅秘籍

恢复食欲的准妈妈也许迫不及待地想吃点好吃的解解馋,此时来一锅丰盛的火锅最能犒劳自己了。热腾腾的锅里煮满了各种香喷喷的美食,既过嘴瘾,又过了眼瘾。但准妈妈不要忘了,虽然胃口变好了,但肚子里的胎宝宝仍然需要照顾,不能无所顾忌地大吃大喝,不然你吃舒服了,但宝宝可不舒服呢。

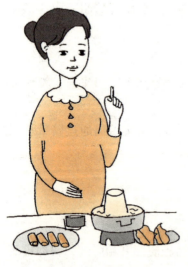

1. 高热量食物少吃 牛、羊肉片是火锅的"标配",这些却不太合适准妈妈。因为高热量食物的脂肪含量高,热能多,容易造成营养过剩,消化不良,最好控制一下,可以少吃一点。

2. 少吃动物内脏 动物内脏容易吸附重金属或其他有毒物质,虽然味道鲜美,是吃火锅的上等食料,但并不适合准妈妈们。内脏中所携带的有害物质会通过脐带传送给宝宝,影响其发育健康。

3. 少吃水发和腌制食品 牛百叶等爽脆耐嚼的食物也是火锅的常客,但是此类菜品都经过化学成分的浸泡,容易携带有害的残留物。腌制食品的含盐量通常超标,吃下去对健康没有任何好处,准妈妈不要吃或少吃为好。

4. 多吃应季蔬菜 应季蔬菜一般都不是转基因产品，也不会经过特殊处理，可以放心食用。再者蔬菜低脂肪和热量少，富含维生素，可帮助消化吸收，适合准妈妈食用。

优生要点：孕期还要补镁

孕期除了要注意补钙，准妈妈还要适当补镁。镁对胎儿的肌肉发育来说至关重要，而且也有助于骨骼的健康发育。近期研究表明，怀孕头 3 个月孕妇摄取镁的数量将会影响新生儿的身高、体重和头围大小。

镁对人体有重要的作用，能帮助受伤的细胞得以修复，还能让骨骼和牙齿更加坚固，调整胆固醇以及促进胎儿的脑部发育。镁还有一个功效：帮助控制妊娠高血压。若准妈妈体内的镁含量太低，容易引发子宫收缩，造成早产。另外，镁对准妈妈的子宫肌肉恢复也很有好处。

虽然镁对准妈妈来说很重要，但补充过头容易造成镁中毒，严重者还有可能抑制孕妇的呼吸和心跳，所以补充镁时要特别注意。

准妈妈每天该摄取多少镁。若平时饮食均衡，则不需要额外补充镁。食物中青菜的镁含量最为丰富，葵花油或麦芽中也含有镁，香蕉是含镁量较高的水果之一。当然，准妈妈不必担心摄取过多的镁会对身体造成伤害，因为镁可以通过肾脏排泄出去，所以多喝水能帮助镁的吸收和排泄。

第14周，二次发育的乳房

宝宝在发育

第 14 周，胎宝宝的软骨开始形成，面部五官依稀可见。生长速度变得很快，从这周开始，他的运动开始变得协调，有时还会做一些好玩的表情，比如皱眉、做鬼脸、吮吸自己的手指等，不过准妈妈暂时还不能感觉到宝宝所做的活动。

通过B超，能看到胎儿的耳朵逐渐从颈部移至头部，头重脚轻的状况会逐渐发生改变，四肢的发育变得明显，男女生殖器变得清晰，消化腺和声带完全形成，味蕾伸长，胃内消化腺和口腔内唾液腺开始形成。如果胎儿是个小公主，她的卵巢里现在大约有200万个卵子，出生时就会减少到100万个了，等她长到17岁时可能仅剩20多万个。另外，胎宝宝的腹壁开始变厚，以便保护内脏。

孕妈妈的变化

本周，准妈妈的变化比较多，膨大的子宫让腹部也变得隆起，体重持续增加，大概会增重1.4千克，看上去已经有一些孕妇的摸样了。尽管现在离分娩的时间还早，但是你的乳房现在已经开始分泌乳汁了。而且，因为孕激素的刺激，准妈妈的乳房此时已经增大不少，即使孕前是"飞机场"，现在也变得丰满起来。乳房不仅增大，形状也会发生一些改变，看起来会有"外扩"的趋势。

除了体形的变化，准妈妈的阴道分泌物这时会增多，不必担心自己是否感染细菌。这种状况是正常的，增多的分泌物含有乳酸杆菌、阴道脱落上皮细胞和白细胞等，只要无异味就不必担心。

幸孕饮食：碘元素促进甲状腺发育

胎宝宝的甲状腺开始工作，准妈妈要注意补充碘元素。碘是人体必需的微量元素，是体内甲状腺激素合成的基本食材。甲状腺激素可促进蛋白质的合成并促进胎儿生长发育，在人体的生长发育以及生命活动的全过程中都是至关重要的。

人类大脑90%的发育是在胎儿、新生儿和婴幼儿期完成的，这个时期缺碘容易影响胎儿的智力发育，导致出生后出现轻、中度智力低下。

孕妇缺碘除了会影响胎儿大脑的发育外，出生后还可表现为明显的智力低下和精神运动障碍，如聋哑、偏瘫和身材矮小等。

随着我国对碘元素摄取的重视程度越来越高，缺碘现象的发生随之减少，准妈妈只要正常使用加碘的食盐，多吃海带、紫菜、发菜、海鱼、虾、干贝等含碘丰富的海产品，就可满足身体对碘元素的需要。营养学家建议准妈妈在孕中期和晚期对碘的摄入量由非孕妇女的每日150微克增至175微克。这里要特别提醒准妈妈，碘元素过量补充同样会对身体造成伤害，因此不要盲目使用碘制剂。

优生要点：准妈妈的"孕"动原则

适当的运动对孕中期的准妈妈非常重要，你可以找一些适合自己体能的运动方式，循序渐进地锻炼身体。

1. 适合准妈妈的运动　对准妈妈来说，散步是一个不错的主意。不仅能增强心血管功能保持健康，还不会扭伤膝盖和脚踝，而且没有运动条件的限制，小区楼下就可以散步。除了一双合脚的鞋外，你不需要借助任何器械。医疗保健人员和健身专家一致认为，游泳是孕期最好、最安全的锻炼方式。游泳可以锻炼四肢肌肉群，对心血管也很有好处，而且准妈妈会感觉自己日益庞大的体形在水中变得不那么笨重。

参加有氧操课程的一个好处是：你可以在固定的时间保证有规律的锻炼。如果你参加专门为准妈妈开设的课程，你还可以充分享受与其他准妈妈一起交流情感的美好时光。可以放心的是，这里所教的每一个动作对你和宝宝都是安全的。

瑜伽可以保持肌肉张力，使身体更加灵活，而且准妈妈的身体关节承受的压力也比较小。最好在练瑜伽的同时，选择一些别的运动相互搭配，能加强心脏的锻炼。

2. 做好准备工作　准妈妈的运动环境首先要保证安全，避免闷热、过冷的环境，饭后不要马上运动，空腹时也不要进行运动。睡前一个小时内不要做有氧运动，否则会刺激脑内啡分泌，精神会变得亢奋，容易失眠。不过，简单体操或柔软运动等针对特定肌肉部位的活动，不在此限。

选择舒适、宽松的衣服，以及运动鞋、袜子等，还要及时补充水分。如果你已经养成有规律的运动习惯，可以在饮食上适当增加食物的热量。

第15周，胎宝宝开始呼吸了

宝宝在发育

第15周，胎宝宝身长大约10厘米，体重大约50克。胎儿开始长出眉毛，眼睛没睁开，但是已经能感受到光线，如果拿手电筒照射准妈妈的腹部，胎儿会转动头部避免光线的照射。胎儿薄薄的皮肤上还覆盖了一层细细的绒毛，这层绒毛通常出生时就会消失。

这一周，胎宝宝的活动比上周更多了，除了手部的运动，还会开始练习打哈欠、打嗝，这是练习呼吸的前奏，可帮助宝宝在出生之后顺畅呼吸。此时，胎宝宝的身体比例更加协调，腿的长度将超过胳膊，身体各个关节都可以自由活动了。

孕妈妈的变化

这周的准妈妈看起来气色红润，皮肤也变得更有光泽。这是因为血容量迅速增加，血液循环速度加快，加上体温比非孕期要稍高，所以这周的准妈妈变漂亮了。

有的准妈妈肚子已经凸出，但也许你的还不明显，只是在穿衣服时感觉稍微有些紧绷，换件宽松的衣服会更舒服。虽然孕激素急剧上升的状态已经减缓，但准妈妈有时仍会感到脆弱、敏感和易怒。随着孕周的增加，准妈的心肺功能负荷增加，心率增速，呼吸加快加深，这些状况都有可能会引起准妈妈的焦虑情绪。

此外，还有一个意外的变化：如果你原本发量比较少，那么现在你会发现自己的头发变得浓密黑亮。这要归功于你的宝宝，是变化的荷尔蒙刺激了头发的生长。但随之而来的还有汗毛增多甚至出现少许胡须，这有可能会让你烦恼。不过，这些变化都是暂时的。

幸孕饮食："混搭"食物影响营养吸收

日常生活中有一些食物并不适合搭配食用，否则会降低食物的营养作用，甚至会引发一些不良反应。准妈妈在饮食上也要多加关注，避免"混搭"食物引起身体不适。

1. 鸡蛋和豆浆 鸡蛋和豆浆是早餐常见的食物搭配，但其实它们同食是会降低营养吸收的。豆浆里有一种胰蛋白酶抑制物，而蛋清里含有黏性蛋白，两者结合，降低蛋白质的分解，从而导致人体难以消化其中的营养物质。

2. 牛奶与巧克力 牛奶虽然是很好的补钙食品，但是如果与巧克力一起食用，就会影响钙元素的吸收，其中的罪魁祸首就是草酸钙。巧克力中的草酸和牛奶中的钙结合便形成了草酸钙。混搭食用后，准妈妈可能会出现腹泻，影响自己的身体。

3. 菠菜和豆腐 菠菜豆腐汤是餐桌上的常见菜，但实际上经常将菠菜和豆腐混搭，会增加患结石症的风险。豆腐含有氯化镁和硫酸钙，它们遇到含有草酸的菠菜，就会在人体内生成草酸镁和草酸钙。这种物质很难被人体吸收，因此常吃会增加患结石的概率。

优生要点：一招读懂唐氏筛查报告单

医生通常会建议准妈妈在孕 15～20 周时去做唐氏筛查，可检查出神经管缺损、18 体综合征及 13 体综合征的高危孕妇，以规避胎儿先天愚型的风险。当拿到检查报告时，准妈妈也许会困惑，那些专业名词到底代表什么？那么，一起来解读复杂的唐氏筛查报告单吧。

1. AFP（甲胎蛋白） AFP 是胎儿的一种特异性球蛋白，分子量为 64000～70000 道尔顿，在妊娠期间可能具有糖蛋白的免疫调节功能，可预防胎儿被母体排斥。AFP 在妊娠早期 1～2 个月由卵黄囊合成，胎儿的肝脏发育完成后即能自主合成，胎儿消化道也可以合成少量 AFP 进入血循环。怀有先天愚型胎儿的孕妇，其血清 AFP 水平为正常孕妇的 70%，即平均 MoM 值为 0.7～0.8MoM。

2. Free－hCG（游离－亚基－促绒毛膜性腺激素） 怀有先天愚型胎儿的孕妇，其血清 Free－hCG 水平呈强直性升高，平均 MoM 值为 2.3～2.4MoM。不过，该项数值偏高不必太紧张。hCG 是由胎盘细胞合成的人绒毛膜促性腺激素，由 a-和 b-两个亚单位构成。HCG 以两种形式存在，完整的 hCG 和单独的 b-链。两种 hCG 都有活性，但只有 b-单链形式存在的 hCG 才是测定的特异分子。HCG 在受精后就进入母血并快速增殖一直到孕期的第 8 周，然后缓慢降低浓度直到第 18～20 周，然后保持稳定。

而 MOM 值是一个比值，即孕妇体内标志物检测值除以相同孕周正常孕妇的中位数值，该值即为 MOM。由于产前筛查物的水平随着孕周的增加会有很大变化，因此其值必须转化为中位数的倍数（MOM）表示，使其"标准化"，便于临床判断。

3. 21、18、13 是什么意思 正常情况下，每个人体内都有 23 对染色体，21、18、13 三体就是胎儿的第 21 对、第 18 对、第 13 对染色体，比正常的多出来 1 个，就叫 XX 三体。其中 21 三体就是唐氏综合征。

任何年龄的孕妇都有可能怀上染色体异常的胎儿，但是染色体异常的发生率随着孕妇年龄的增长而明显增加，如 25 岁以下的孕妇中染色体异常的发生概率为 1∶1185，而 25 岁时则高达 1∶335，故 25 岁以上的高龄孕妇需做染色体检查。

第 16 周，感受第一次胎动的惊喜

宝宝在发育

孕 16 周，胎宝宝生长速度依然很快，体重比上周增加了 100 克，身长超过 12 厘米。胎儿的神经系统开始工作，关节和肌肉能顺利完成大脑所传达的信号。

现在，胎宝宝腿的长度超过了胳膊，生殖器官已经形成，用 B 超可以分

辨出性别，同时还会发现宝宝的身体比例更加协调了，头部只占身体的1/3。有时，他会在子宫中玩脐带，不断地吸入和呼出羊水。

孕妈妈的变化

大多数准妈妈的体形会变得明显起来，继续膨胀的子宫和羊水的产生都是准妈妈体重增加的原因。旺盛的食欲因为消化系统功能的减弱，容易发生消化不良及便秘。

因为腹部开始膨胀，准妈妈最好记录自己的腹围，便于观察胎儿的发育状况。测量腹围时取立位，以肚脐为准，水平绕腹一周，测得数值即为腹围。正常情况下平均每周增长0.8厘米。孕20~24周增长最快；孕34周后腹围增长速度减慢。如果以妊娠16周测量的腹围为基数，到足月，平均增长值为21厘米。

本周，准妈妈会迎接自孕期以来最激动的时刻——胎动开始了。胎动出现的时间有早有晚，大约在孕16~20周之间，这时段的胎动比较轻微，跟胃肠蠕动的感觉有点像。如果这是你第一次怀孕，也许你会觉得胎动并不是很容易捕捉到。

幸孕饮食：如何缓解孕期便秘

受身体激素变化的影响，准妈妈的胃酸分泌量减少、胃肠的肌肉张力和蠕动能力下降，延长了食物在胃肠停留的时间，进而引起便秘。另外，怀孕后准妈妈的运动量减少，这也是便秘的另一个原因。

1. 准妈妈可以用药物缓解便秘 可以根据药物的种类和排便的情况适当用药。排便的多少和便秘的诱因不同，使用的药物也会有所不同。刺激性的药物能够促进肠胃运动，短时间内缓解便秘的症状，但是如果一直刺激肠胃，就会产生耐药性，最后失去效果。含有氧化镁成分的药物虽然也有刺激性，但肠胃并不会对这种刺激产生耐药性，所以一直使用也不会失效。可以根据你的身体状况口服香油或者是中药麻仁润肠丸，必要时使用开塞露和1/3管甘油润肠剂，能迅速缓解便秘。但是机械类刺激排便的药物尽量少用，以免刺激子宫引起流产。准妈妈可以根据自己的身体状况按照医嘱适当进行调节。

2. 能预防便秘的食物 准妈妈可以多吃海藻类、薯类等食物，这些富含水溶性纤维的食物能增加肠道对食物的吸收速度；而贝壳类、豆类、根茎类、菌类等富含粗纤维的食物能够帮助清洗肠道。维生素 B_1 能保护胃肠神经，促进肠蠕动，可以帮助预防便秘。富含维生素 B_1 的食物有粗粮、麦麸、豆类和瘦肉等。

不少准妈妈因进食过于精细而导致便秘，因此要多食含纤维素多的蔬菜、水果和粗杂粮，如芹菜、绿叶菜、萝卜、瓜类、苹果、香蕉、梨、燕麦、杂豆、糙米等。定时进食，切勿暴饮暴食。

优生要点：怎样区别胎动和腹痛

第一次怀孕的准妈妈大有可能把胎动当成肚子胀气，一些感觉敏锐的孕妇能准确地感受到胎宝宝的动静。那么，胎动究竟是什么感觉？准妈妈又该如何正确认识胎动呢？

1. 什么是胎动 胎动是指胎儿在孕妇子宫腔里因自主性活动撞击子宫壁，从而引起孕妇腹部变化。胎动易受到孕妇的情绪、动作、环境刺激等影响，是检测胎儿活动量增减的指标之一，胎动异常一般也预示着潜在的健康问题。

2. 胎动容易受外界环境影响

❶用餐后。由于摄入食物后孕妇体内的血糖含量增加，宝宝也因此有了营养供给，胎动会变得频繁。

❷洗澡。洗澡时孕妇的身心比较放松，这种情绪会"感染"宝宝，胎儿活动比较精神。

❸晚上睡觉前。宝宝在睡前动作较频繁，因为此时宝宝比较有精神，而且孕妇此时可以安静地仔细感受胎动。

3. 怎样区别胎动和腹痛 孕期腹痛是准妈妈常有的一种症状，而胎动和孕期腹痛的症状有些相似，准妈妈容易混淆。

孕早期鉴别。如果在孕4月之前出现腹痛，一般不是胎动。就大多数孕妇而言，胎动会在孕16～20周出现。如果在孕早期有下腹坠痛、肛门坠胀、阴道流血等现象，就要考虑宫外孕、流产等情况，需及时就医诊治。

孕晚期鉴别。孕晚期胎动有一定的规律性，一般不会引起孕妇明显的不适，即使有腹部局部不适，也会很快就能缓解。如果孕妇在孕中晚期出现全腹下坠、肛门坠胀、阵发性腹痛、阴道流血，要考虑早产、胎盘早剥等情况。

本月胎教课堂

试着跟胎宝宝对话

医学研究表明：准爸爸准妈妈如果能经常与胎儿对话，可以促进胎儿出生以后在语言方面的良好教育。如果先天不给胎儿的大脑输入优良的信息，无论性能多好，也只会是一台没有储存软件的"电脑"，胎儿会感到空虚的。

另外，准爸爸准妈妈亲切的语调，动听的语言，通过语言神经的震动传递给胎宝宝，使他们产生一种安全感，促进大脑发育，使大脑产生记忆。这样，不仅能增进、加深宝宝出生后与准爸爸准妈妈的感情，使他们相见时即早已彼此熟悉，利于早期智力的开发，还可使宝宝更愿意同周围环境的人相互交流，促进健全人格的培养和形成。

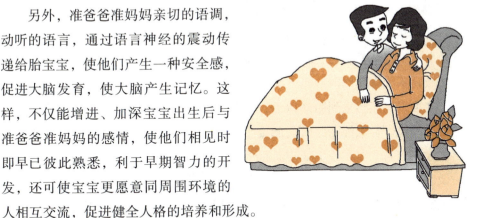

1. 满怀爱意的对话 孕初期，准妈妈可配合抚摸胎教来进行语言胎教。例如在午睡或晚上睡觉前，准妈妈躺下后温柔地抚摸胎儿，与胎儿充满爱意地说话，如："宝宝，你好！一天过去了，高兴吗？妈妈爱你，非常爱你！""宝宝，妈妈要睡觉了，你和妈妈一块睡，好吗？"

2. 表达日常生活内容 准爸爸准妈妈可以根据日常生活，随意确定与胎儿的对话内容，所以语言胎教时间是不固定的。白天准妈妈进行任何活动时可根据活动内容与胎儿对话，比如，准妈妈洗脸时，就对胎儿说："宝宝，妈妈要洗脸了，你看，洗完脸妈妈觉得舒服极了，也漂亮了，对吗？"准妈妈上公园时，就对胎儿说："宝宝，妈妈今天在公园里，你看公园里多美啊，有鲜花，有金鱼，有绿树，你喜欢吗？"这样，准妈妈与胎宝宝可共同体验生活的节奏。胎宝宝出生后，再听到妈妈的呼唤，就会感到熟悉和亲切，在新环境中不会感到紧张和不安，有利于婴幼儿心理上尽快适应，并可促进语言能力的发展。

3. 给胎儿讲故事 给胎儿讲故事是语言胎教中一项必不可少的内容。准妈妈把胎宝宝当成是一个大孩子，认真地用亲切动听的语言、充满感情的语气给他讲故事。准妈妈在给胎儿讲故事时，要选择一个舒服的姿势，集中精力，声音要轻快、明朗、缓和，带着感情色彩，避免发出高声尖气的喊叫。讲述时要绘声绘色，这样才能感染胎宝宝。

适当的胎教能事半功倍

在孕早期，胎教主要是通过母体的感受来影响胎宝宝的。但是进入孕中期，胎宝宝逐渐具备自己的感官功能，并且将会拥有自己的作息规律，所以做胎教就不能再像以前一样以准妈妈为主了，还要兼顾胎宝宝的需要。

在准妈妈能感觉到胎动以后，一些刺激性较强的胎教方法可以在胎动时做，像抚摸、音乐等，此时的胎宝宝很兴奋，胎教效果也较好。另有研究指出，大部分胎宝宝在晚上 8 点钟的时候最活跃，此时很适合做胎教。而且此时做胎教，有利于帮助胎宝宝形成与成人一致的作息规律。不过也不是所有胎宝宝都如此，有的胎宝宝可能在此时睡得正香，就不要打扰他了。

胎教的时间不宜过长，一般 10 分钟左右即可，否则胎宝宝休息受到影响，会很劳累，不利于他生长发育。而一些比较温和的胎教，像问候、聊天等可以让胎宝宝参与到生活中来的胎教方法，可以随时进行。

可以选一首儿歌常常读，如《小燕子》《小鸭子》《小老鼠上灯台》《蚂蚁抬米》《数字歌》等儿歌充满纯真童趣，拟人化地描述出了很多小动物的可爱形象，准妈妈可以选一首经常读给胎宝宝听。

第三章
孕中期，最惬意的"幸孕"时光

胎儿能感受到胎教吗

准妈妈做胎教时，也许会想："我的孩子能感受到么？"近年来的研究证实，胎儿不仅有感觉，而且还有记忆力，能够接受准爸爸准妈妈的教育。人的生命实际上是从胎儿时期开始的，随着胎儿渐渐长大，他们的感觉也逐渐丰富起来。

大约3个月左右，胎儿就有了感觉。起初，当胎儿碰到宫中的一些软组织，如子宫壁、脐带或胎盘时，会像胆小的兔子一样立即避开。但随着胎儿的逐渐长大，特别是到了孕中后期，胎儿变得"胆大"起来，不但不避开触摸，反而会对触摸有一定反应，如有时母亲抚摸腹壁时，胎儿会以脚踢的方式来回报。

4个半月时，胎儿能辨出甜和苦的味道，孕期快结束时，胎儿的味蕾已经发育得很好，而且喜甘甜味。

6个多月时，胎儿就有了开闭眼睑的动作，特别是在孕期最后几周，胎儿已能运用自己的感觉器官了。

尤其是妊娠中后期的胎儿，其触、视、听、味觉等都发育到了相当的程度，能够感受到一些外界活动，这时运用合理科学的方式进行胎教，可以促进胎儿身心健康发展。

新鲜空气有利于胎教

新鲜空气中氧气含量高，气压、湿度以及各种气体的比例都更契合人体呼吸特点，有助于提高人体的呼吸效果。经常呼吸纯净和新鲜的空气，可以促进血液循环、提神醒脑、静心安神，使人不易疲劳。无疑，胎宝宝也喜欢新鲜的空气，准妈妈多呼吸新鲜空气对胎宝宝的发育有利。事实证明，经常生活在新鲜空气中的准妈妈孕育的胎宝宝胎动更正常，生长发育较好，出生后也比较安静，不易躁动。

所以，准妈妈应该尽量给胎宝宝创造一个空气清新的环境。长期所处的环境一定要保证良好的通风，可以经常开一扇窗或定时开窗换气，让室外的新鲜空气源源不断地进入房间。室外空气质量差时，则要紧闭门窗。另外，打扫卫生的时候一定要沾水，尽量不用尘掸子，以免造成再次污染。如果使用空气加湿器，尽量用纯净水和冷开水，并且天天更换新水。

另外，准妈妈要避免到公共场所和人口稠密的地方去；到室外活动时，尽量选择花草树木多、空间开阔、空气流通的地方，如公园等。

腹式呼吸给胎宝宝新鲜氧气

人的呼吸有胸式呼吸和腹式呼吸两种。胸式呼吸时，只有肺的上半部分在工作，其余几乎4/5的肺泡都在休息。腹式呼吸则可以最大效率地利用肺，所以腹式呼吸能吸入更多的氧气，也就有更多的氧供给胎宝宝。

胸式呼吸时，是吸气时胸部起，呼气时胸部伏；腹式呼吸时，是吸气时腹部突起，呼气时腹部凹陷，每一口气维持10～15秒，类似于做冥想时的呼吸方法。

腹式呼吸随时随地都能做。开始时，准妈妈可以跟胎宝宝打个招呼，比如说："现在妈妈要做腹式呼吸，很快你就可以有更多的新鲜氧气了。"然后边数数，边感觉腹部的起伏，做5～10分钟即可。做完后，可以跟胎宝宝说："好了，妈妈已经把新鲜空气传给你了，舒不舒服，你要快快长大啊。"有些时候，空气不是那么新鲜，这也不妨碍做腹式呼吸。腹式呼吸比胸式呼吸能吸入更多的氧气。

孕4月营养食谱

山药芝麻粥

食材： 粳米70克，山药20克，黑芝麻150克，鲜牛奶240克，冰糖100克。

做法： ①粳米淘净，浸泡1小时，捞出沥干；山药切成小块；黑芝麻炒香，一起倒入搅拌器，加水和鲜牛奶搅碎，去渣留汁。②把锅放在火上，放入水和冰糖烧沸溶化后倒入浆汁，慢慢搅拌，至熟即可。

营养解析：

本品香甜可口，具有滋阴补肾、益脾润肠的功效。

虾肉水饺

食材：虾肉泥200克，猪肉泥500克，韭菜末300克，和好的面团1400克，葱花、精盐、味精、料酒、酱油各适量。

做法：①虾肉泥、猪肉泥、韭菜末加葱花、精盐、味精、料酒、酱油搅匀成虾肉馅。②将和好的面团揉条、揪段，擀成中间厚周边薄的圆形面皮，包入虾肉馅，捏成饺子。③把水烧沸，倒入饺子煮熟，撒上葱花即可。

营养解析：

本品馅心鲜嫩，汁多味美；孕妇常食可滋阴、强体、养胃，有益于胎儿早期大脑的发育。

五柳海鱼

食材：海鱼1条，五柳60克，葱段12克，淀粉、糖各6克，茄汁40克，精盐2克，胡椒粉少许，生粉4克，食用油适量。

做法：①将海鱼剖洗干净，在鱼身两面各划几刀，抹干水分后涂上淀粉。②在锅内倒入适量食用油，待油热后，将鱼放入锅内大火煎香，捞起滤油摆入碟中。③利用余油，放入葱段、五柳爆香，再加入调味料煮至呈稀糊状，取起淋在鱼身上即可。

营养解析：

海鱼含有丰富的蛋白质、脂肪、钙、磷、铁、尼克酸等营养成分，用五柳烹调后，能增进孕前期孕妇食欲，减轻孕期反应，使孕妇能摄入更多的营养成分。

柴香豆腐

食材：盒装豆腐1盒，柴鱼片30克，鸡蛋1个，淀粉适量，酱油1大匙，香油1/4匙。

做法：①豆腐切大块，鸡蛋打散成鸡蛋液，豆腐裹上淀粉、鸡蛋清及柴鱼片。②起油锅，放豆腐，炸至金黄时捞出，食用时蘸酱汁即可。

营养解析：

孕妇经常食用可有效地保护血管系统，还能预防骨质疏松。

虾仁芦笋

食材：芦笋90克，虾仁60克，鱼泥40克，鸡蛋1个，香油、糖、胡椒粉各1小匙。

做法：①虾仁以纸巾吸干水分，用刀面拍扁，再剁成泥状；鸡蛋打散为鸡蛋清，备用。②将虾泥、鱼泥、鸡蛋清及调味料混合拌匀,使其具有弹性。芦笋洗净、对切,将芦笋包住,捏紧成芦笋虾,入蒸锅中蒸熟。③热锅,待油热后转成中火,放入蒸好的芦笋虾,炸至金黄色即可。

营养解析:

本菜有助于孕妇孕中期补充营养。

山药蔬菜饼

食材: 奶油、面粉、豌豆苗、山药各150克,圆白菜、金针菇、胡萝卜各40克,鸡蛋1个,精盐少许。

做法: ①鸡蛋打散;山药去皮,入蒸锅蒸软,压成泥状备用;其他材料洗净,切丝;面粉过筛,再加入山药泥拌匀。②平底锅加热,放奶油,倒入山药泥,加入蔬菜丝、鸡蛋清及精盐;待底部凝固后翻面,以小火煎至两面呈金黄色即可。

营养解析:

山药含蛋白质、碳水化合物、钙、磷、铁、胡萝卜素及维生素等多种营养成分外,还含淀粉酶、胆碱、黏液汁酶及薯蓣皂苷等。其中的淀粉酶又叫消化素,能分解淀粉等物质。补而不腻,香而不燥,历代医家盛赞山药为"理虚之要药"。

柠檬肉片

食材: 瘦猪肉100克,柠檬、红辣椒各1个,蒜、糖各适量。

做法: ①把柠檬洗净,切开,挤出柠檬汁,不用榨汁机,手挤就可以。蒜和红辣椒切末。然后把柠檬汁、蒜末、辣椒末和糖调匀做成汁,备用。②把肉用水泡一小会儿,去血水,然后洗净,把肉用冷水大火煮开,小火接着煮半个小时,就可以拿出来,放凉以后切片,把之前调好的汁淋在上面,就可以了。

营养解析:

尤适宜暑热口干烦躁、消化不良、维生素C缺乏者,以及胎动不安的孕妇。

萝卜牛腩

食材: 白萝卜400克,牛腩300克,姜2片,盐2小匙,八角2粒,味精、胡椒粉各少许。

做法: ①牛腩切成块,用水冲净血污;白萝卜洗净切块;姜洗净。将白萝卜、牛腩分别放入沸水中氽烫一下,捞出备用。②将牛腩、姜片、八角放入炖盅内,加入水,放在火上烧沸。③撇去表面浮沫,盖好盖,用小火煲2小时左右。④至牛腩七八成熟时，揭去盖，加入白萝卜块，再盖好盖继续用小火炖1小时左右。⑤至牛腩和白萝卜熟烂时，放入盐、鸡精、胡椒粉调味即可。

营养解析：

能生津止渴、化痰止咳、消食，提高免疫力。

蒜蓉茼蒿

食材：茼蒿500克，蒜4瓣，小葱2根，姜1片，水淀粉1大匙，盐1小匙，植物油、香油、鸡精、白糖各少许。

做法：①将茼蒿择洗干净，切成长段，投入沸水中汆烫1分钟左右

捞出。将大蒜去蒜皮，剁成蒜蓉，葱、姜切末备用。②锅内加入植物油烧热，放入葱花、姜末爆香，再放入茼蒿，翻炒均匀。③加入盐、鸡精、白糖，用水淀粉勾芡。④放入蒜蓉，淋入香油，翻炒均匀即可。

营养解析：

茼蒿含有丰富的维生素、胡萝卜素及多种氨基酸，可以养心安神、降压补脑、清血化痰、润肺补肝、稳定情绪、防止记忆力减退。茼蒿中含有特殊香味的挥发油，有助于宽中理气，消食开胃，增加食欲。

孕5月
心情舒畅的稳定期

第17周，胎宝宝的发育关键期

宝宝在发育

本周，胎宝宝的听觉开始发育，在往后几个星期就能听到妈妈肚子里和外界的声音了。胎宝宝现在大约身长13厘米，重170克。心脏的发育几乎完成，其他身体器官也在不断完善，身体表面开始形成脂肪层，为出生后的保温做准备。

胎宝宝的骨骼硬度还在增加，保护骨骼的卵磷脂也开始形成并覆盖在骨骼表面，这时的他看上去像一颗梨子。现在，胎宝宝变得非常顽皮，尤其爱拽脐带玩，有时抓得特别紧，不过不必担心，胎宝宝不会伤害自己。现在，循环系统和尿道已经开始正常工作，肺也开始工作，只不过他呼吸的不是气体而是羊水。

孕妈妈的变化

这个时段，准妈妈的乳房变得更加敏感、柔软，甚至开始有些胀痛。偶尔你会感到腹部一侧有轻微的触痛，那是子宫迅速膨胀产生的拉扯痛，子宫两边的韧带和骨盆也在生长变化以适应胎儿的发育。不过，这些疼痛是偶尔发生的，如果持续几天一直有痛感的话，请找医生咨询。

第三章
孕中期,最惬意的"幸孕"时光

现在,准妈妈的体重增长了大约2.3千克。小腹看起来更加凸出,在肚脐和趾骨之间能触摸到一团硬邦邦的东西,这就是子宫的上部。

幸孕饮食:少食多餐,准妈妈更健康

随着胎宝宝长大,准妈妈腹部也在不断增大,扩张的子宫挤压到胃部,导致胃容量减少。这时,准妈妈应该少食多餐,一天三顿的用餐方式不符合准妈妈的身体变化,最好在两个正餐间安排加餐。早餐摄取的热量占全天的30%;午餐摄取的热量占全天总热能的40%;晚餐摄取的热量占全天总热能的30%。营养专家建议准妈妈可以按照下面这个食谱中的食物结构安排用餐。

早餐:牛奶+麦片,牛奶250毫升、麦片25克;煮鸡蛋一个;主食50克;小菜一碟。

上午加餐:红枣银耳汤+梳打饼。

午餐:米饭100克;玉米面粥;肉类100克、蔬菜250克;豆类50克。

加餐:洗净的番茄150克生吃、核桃3个。

晚餐:清蒸鱼150克;蘑菇炒青菜(蘑菇50克、青菜200克);大米100克;豌豆苗汤(豆苗50克)。

加餐:苹果150克。

准妈妈可以在早餐时吃多一些,重视早餐的质量和营养均衡。既可以加强营养和能量供给,又不至于使体重增长得过快。孕妈妈还要注意避免冷热食物的刺激,并尽量减少外出就餐次数,以免碗筷不卫生。

优生要点:孕期出血需分别对待

准妈妈的身体状况直接影响宝宝的成长发育,因此你要时刻注意自己的身体,以便能够及时应对突发状况。孕期出血是准妈妈的常见问题,既是一种提示也是一种警示。常见的孕期出血有以下几种。

1. 孕早期出血 很多准妈妈都认为,孕期出血是很可怕的事情。事实上,20%的女性在怀孕期间会遭遇孕期出血。孕早期,很多准妈妈甚至会经

历没有原因的出血。这个时候，倘若出血少且没有任何疼痛发生，那么无须过度担心。当然，你可以去医院进行检查以确保宝宝健康。

2. **性交后子宫出血** 怀孕期间女性的宫颈会更加脆弱。此时的性爱容易使其因感染而出血。这种情况准妈妈也无须过度担忧，降低性爱频率，好好休息调养即可。若出血比较严重，最好去看医生。当然，怀孕期间准妈妈要尽量避免性爱以免对自己的身体以及宝宝造成伤害。

3. **宫外孕导致的出血** 宫外孕会导致女性阴道出血。由于女性体内孕卵无法正常着床，会在输卵管进行发育，最终导致阴道出血。这种状况比较好分辨，伴随阴道出血的同时还会有剧烈的疼痛感。因此，发现宫外孕的时候，家里人要及时将女性送入医院进行治疗。

第18周，倾听宝宝的胎心

宝宝在发育

第18周，胎宝宝的身长接近14厘米，体重大约200克。视网膜开始发育，需要及时补充维生素A和钙以及其他微量元素。胎宝宝的肠胃开始固定，并且开始具备消化功能了，尽管还没有东西可供胎宝宝的肠胃消化。

本周，胎宝宝的感觉器官迅速发育，味觉、嗅觉、听觉等都开始分化，大脑之间神经元的连接开始增加。借助听诊器，准妈妈还可以听到胎宝宝的心音呢！对于这个阶段的胎宝宝来说，现在的"房子"很宽敞，所以他的动作也会比较多，准妈妈感受到的胎动也会比之前多一些。

孕妈妈的变化

随着腹部的不断膨胀，准妈妈身体的其他脏器也会发生一定的位移。子宫的位置在肠道的上前方，一些孕妈妈会在站立时能轻松地触摸到膨胀起来的腹部。从这周开始,准妈妈应该记录自己的体重,备好一个电子称,一星期称一次,每星期体重增加不超过500克。

与几周前相比,现在准妈妈的体形发生了明显的变化。腹部原本平行连接的左右两束腹直肌逐渐分离,分别向身体两侧伸长,以容纳不断增大的子宫。因为孕激素的关系,臀部的脂肪也增加不少,另外骨盆上方骶髂关节和耻骨联合的稳定性变差,再加上腹部的重量,耻骨联合间隙会变宽,也会导致臀部变宽。

幸孕饮食:3种食物预防妊娠高血压

妊娠高血压在高龄孕妇身上比较常见,此症状可导致胎盘过早剥离,出现心力衰竭、凝血性功能障碍、脑出血、肾功能衰竭等恶性后果。不仅影响母婴的身体健康,还会给日后的分娩增加风险。因此,准妈妈要积极预防妊娠高血压,可以通过日常饮食来调理,既方便又简单。

1. 芹菜 芹菜含有丰富的维生素C、胡萝卜素、芫荽甙、甘露醇、烟酸和植物粗纤维,有降血压、清热利尿、醒脑凉血等作用,芹菜所含的特殊营养还有软化心脑血管的作用。经常吃芹菜能预防妊娠高血压,尤其在准妈妈出现水肿时,每周吃一些芹菜可以缓解不适。

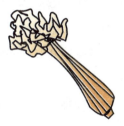

2. 鱼类 鱼肉中的优质蛋白和不饱和脂肪酸有抗氧化作用,可降低人体血液中的胆固醇含量,从而起到改善高血压的作用。同时,鱼油能减轻脂肪在血管壁上的沉积,减轻血管压力,有效改善妊娠高血压症状。另外,鱼肉中的甘油三酯能抑制血小板凝集,有预防和阻止小动脉硬化和血栓形成的效果,避免高血压症状加重。

3. 鸭肉 鸭肉有凉血下火的效果,鸭子与其他家禽的区别是,虽然脂肪含量高但却不油腻,性平不热,适合有妊娠高血压倾向的准妈妈食用。鸭肉含丰富的蛋白质、脂肪、糖、铁等多种微量元素,有强身健体之功效。鸭肉中的脂肪成分类似于橄榄油,能起到很好的降胆固醇作用,对妊娠早期高血压有改善作用。准妈妈若有轻度妊娠高血压,不妨将其他肉类换成鸭肉食用。

优生要点：孕期痔疮

俗话说"十人九痔"，痔疮是最常见的影响人类健康的疾病之一。痔是人体的一种正常生理结构，它位于直肠下端黏膜及肛管皮肤下，主要由静脉血管及结缔组织组成。女性在怀孕期间，机体分泌的激素易使血管壁的平滑肌松弛，增大的子宫压迫腹腔的血管，准妈妈若原本有痔疮就会变得更加严重，或出现新的痔疮。妊娠会加重痔疮病情，给治疗带来困难，增加准妈妈的痛苦，因此最好在孕前及时治疗。

另外，还要在生活中注意预防痔疮的发生。

1. 要养成良好的饮食习惯 准妈妈要多吃新鲜蔬菜水果和富含粗纤维的食物，如玉米、地瓜、小米等等。应该注意不吃或少吃辛辣刺激性的食物，同时还要养成多饮水的习惯，可以喝些淡盐水或蜂蜜水。

2. 要养成良好的排便习惯 准妈妈的排便时间要相对固定，一般可定在某一次进餐后为好。排便习惯一旦形成后，不要轻易改变，到排便的时间，即使无便意也要坚持如厕。但每次蹲厕所的时间最好不要超过10分钟，以免增加腹压和肛门周围血流的压力，加重痔疮的症状。

3. 适当运动和肛门保健 准妈妈不要怕累，适当的户外活动可增强体质，促进肠蠕动而增加食欲，防止便秘。还可以做缩肛运动，训练肛周肌肉，每次30~40遍。这样有利于增强盆底肌肉的力量和肛门周围的血液循环，有利于排便和预防痔疮。

第19周，及时补充维生素

宝宝在发育

孕19周，胎宝宝的身体比例已经定型，开始按比例生长，有明显的四肢动作，准妈妈能感觉到的胎动越来越多了。胎宝宝的脑部发育逐渐完善，开始具

第三章
孕中期，最惬意的"幸孕"时光

备最初的意识，但因为中脑还没发育完全暂时无法支配动作。另外，胎宝宝的发育会越来越复杂。准妈妈可以多补充一些维生素，以保证胎儿的营养。

孕妈妈的变化

孕19周，准妈妈体重大约增长3千克，也许你还会出现水肿、血压升高、心跳加快的情况，不必担心这些情况会影响胎宝宝，因为外部因素虽然可以影响子宫内的胎儿，但是胎儿的肢体运动受自身中枢神经的抑制。另外，有些准妈妈会发现脸上的蝴蝶斑越来越严重，此时要注意防晒，以免色素沉着不利于恢复。

准妈妈的体形越来越丰满了，乳房持续增大，肚子也更明显。为防止出现意外，准妈妈的行动应该尽量轻缓，坐起、上楼时慢一些。

幸孕饮食：准妈妈胃口大增的秘密

孕中期，胎宝宝的体重每天都会增加，平均每天增加10克左右，神经系统的发育加快，脑细胞的数量迅速增加，骨骼开始骨化，心脏和肌肉开始收缩，肾脏和肝脏也逐渐形成。这一系列的生长发育都需要消耗大量的营养元素。

人体是一个奇妙又复杂的工程，会因外在或内在的变化而变化。随着胎宝宝的发育所需养分的增加，准妈妈的各种生理功能也跟着发生一系列变化，例如食欲大增、体重增加、乳房和子宫增大、基础代谢率提高、各器官和系统的功能增强等，所有这些变化也需要大量的营养素支持。

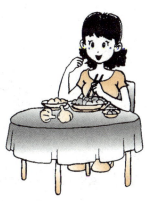

准妈妈的胃口变化与孕激素的种类也有关系。孕早期，准妈妈体内分泌的激素与孕中期是不一样的。孕中期的女性体内所含甲状腺素、皮质醇、醛固酮较高，这些激素有利于人体新陈代谢中的合成代谢，也具有增加食欲的作用，因而孕中期准妈妈胃口会变得好起来。

优生要点：吃对食物，宝宝大脑发育棒

胎宝宝在发育时需要大量的营养物质来保证他的正常生长，因此对于吃什么的问题，准妈妈应该多了解一些。很多食物都适合孕妇食用，但你在选择的时候应该有侧重点，正确补充营养才能保证宝宝的发育健康。

1. ω-3 脂肪酸 鱼类含有丰富的 ω-3 脂肪酸，可以促进宝宝的智力发展。哈弗医学院的研究显示，女性在孕中期吃的鱼越多，胎宝宝在 6 个月的智力测试中得分就越高。ω-3 脂肪酸在脑细胞膜中被发现，他们影响大脑功能的方式也有很多种。

2. 水果和蔬菜 蔬菜和水果可以释放大量的抗氧化剂，保护胎宝宝的脑组织免受损害。选择食用一些颜色深的农产品，比如深绿叶蔬菜、木瓜、蓝莓和西红柿等，对胎儿有好处。不过要记得彻底清洗干净蔬菜水果，尤其是外皮。

3. 补充铁 准妈妈对铁的需求量是普通人的 2 倍，因为铁可以维持胎宝宝身体所需的氧气。在整个妊娠期，准妈妈大约需 1000 毫克铁，其中胎儿需铁 400～500 毫克，胎盘需铁 60～100 毫克，子宫需铁 40～50 毫克，母体血红蛋白增多需铁 400～500 毫克，分娩失血需铁 100～200 毫克。肉类中的红肉含有较高的铁，准妈妈可以多吃牛肉等红肉。另外，补充一些维生素 C 能帮助准妈妈更有效地吸收铁。

第 20 周，胎动更明显了

宝宝在发育

这周的胎动十分明显，准妈妈能清晰地感觉到肚子里的动静了，有时胎宝宝的运动太剧烈，会把你从睡梦中吵醒。从这周开始到往后 10 周，胎儿的运动会越来越多，直到子宫里没有活动的空间为止。

第三章
孕中期，最惬意的"幸孕"时光

这周的胎宝宝身长16厘米左右，体重大约250克，四肢已发育良好，骨骼进入骨化阶段，性别特征也更加明显。胎宝宝的消化功能继续完善，肠胃也开始出现制造黏液的细胞，除此之外还有一个令人惊奇的变化：胎宝宝开始有记忆能力了。

孕妈妈的变化

孕期已经过去一半，准妈妈已经习惯了怀孕的状态。你现在大概增重3.5千克，并且在随后的孕期每一周大约会增长0.4千克。子宫顶部现在已经达到了肚脐的位置，宫高约16~20厘米。

对很多孕妈妈来说，目前是怀孕以来最轻松、最舒适的阶段。没有早孕反应的困扰，身体也还不算笨重，要是有外出旅游的计划现在可以动身了。

幸孕饮食：超重妈妈的3个饮食原则

孕中期后准妈妈的体重开始增加，体重超标的准妈妈此时更应该注意，不要摄取过多的热量，以免体重增长过快。既要保证营养的吸收，又要控制体重的增长，准妈妈的饮食应该遵循以下3个原则。

1. 减少高热量食物 超重的准妈妈要适量减少糖和脂肪含量较高的食物。日常动物性食物可多选择脂肪含量较低的鸡、鱼、虾、蛋，适当食用牛、羊肉，并可适当增加一些豆类，这样可以保证蛋白质的供给，又能控制脂肪量。

2. 多吃蔬菜水果 主食和脂肪含量高的食物减少后，准妈妈会觉得饿得比较快，可多吃一些蔬菜水果，注意要选择含糖分少的水果，既缓解饥饿感又可增加维生素和有机物的摄入。

3. 养成正确的膳食习惯 边看电视边吃零食的习惯非常不好，不知不觉中就吃下很多食物，容易造成营养过剩。超重准妈妈要注意饮食有规律，按时进餐，不要选择饼干、糖果、薯片等热量比较高的食物作零食。还要少吃油炸食物，这类食物含脂肪量也较高。

优生要点：该做排畸检查了

孕20周，准妈妈该做B超排畸检查了。这种常规的孕检有查血压、体重、血常规、尿常规、腹围宫高、胎心率检查。通过这些检查可以大致了解准妈妈的身体状况，了解胎儿的发育速度等。

排畸检查能反映胎儿的面、各器官的发育情况，主要是筛查胎儿畸形，为早期诊断胎儿先天性体表畸形和先天性复杂畸形提供准确的科学依据。同时，可清晰显示胎儿多囊肾、肾脏发育不良等疾病，对判断宫内胎儿发育状况有重要价值。

1. 常见孕期B超检查胎儿发育的正常值（以下数据均为平均值）

孕周	双顶径	腹围	股骨长
孕24周	6.05±0.50	18.74±2.23	4.36±0.51
孕25周	6.39±0.70	19.64±2.20	4.65±0.42
孕26周	6.68±0.61	21.62±2.30	4.87±0.41
孕27周	6.98±0.57	21.81±2.12	5.10±0.41
孕28周	7.24±0.65	22.86±2.41	5.35±0.55

2. 其他数据

❶小脑横径（小脑水平的长度）

25周为2.85±0.17厘米

30周为3.86±0.34厘米

该数据可预测实际孕周，因此可用来评估实际孕周和预估孕周是否相符。

❷侧脑室<1厘米。如果超过正常值，可能是中枢神经系统发育异常——脑发育异常、脑脊膜膨出、脑出血、肿瘤等。

❸后颅窝池<0.1厘米。如超过正常，有小脑蚓部的完全或部分缺失，或患有Dandy-walker畸形的风险。

❹胎盘在2.5~5.0厘米之间。如果数值过小，则小胎盘可导致胎儿宫内发育迟缓，及足月低体重儿。

❺胎心每分钟120~160次。数值异常则表示胎儿可能宫内缺氧了。

❻双肾盂分离<0.6厘米。如果数值异常增大则胎儿有肾积水的风险。

准妈妈在做产检时要选择方便穿脱的衣服，放松心情，太紧张会影响胎儿的正常活动，干扰检测结果。因为本次产检不需空腹、憋尿，准妈妈可以正常饮食。

本月胎教课堂

宝宝的性格受胎教影响

人与人性格存在个体差异，早在胎儿时期就已表露出来，有的安详文静，有的活泼好动，有的淘气调皮。这既和先天神经类型有关，也与怀孕时胎儿所处的内外环境有关。

先天和后天两种因素影响人的性格形成。就先天而言，与父母性格的遗传基因有关，也与出生前胎儿在子宫内所受到的影响有关；后天因素则是在其出生后的社会实践过程中逐步形成的。

例如，准妈妈劳累的生活，过度紧张的情绪，过重的腹部压力及外界强烈、持久的噪声，都会引起胎儿躁动不安。这种强烈的反应是对父母敲的警钟，它不但会引起流产、早产，而且能对出生后的宝宝的性格行为产生不良影响。

可以说，胎教对胎儿性格有关键性作用。研究表明，准妈妈的精神状态、情感、行为、意识可以引起体内激素分泌异常，影响到胎儿的性格形成。如果准妈妈能积极对待孕期反应带来的烦恼，坚强地克服怀孕后期和分娩中的痛苦，这种坚强的意志会影响到胎儿，为胎儿出生后能有自尊自强、勇于与困难作斗争的好性格打下基础。反之，如果孕妇心情忧郁，缺乏活力，胎宝宝出生后就爱长时间啼哭，长大后感情脆弱，比较抑郁。

这样做胎教提高宝宝记忆力

孩子的记忆力和遗传有一定的关系，但是更多的是通过训练开发的。这种训练其实从胎儿时期就应该开始。那么，如何在胎教中训练胎宝宝的记忆力呢？

1. 妈妈进行胎教时向宝宝传递美好的字眼 给胎宝宝进行记忆力训练，就需要给宝宝传递美好的字眼，准妈妈可以给胎宝宝讲讲有意思的故事，还可以描绘一下生活的美好。因为胎宝宝们最喜欢美好的字眼，他们对这些字眼最感兴趣。这有利于训练宝宝的记忆力。

2. 孕期多回忆一些美好的事情 孕期给胎宝宝的记忆力训练，要从对过去的美好回忆开始，准妈妈可以坐在安静的环境中，闭上眼睛，给胎宝宝讲讲过去发生的有意思的事情。因为记忆力主要体现在对过去的事物的记忆，宝宝也是一样的。

3. 孕妈妈通过玩记忆游戏进行胎教 孕妈妈有时可能会感觉枯燥无味，那么自己可以进行一些有意思的小游戏，要想锻炼胎宝宝的记忆力，那就和胎宝宝玩玩记忆力训练的游戏，这不仅会给准妈妈带来欢乐，还会锻炼胎宝宝的记忆力。

蔬菜胎教，让宝宝不挑食

很多妈妈可能都遇到过这样的情况，在给宝宝添加辅食的初期，宝宝会对蔬菜味有强烈的抵触反应，经常拒绝妈妈给宝宝做的美食，即使强迫宝宝吃下去，也会让宝宝很久都不开心。通常宝宝会经历很长一段时间才能很好地适应蔬菜的味道，从此不再拒绝美味的蔬菜。

很多妈妈都不明白宝宝拒绝蔬菜味的原因，经常会四处询问，甚至有时候还要带宝宝进行一次全方位的检查，其实宝宝拒绝蔬菜的味道源于自保天性。植物中之所以含有苦味，是由于植物本身内在的生物碱造成的，这些生物碱是植物为了防止被异类吃掉而分泌出来的。

既然宝宝拒绝源于自保天性，那又如何才能改变呢？其实科学家们早就给我们准备好了答案。美国科学家的一项研究发现：只要妈妈在怀孕和哺乳期间就开始对宝宝进行"营养胎教"，刻意多吃某种蔬菜，将能帮助宝宝培养出对这些蔬菜口味的终生喜好。

这意味着妈妈们再也不需要为了说服宝宝多吃蔬菜而软硬兼施，惹宝宝不开心了。甚至准妈妈在孕期就可以为自己宝宝制订营养胎教计划，多吃西蓝花、甘蓝和胡萝卜等健康蔬菜，让宝宝在妈妈肚子里就开始适应这些蔬菜的味道。

那又是什么在改变宝宝的天性呢？答案是羊水与母乳。羊水与母乳能够传递妈妈们平时所吃食品的味道，如果妈妈定期吃某种固定的食物，那么胎宝宝或宝宝慢慢地就会习惯和爱上这种食物。

例如：如果一位准妈妈在孕期、哺乳期按照一定规律食用胡萝卜，那么给宝宝食用胡萝卜的过程中就不会遭遇很大的阻碍，很容易让宝宝接受胡萝卜。

抚摸肚皮，宝宝更聪明

抚摸胎教可以锻炼胎宝宝皮肤的触觉，并通过触觉神经感受体外的刺激，从而促进了胎宝宝大脑细胞的发育，加快胎宝宝的智力发展。

抚摸胎教还能激发起胎宝宝活动的积极性，促进运动神经的发育。经常受到抚摸的胎宝宝，对外界环境的反应也比较机敏，出生后翻身、抓握、爬行、坐立、行走等大运动发育都能明显提前。

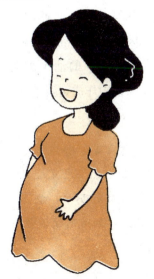

在进行抚摸胎教的过程中，不仅让胎宝宝感受到父母的关爱，还能使准妈妈身心放松、精神愉快，也加深了一家人的感情。在母腹中经常被父母抚摸做体操和游戏的足月儿，出生后翻身抓爬握坐的各种动作均较未进行过训练的要早，出生后肌肉活力较强。

1. 抚摸方法 孕妇平躺在床上，全身尽量放松，在腹部松弛的情况下，用一个手指轻轻按一下胎儿再抬起，此时胎儿会立即有轻微胎动以示反应；有时则要过一阵子，甚至做了几天后才有反应。

2. **抚摸时间** 一般以早晨和晚上开始做为宜，每次时间不要太长，5~10分钟即可。

3. **注意事项** 如果开始轻轻按一下时，如胎儿"不高兴"，他会用力挣脱或蹬腿反射，这时就应马上停下来。过几天后，胎儿对母亲的手法适应了，再从头试做，此时当母亲的手一按，胎儿就主动迎上去做出反应。宫缩出现过早的孕妇不宜进行抚摸胎教。

孕5月营养食谱

荠菜黄鱼卷

食材：黄鱼肉150克，小苏打、肥猪肉、鸡蛋清、姜末、葱末、荸荠、油皮、荠菜、淀粉、精盐、香菜各适量。

做法：①肥肉、黄鱼肉、荸荠洗净，切成细丝。荠菜切成末与淀粉调成稀糊。将以上各食材调在一起，混成肉馅。②把混合好的鱼肉馅摊成长条，在卷好的油皮边上抹上稀糊。放在油锅中炸成金黄色即可。

营养解析：

黄鱼富含碘、磷、铁、钙、脂肪、维生素、尼克酸及蛋白质等，荠菜有利肝明目、利尿止血作用。此菜是孕妇防治缺铁性贫血的保健菜肴。

姜汁鸡腿

食材：去骨鸡腿2个，酱油、姜末各2匙，糖、蒜末、葱末、姜汁各1匙。

做法：①鸡腿以腌料腌约12分钟，取出备用。②将鸡腿淋上姜汁，入烤箱烤至熟透（约30分钟）即可。

营养解析：

鸡肉蛋白质含量较高，且易被人体吸收利用，有增强体力、强壮身体的作用。此外，鸡肉还含有钙、磷、铁、镁、钾、钠和烟酸等成分。

黑豆排骨汤

食材：黑豆65克，小排骨120克，姜3片，酒1大匙，精盐1小匙。

第三章
孕中期，最惬意的"幸孕"时光

做法：①黑豆用冷水泡软约半小时，然后沥干切两半。②排骨洗净，氽烫后去血水再冲洗干净。③将水烧开，先放排骨及姜片炖30分钟，再放入黑豆同煮。④加入调味料拌匀即可熄火盛出食用。

🌰 营养解析：
黑豆营养全面，含有丰富的蛋白质、维生素、矿物质，有活血、利水、祛风、解毒之功效。

鲤鱼赤豆汤

食材： 薏苡仁15克，蜜枣2只，鲤鱼1条，赤小豆160克，瘦肉少许，姜、精盐、鸡粉、胡椒粉各适量。

做法：①瘦肉洗净后切大块，赤小豆、薏苡仁洗净待用。②鲤鱼留鳞去内脏，洗净待用。③将所有材料放入锅内，加入适量清水，用大火煲滚，再用小火煲1小时便成。

🌰 营养解析：
此汤含有丰富的糖类、蛋白质、维生素C等多种营养成分，具有利水消肿、健脾胃、清热、通乳安胎的作用，适合孕妇孕晚期食用，以增加营养，防止水肿和早产。

肉丝炒金针菇

食材： 猪里脊肉200克，水发金针菇300克，食用油10克，绍酒1大匙，醋、酱油各1/2匙，精盐、味精各1小匙，葱、姜丝各少许，淀粉适量。

做法：①猪肉切成丝；金针菇洗净，切段备用。②炒锅加油，投入肉丝煸炒至变色，下葱、姜丝爆香，烹绍酒、醋，加酱油，再下入金针菇翻炒，添少许汤，加精盐、味精，用水淀粉勾芡装盘即可。

🌰 营养解析：
金针菇含锌量较高，可以促进胎儿身体和智力发育。

翡翠奶汁冬瓜

食材： 红椒1/2个，牛油10克，鲜奶50克，冬瓜、西蓝花各300克，蒜蓉10克，鸡粉、精盐、糖各1小匙，淀粉1大匙。

做法：①红椒洗净，切成细粒；西蓝花切成小朵；将冬瓜去皮，切成小块，放入滚水中焯熟，捞起滤干水分。②爆香蒜蓉，再加入西蓝花炒熟，倒入芡汁炒匀，将牛油放入锅中煮溶，加入红椒粒、冬瓜及调料，淋在西蓝花上面即可。

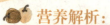

营养解析：

牛奶含有丰富的优质蛋白质和钙质，是孕妇补充钙和蛋白质的理想食品，有补虚的作用。冬瓜有利尿、消水肿、消炎的作用，所以此菜有润肠通便、消除水肿的疗效。

番茄豆腐

食材： 番茄1个，蛋豆腐1盒，精盐1小匙，葱花少许。

做法： ①先将番茄洗净、切薄片，取4片备用。②将铝箔纸折成与蛋豆腐（长、宽、高）一样，固定好，分别在四边各放入1片番茄片，再将蛋豆腐放入铝箔纸中。③将调料撒在蛋豆腐上，入烤箱烤到微沸腾、蛋豆腐熟透、番茄片也入味后，即可食用。

营养解析：

营养丰富，含有铁、钙、磷、镁等人体必需的多种微量元素，还含有糖类、植物油和丰富的优质蛋白，消化吸收率达95%以上。

竹笋炒肉丝

食材： 竹笋250克，瘦猪肉20克，红辣椒15克，植物油3大匙，味精、蒜、香油各1/2小匙，酱油、葱各2小匙。

做法： ①把竹笋剥开后切成长条。②把瘦猪肉切成丝。③把辣椒切条，把葱切粒，蒜头切成末。等到油锅烧热后，先将葱、蒜末爆香。再放入竹笋、瘦猪肉丝、红辣椒翻炒。④最后加入味精、酱油、香油炒匀，就可以盛入盘。

营养解析：

春笋味道清淡鲜嫩，营养丰富。含有充足的水分、丰富的植物蛋白以及钙、磷、铁等人体必需的营养成分和微量元素，特别是纤维素含量很高，常食有帮助消化、防止便秘的功能。所以春笋是高蛋白、低脂肪、低淀粉、多粗纤维素的营养美食。

海米西红柿

食材： 水发海米50克，西红柿500克，菠菜叶少许，猪油1大匙，酱油1小匙，精盐、味精各1/3小匙，葱、姜末、蒜片各少许，淀粉适量。

做法： ①西红柿去蒂洗净，一切两半，去子，切成"橘子瓣"状；菠菜叶洗净，切小段。②炒锅上火烧热，加适量底油，用葱、姜、蒜炝锅，放入海米炒香，加精盐、酱油，再下入西红柿翻炒，放入菠菜叶，加味精，用水淀粉勾芡，淋明油，出锅装盘即可。

营养解析：

海米营养丰富，富含钙、磷等多种对人体有益的微量元素，是人体获得钙的较好来源，含钙比较多的食物还有奶制品和鸡蛋等。

孕6月
胎宝宝开始增加体重

第21周，胎宝宝的五官"各就各位"了

宝宝在发育

孕21周，胎宝宝的体重继续增加，身体的基本构造发育完成，手指甲、嘴唇、鼻子、眼睛、眉毛都已经"各就各位"，看起来像一个漂亮的小宝贝了。小家伙的身体表面覆盖了一层白色的胎脂，变得滑溜溜的，它可以保护胎儿的皮肤，避免羊水对身体造成伤害。

本周胎宝宝的身长大约18厘米，体重约300克。脑部仍然在快速发育中，承当记忆以及空间定位功能的大脑海马也开始发育。另外，胎宝宝现在除了吞咽羊水，还能从羊水中吸收水分了。也许你会觉得这简直不可思议，羊水会不会"杂质"太多？真的不用担心这个，因为羊水池每3小时更新一次。

孕妈妈的变化

准妈妈的体形与怀孕前相比已经发生很大变化啦！小蛮腰消失不见，整个人看起来好像大了一圈，几乎分不出来哪是腰哪是肚子。此时准妈妈体重大概增加了4~6千克，子宫在平脐的位置，从趾骨算起约22厘米。宫高在17~21.5厘米之间，腹围大约在80厘米。凸出的腹部使准妈妈的重心前移，行动变得迟缓；增大的子宫还会压迫到肺部，使你的呼吸变得急促起来，尤

其是上下楼梯的时候，走不了几步就会觉得气喘吁吁。

怀孕后由于基础代谢率加快，准妈妈会变得"抗冻"起来，即使天气变凉，有些准妈妈也不需要另外加衣服。不过，虽然变得不怕冷了，但也不能大意，适当保暖还是有必要的。

幸孕饮食：孕妇奶粉的选购技巧

孕妇奶粉是在普通奶粉的基础上，根据孕妇的身体需要添加一些营养物质，比如叶酸、铁质、钙质、DHA等。市场上的孕妇奶粉有很多种，那么如何挑选靠谱的孕妇奶粉呢？

1. 看产品包装 正规的产品包装应该是平滑整齐、图案清晰，并且清晰地印有商标、生产厂名、生产日期、生产批号、净含量、营养成分表、执行标准、适用对象等内容。

2. 售价是否合理 根据国家标准要求，孕妇奶粉的营养含量较高。优质的孕妇奶粉会根据孕妇的营养需求，添加国家规定的特殊配方营养素，如叶酸、DHA等，能更好地满足孕妇的营养需求。因此，销售价格一般不会太低，市场中零售价格过低的孕妇奶粉应慎重购买。

3. 听声音、看颜色 摇晃时优质的孕妇奶粉会发出"沙沙"的声音，说明奶粉的颗粒很均匀。颜色一般呈乳白色或乳黄色，无可见杂质，无结块现象。把奶粉放入杯中用温开水冲调，如果是优质奶粉，静置几分钟后水与奶粉就会溶在一起，不产生沉淀。另外，优质的奶粉有奶香味和轻微的植物油味，无异味。

优生要点：子宫底高度与胎儿的发育

随着胎宝宝的发育，准妈妈的子宫底高度每一周都会发生变化，因此定期检查子宫底高度可以评估胎儿的宫内发育情况。如发现子宫底高度异常，过大或过小都要及时与医生沟通，寻找准确原因。

准妈妈在排尿后取仰卧位，双腿伸直，手横放于腹部，用手指可触摸到子宫底。正常妊娠子宫底高度如下：

妊娠12周末，在耻骨联合上2~3厘米。

妊娠16周末，在耻骨联合与脐之间。

妊娠20周末，在脐下1~2横指。

妊娠24周末，平脐，或脐上1横指。

妊娠28周末，在脐上2~3横指。

妊娠32周末，在脐与剑突之间。

妊娠36周末，在剑突下2~3横指。

妊娠40周末，下降至脐与剑突之间或稍高。

也可以请准爸爸用软尺测量，以便获得更准确的数字。正常情况下在21~40周内，平均每周增长0.88厘米，其中21~34周平均增长1厘米，34周后平均增长0.65厘米。不过每个人的身体素质不一样，有些准妈妈的肚子比较大，有些则比较小，而且准妈妈并不是总能准确找到子宫底。因此，只要孕检的数据正常，准妈妈不必对子宫底高度耿耿于怀。

第22周，像个小老头

宝宝在发育

本周的胎宝宝身长大约19厘米，体重大约350克。覆盖在头上、身上的纤细的头发显现出来了，胎宝宝的眼睛已经发育，但是虹膜的颜色还未显出，直到出生几个月后虹膜的颜色才会变得明显。

胎宝宝的嘴唇越来越清晰，虽然此时离出牙还早，但是他的小牙尖已经在牙龈内"潜伏"了。负责制造荷尔蒙的胰腺也在稳步发育中。如果是男宝，他的睾丸开始进入阴囊了，原始精子也有了。

此时，胎宝宝的身体因为脂肪含量少，看起来红红的，而且"皱巴巴"得像个小老头。等到妊娠后期，胎宝宝的体重逐渐增加，才能聚集较多的皮下脂肪，让皱巴巴的皮肤变得光滑。

第三章
孕中期,最惬意的"幸孕"时光

孕妈妈的变化

准妈妈的体重在这个月开始快速增长,每周大约增加250克。子宫继续膨胀,子宫底逐渐升高。同时,妊娠激素的分泌让准妈妈的身体继续发生变化,你会感觉自己的手指、脚趾和其他关节部位变得松弛,身体某些部位出现红色小疹,并出现皮肤瘙痒的症状。不必涂抹药物,每天用温水冲洗会起到缓解作用。很多准妈妈还会发生腿抽筋现象,特别是在晚上。如果发生的频率较高,有可能是你缺钙或镁,每天补充500~1000毫升的牛奶能缓解腿抽筋现象的发生。

幸孕饮食:动物性食物补血效果最好

怀孕期间,准妈妈的血容量大概会增加1300毫升,增加的只是血浆,血红细胞并没有增加,也就是说你的血液被稀释了。因此,准妈妈要及时补血。

补血效果最好的食物是动物性食物,特别是动物的肝脏、血液、红色肌肉部分以及骨髓。这些食物的含铁量高,并且以有机铁的形式存在,容易被人体消化吸收,提高了利用率。此外,动物性食物中丰富的蛋白质也有利于铁的吸收。

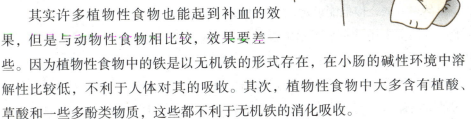

其实许多植物性食物也能起到补血的效果,但是与动物性食物相比较,效果要差一些。因为植物性食物中的铁是以无机铁的形式存在,在小肠的碱性环境中溶解性比较低,不利于人体对其的吸收。其次,植物性食物中大多含有植酸、草酸和一些多酚类物质,这些都不利于无机铁的消化吸收。

优生要点:适度性爱,有助于宝宝健康

很多准妈妈担心性爱会影响宝宝的安全,但孕中期由于孕激素的作用,准妈妈的性欲会变得旺盛,那么到底可不可以进行性生活呢?

在孕中期，胎盘已经形成，胎儿已经稳定，羊水也可以保护胎宝宝，所以准爸妈之间是可以进行适度性生活的。

孕期性爱有助于胎儿发育。国内外的研究表明：孕期夫妻感情和睦恩爱，孕妇心情愉悦，能有效促进胎儿的生长和发育，出生的孩子反应敏捷，而且身体更健康。但孕期性生活需要合理安排，姿势的选择与性爱频率要加以控制，避免对胎儿产生不良影响。

孕中期相对安全，每周可进行1～2次性爱，可按照夫妻双方习惯和舒适的姿势进行，但要注意避免压迫腹部。适合准妈妈的姿势有前侧体位、侧卧体位、前坐体位或后背体位。准爸爸注意避免刺激孕妇乳头，以免诱发流产。

第23周，准妈妈变成了"大肚婆"

宝宝在发育

胎宝宝身长约28厘米，重约500克。骨骼、肌肉的发育快要完成，身材越来越匀称，但皮下脂肪仍然很少，皮肤呈半透明状。胎宝宝的视网膜开始形成，虽然很微弱，但他能模糊地看见事物了。

此时的胎宝宝还是一个听觉敏锐的小人儿，能听到妈妈的心跳声、呼吸声和肠胃活动的声音。这些声音包裹着胎宝宝，让他感觉很安全。另外，胎宝宝的肺部血管在形成，呼吸系统近一步完善，持续不断的吞咽锻炼增强了胎宝宝的呼吸能力。当然，肺部完全发育还要再等几个月，肺是胎儿最后发育完善的器官。

孕妈妈的变化

准妈妈的体重正在有规律地增加，子宫底高度接近脐上2指，变成了真正的"大肚婆"。不断扩大的子宫压迫胃部，肠胃的排空能力减弱，胃灼热和胃胀时常困扰你。可以少食多餐，每餐6~7分饱会缓解肠胃的不适，饭后散步将有助于消化。

有些准妈妈还会出现流鼻血的状况，这是孕激素使皮肤黏膜变得脆弱，鼻腔充血、肿胀导致的，不必采取治疗措施，及时止住鼻出血即可。

幸孕饮食：食物会影响宝宝的肤色

准妈妈时常被告知"吃黑色食品容易生黑宝宝"。因此，很多孕妇坚决抵制"黑色"的食物，选择牛奶、豆腐、莲子、淮山、芡实等"白色食物"食用，希望宝宝出生时能有白白净净的皮肤。但是，这其实是没有科学依据的。

专家表示，胎宝宝皮肤的黑与白是父母的遗传基因决定的，而皮肤的黑与白取决于体内黑色素细胞的数量，父母双亲皮肤白皙，生出来的宝宝自然皮肤就比较白。有时也可能出现隔代遗传的现象，同时宝宝的皮肤也受后天因素的影响，如光线照射强烈，刺激黑色素的生长，皮肤就变黑。

因此，民间流行的"吃白变白，吃黑变黑"的说法毫无科学根据。之所以建议准妈妈多吃莲子、淮山、豆腐、牛奶等食物，并不是因为它们的颜色比较"健康"，而是因为它们含有丰富的营养成分，有利于孕妇、胎儿的健康。

优生要点：准妈妈该怎么洗头发

长发飘飘的准妈妈为了方便打理，通常都会选择剪掉长发，换成俏皮、干练的短发。然而短发虽然容易打理，但也有一些方面是需要注意的。那么，准妈妈洗头发要注意哪些事项呢？

1. **不要每天洗头** 过于频繁的洗头容易洗掉皮肤的皮脂保护层，失去皮脂的保护，头发和头皮反而会受到损害，容易出现头痒、头皮屑增多的状况。但是，洗头次数过少也不利于准妈妈的身体清洁，容易使头部和脸部生痘痘。因此，每周洗2~3次的频率比较适合。当然，炎热的夏季可以隔天洗1次。

2. 洗头时可以按摩头部 洗头按摩头部皮肤可以促进头部血液循环，缓解不安情绪。因此，准妈妈可以在洗头时顺便用手指轻轻按摩头部，但按摩的时间不宜过长，以免引起感冒。

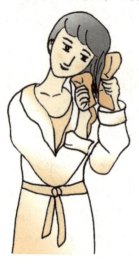

3. 注意洗头的时间 很多准妈妈由于白天需要上班，所以比较偏向于在晚上或者早晨洗头。这时要注意，早晨洗头时因为温度较低，而且通常洗完来不及吹干就要出门，容易引发感冒；而晚上洗头时，准妈妈容易带着湿头发睡觉，湿气入侵容易造成头痛。

4. 注意不要用染发剂等有害物质 科学证明染发剂中所含的化学物质会通过皮肤进入准妈妈体内，影响宝宝的正常发育，还有可能引起某些过敏反应。染发剂中的某些成分还有可能导致准妈妈发生脱发。因此，准妈妈在孕期、哺乳期最好不要使用染发剂。

第24周，别让噪音吵到胎宝宝

宝宝在发育

胎宝宝现在身长大约26厘米，体重500克左右。身高和体重的增长使子宫内的活动空间变小，你可能会感觉到胎宝宝在你的子宫所做的各种活动，打嗝、踢腿或者用小手触摸你的子宫等等，这是胎宝宝在对外面的变化做出回应呢！此时要尽量避免噪音干扰胎宝宝，比如吸尘器的声音，装修时的电钻声等，这些都会使胎宝宝变得烦躁。

这周的胎宝宝进入脑部发育成熟期，大脑内部的神经细胞快速发育，数量几乎接近成人，能对各种感官传达的信号做出反应，还有了味觉，能区分苦味和甜味。

第三章
孕中期,最惬意的"幸孕"时光

孕妈妈的变化

这周,准妈妈的子宫底约在肚脐上方3.8~5.1厘米处,不断扩大的腹部压迫下肢静脉,你会觉得身体越来越沉重,腰部和背部变得容易疲劳,也许你还会经常感觉腰酸背疼。

从外表来看,准妈妈的脊椎有点向后仰,如果你还不太习惯自己身体发生的变化,在做某些动作时容易发生倾倒。准妈妈可能还会发现自己的眼睛对光线更加敏感,而且又干又涩,这是孕期的正常反应。为了减轻不适,可以在医生的指导下使用一些眼药水,增加眼睛的湿润度。

幸孕饮食:4款健康小零食

因为子宫压迫肠胃的关系,准妈妈的消化能力变弱,因此要在身边多准备一些小零食,肚子饿的时候好补充能量。以下几款小零食营养又健康,符合准妈妈的饮食原则。

1. 干果 干果是一种既方便又美味的小零食,可以随身携带,不管是在办公室还是在回家的路上,都可以满足准妈妈想吃就吃的欲望。平时可以准备一些杏脯、酸角、干樱桃等干果。

2. 坚果 坚果的营养丰富,含有胡萝卜素和维生素E以及人体必需的脂肪酸、油酸、亚油酸等,常吃还有益气、助消化的作用。核桃、杏仁、腰果、瓜子等都是很受孕妈妈喜爱的小食品,有助于宝宝的大脑发育。不过,坚果中的热量都比较高,不宜过多食用。

3. 酸奶 酸奶中含有丰富的钙质和蛋白质,不仅可以为孕妈妈和胎宝宝补充营养,还能帮助孕妈妈保持胃肠健康。除此之外,酸奶很容易被消化,适合胃胀的准妈妈食用。

4. 柑橘和香蕉 柑橘:富含维生素C以及大量的膳食纤维,同时其中还含有90%的水分。既能帮助准妈妈保持体力,还可防止因缺水而造成的疲劳。

香蕉:含有较高的能量,可以帮助准妈妈消除疲劳,而且还可以有效预防便秘。如果不怕麻烦，还可以把香蕉和牛奶放到榨汁机里，做成更容易消化的香蕉牛奶。

优生要点：准妈妈的牙齿保健

怀孕会在某种程度上影响女性的整个身体，孕激素水平的升高会导致孕妇发生牙龈炎，使牙龈变得红肿，在刷牙或用牙线清洁牙齿的时候，发生牙龈出血的情况。

有证据表明，准妈妈患有牙周病可能会影响胎儿的体重。临床上有很多女性不重视孕前口腔的保健，导致怀孕期间患上各种牙病，严重时需要进行手术治疗，这都有可能对胎儿产生影响。

因此，准妈妈的牙齿保健要做到以下几点。

❶多吃含有丰富蛋白质、钙和维生素的食物，以帮助支持宝宝的健康，以及保护准妈妈的牙齿。

❷养成早晚刷牙的习惯。每天用含氟牙膏至少刷牙 2 次，并确保至少刷 2 分钟。

❸不要忘了用牙线。每天至少使用一次牙线，以防止或尽量减少妊娠期牙龈炎。另外，还可以用清洁、消毒效果较好的含漱剂。在刷牙后含漱，每次 15 毫升，含 1~2 分钟。

本月胎教课堂

艺术胎教：培养宝宝的艺术天分

艺术胎教，顾名思义，就是指孕妇通过进行一些艺术类练习，如书法、绘画、看书等，提高自己的文化素养，给胎儿提供更为安宁与舒服的生活环境。心理学家认为，画画不仅能提高人的审美能力，产生美的感受，还能通过笔触和线条，释放内心情感，调节心绪平衡。画画具有和音乐治疗一样的效果，即使不会画画，你在涂涂抹抹之中也会自得其乐。

　　画画的时候，不要在意自己是否画得好，你可以持笔临摹美术作品，也可随心所欲地涂抹，只要你感到是在从事艺术创作，感到快乐和满足，你就可以画下去。还可向宝宝解释你画的内容。当然你如能临摹一些儿童画，看看自己的笔下有没有童趣和稚拙感，你就会通过笔触步入儿童世界。

　　但是，艺术胎教要等出现胎动后再进行。因为胎儿要发育到一定程度才能接收外界的信息。大力倡导0岁教育的日本右脑开发专家七田真教授曾表示："母亲和胎儿之间的种种微妙连动，正是胎教实现的基础。"无论是培养艺术气质，还是落实生活中的"美力"，艺术修养都不是一朝一夕可以达成的。

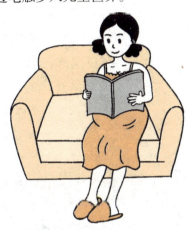

　　除了要有积极而正面的态度外，进行艺术胎教时，准妈妈还需克服"过度焦虑"和"要求成果"这两个问题。不论是自己还是日后让孩子接触、学习艺术，千万不要焦虑，应该有一份放松的心情。另外，对艺术的接触和学习，越小开始当然越好，因为比起大人，孩子有无限的接收能力，但艺术的鉴赏能力通常与心灵的成熟度、个性、人生阅历等有关，所以孕妈妈自己即便无法及早，现在开始也不迟。

 胎教童谣欣赏

鸡公公

鸡公公，挺挺胸，它说一口吃个龙，
什么龙？不是龙，原来是条毛毛虫。
大家知道捂嘴笑，羞得鸡公冠子红。

小鸭子

小鸭子，呱呱呱，
不爱吃米爱吃虾；
河里游，就数它，
一到岸上就找妈。

动物叫

小猫怎么叫，喵喵喵；
小狗怎么叫，汪汪汪；
小鸡怎么叫，叽叽叽；
小鸭怎么叫，嘎嘎嘎；
小羊怎么叫，咩咩咩；
老牛怎么叫，哞哞哞；
老虎怎么叫，噢噢噢；
青蛙怎么叫，呱呱呱。

小青蛙

小青蛙，呱呱呱，
哭着哭着找妈妈。
燕子哄，蜻蜓劝，
一起说着悄悄话：
你的妈，我的妈，
田间捉虫护庄稼，
我们一起玩，
长大学妈妈。

孕6月营养食谱

棒糁南瓜粥

食材：南瓜150克，玉米碴50克。

做法：①南瓜洗净切块。煮锅中放入玉米碴和水，用大火煮开后，改微火煮。②玉米渣煮到半熟时，把南瓜块放入一起煮，直到南瓜熟、粥熟变稠。

营养解析：

棒糁含有谷氨酸、不饱和脂肪酸、维生素B_1、维生素B_2、尼克酸等，都有益于大脑的发育；南瓜含有钙、磷、钾等无机盐，具有润肺补气的作用，可经常食用。

虾仁紫菜馄饨汤

食材：鲜虾150克，馄饨皮50克，紫菜5克，虾皮10克，木耳10朵，葱、姜汁、食盐、味精、香油、酱油各少许。

做法：①鲜虾去壳，去掉虾背上的黑线，用开水焯后，挤出水，剁成细蓉状，将木耳去杂，洗净，剁碎。②用葱、姜汁把虾蓉、木耳拌好，放盐，做成鲜咸口味的馅料。③用馄饨皮把拌好的虾馅包成馄饨，用锅放水煮馄饨。④用一个汤碗放入虾皮、紫菜、味精、香油、少许酱油，用刚煮好的馄饨连汤一起倒入汤碗中即可。

营养解析：

鲜虾和紫菜中含有丰富的钾和碘，能促进内分泌系统的发育，促进甲状腺素的合成，有利于大脑细胞和智力的发育。

奶油蘑菇汤

食材：鲜牛奶250毫升，口蘑35克，火腿30克，土豆泥50克，精盐、味精各少许。

做法：①火腿、口蘑切成小碎丁。②把牛奶煮开放入口蘑、火腿，把土豆泥搅拌在牛奶中，煮开后，放上精盐、味精即可。

营养解析：

牛奶含蛋白质、脂肪、钙、磷、维生素A、胆固醇，还含有核黄素、硫胺素等，有利于胎儿的大脑发育。

排骨海带面

食材：排骨150克，发好海带、杂面条各100克，姜、精盐各适量。

做法：①排骨洗净放在锅中加水煮，水开后，撇去血沫。把姜切片放入汤中同煮。②海带泡发后，洗净，切成宽条，放进排骨汤中一起煮。③排骨、海带九成熟时，把面条放入继续煮至排骨、面熟，放入少许精盐即可。

营养解析：

排骨营养价值高，含钙量高；海带含碘、磷、钾等矿物质。可预防痴呆儿的发生，对于胎儿骨骼、内脏、大脑发育均有好处。可经常食用。

砂锅泥鳅

食材：泥鳅500克，豆腐、大豆芽、猪肉、洋葱、油各适量，郫县豆瓣1汤匙，黄酒20克。

做法：①泥鳅用清水养2~3天，每天要换几次水，养干净的泥鳅捞出，放入80℃的热水中烫一下，去除表面黏液。②豆腐用开水煮一下。③锅中放少许油，下入郫县豆瓣煸炒出红油，下入肉片煸炒至变色，放入洋葱、大豆芽。翻炒均匀后加汤没过菜，煮1分钟。④炒好的菜先铺一半在砂锅的底部，同时加入黄酒。摆上豆腐，铺上泥鳅。再把剩余的菜铺在泥鳅上，汤汁也倒入，煮开后小火炖15分钟。⑤做好的砂锅泥鳅是香辣口味的，配料多、营养全。

营养解析：

泥鳅含多种营养成分，蛋白质、糖类、矿物质、维生素均比一般鱼虾高，脂肪成分较低，胆固醇更少。

牡蛎山药粥

食材： 鲜牡蛎150克，山药100克，胡萝卜25克，大米100克，小香葱花、蒜末、食盐各少许。

做法： ①鲜牡蛎去壳，去除牡蛎肠内容物，用开水焯后随即捞出，弃水，焯的时间不要过长，防止牡蛎过硬。②山药去皮，洗净，切成碎丁；胡萝卜洗净，去皮，切成碎丁。③将大米淘洗干净，煮至半熟时，放入山药、胡萝卜、快煮熟时再放牡蛎，稍煮片刻放入少许盐，撒上小香葱末、蒜末即成。

营养解析：

牡蛎含锌丰富，同时含有丰富的钙；山药具有补气强身之功效，有助于增强孕妇的体质，有利于胎儿大脑细胞的发育，增强智力。可经常食用。

孕7月 准妈妈变得孕味十足

第25周，进入大脑发育的高峰

宝宝在发育

第25周是孕7个月的第一个孕周期。此时，胎宝宝的发育基本完成，最重要的脑部发育进入高峰期，脑细胞迅速增殖分化，脑体积增大。在接下来的几周，胎宝宝的大脑沟回逐渐增加，脑皮质面积扩大，意识变得更加清晰。

这周，胎宝宝的身长大约30厘米，体重约600克。虽然皮下脂肪很少，但是比起前几周已经光滑多了。胎宝宝的眼皮会动了。准妈妈用手电筒照自己的肚皮，胎儿就会对光亮做出反应，他还会锻炼自己眨眼睛的能力，以便在出生后完善睡眠功能。

孕妈妈的变化

由于肚子越来越大，准妈妈的身体会发生更多的变化，妊娠纹颜色加重、皮肤瘙痒、腰背酸痛、行动笨拙等，有的准妈妈因血压升高或贫血加重还会引发头痛和头晕。虽然这些变化不那么愉快，但是准妈妈要调整自己的心态，不要增加烦恼，愉快的心情能帮助你减轻这些不适。

另外,由于体内雄性激素的增加,准妈妈身上的体毛会变得更粗、更黑、发量增多,而且变得更有光泽。

幸孕饮食:控制体重增长能减少妊娠纹

很多准妈妈在这周会发现妊娠纹更加明显了,这是因为迅速增大的腹部破坏了皮肤弹性支撑组织,腹部皮肤因扩张而变薄变细,毛细血管以及静脉壁逐渐扩张造成血液颜色外露,使妊娠纹变得严重了。妊娠纹的具体颜色与准妈妈的身体皮肤有关。虽然没有办法完全消除,但是可以通过饮食和运动使妊娠纹淡化。

❶补充丰富的维生素及矿物质。由于胶原纤维本身是由蛋白质所构成,所以多摄取含丰富蛋白质的食物,有助于减轻妊娠纹。

❷控制体重增长。怀孕时体重增长的速度越快,越容易出现妊娠纹。准妈妈最好保持体重的增加不超过每月 2 千克,整个怀孕过程中应控制在 11~14 千克。

❸托腹带缓解压力。托腹带可以承担腹部的重力负担,减缓皮肤过度的延展拉扯。

❹要注意锻炼身体。可以使用专业的妊娠纹修复霜做按摩,坚持冷水擦浴,增强皮肤的弹性。

优生要点:5 个动作缓解久坐不适

"大腹便便"的准妈妈因为背下方以及骨盆处肌肉的拉紧,长时间在办公室坐着会出现腰酸背痛,甚至颈、肩、手腕、手肘都出现酸痛的现象。准妈妈可以在自己的工位上做以下几个小动作,减轻这些不适。

1. **颈部** 挺直颈部,然后转向左边并将左耳尽量贴近肩膀;将头慢慢挺直,右边重复刚才的动作。

2. **腰部** 挺腰,将两肩往上耸以贴近耳,停留 10 秒,放松肩部,重复 5 次。

3. **肩部** 肩胛骨往背内向下移,然后挺胸停留10秒,重复2~3次,能缓解肩背的不适。

4. **手肘** 手部合十,将手腕下沉至感觉到前臂有伸展感,停留10秒,接着再将手指转向下,将手腕提升至有伸展的感觉。

5. **脚踝** 坐在靠背椅子上,腿与地面呈垂直状态,脚心着地面;然后脚背绷直、脚趾向下,使膝盖、踝部和脚背成一直线。通过脚尖和踝关节的柔软运动,促进血液循环,放松踝关节肌肉,避免脚踝损伤。

第26周,水肿更严重了

宝宝在发育

与上周相比,胎宝宝的体重在这周明显增加,约为950克,身长22厘米。从第18周开始发育的听觉系统此时几乎发育完全,对外界的感受越来越多,并且会对声音做出回应。

胎宝宝的脐带变得又厚又有弹性,脐带表面还包裹着一层胶质物质,能防止脐带打结,保持血液流畅。在子宫里自得其乐的胎宝宝有时候会抓住自己的小脚丫啃咬一番。

孕妈妈的变化

准妈妈的体重大约增加了5.9千克,子宫底大概上升到脐上6厘米的位置。越来越大的肚子使你的重心移到了腹部下方,坐下来的时候会觉得有点费劲。

这段时期,准妈妈的手腕有可能出现肿胀、刺痛和麻木,甚至拿不起东西。不要担心,这在孕期中很常见。你可以试着将手臂抬高,使血液流回心脏,对手部多加按摩能缓解这种状况。分娩后,这些不适会统统消失。

孕孕饮食：营养缺乏对照表

维生素的种类繁多，并且缺乏某种物质时在人体会表现出不同的症状，准妈妈可通过这些症状判断自己的维生素含量。

维生素种类	缺乏表现	补充方式
维生素 A	眼睛畏光、干涩、多泪、视力模糊	常食用胡萝卜、牛奶、鸡蛋等
维生素 K	出血难止、血液难凝	常吃蔬菜、鱼肉等
维生素 E	四肢乏力、易出汗、皮肤干燥、头发分叉、精神紧张	常吃绿色蔬菜、植物油等
缺维生素 D	头部多汗、牙齿易断	服用鱼肝油
维生素 C	鼻衄、牙龈肿痛、口干舌燥、容易感冒、伤口不愈合	常吃萝卜、豆芽、奇异果、橘子
维生素 B_{12}	食欲不振、记忆力不佳、精神不集中、头发稀黄、皮肤苍白	常吃动物肝脏、酵母
缺维生素 B_1	手脚发麻、气色不好、消化不良、易患脚气病和多发性神经炎	常吃粗粮、番茄、花生等
缺维生素 B_2	口、唇、舌、眼、皮肤容易发炎	常吃小米、花生、豆类、肉类、蛋类等
缺维生素 B_6	肌肉容易痉挛、外伤伤口难愈合、妊娠恶心过度	服用维生素 B_6 片剂

对照之后，准妈妈若觉得自己缺少某种营养素，不能盲目补充，因为某些疾病也会导致身体出现相似的症状。如果随意补充，会导致某种营养元素的过量，反而对身体造成伤害。应该询问医生的意见，再决定是否补充营养。

第三章
孕中期,最惬意的"幸孕"时光

优生要点:孕期按摩要避开哪些穴位

按摩能减轻准妈妈的妊娠不适,使准妈妈放松身心,并且没有副作用,是很好的保健方式。但要注意的是,准妈妈妊娠期间有些穴位需要避开,否则会加重准妈妈的不适。

避开合谷穴。按压虎口处的合谷穴会促进催产素的分泌,具有催产作用,引起早产。肩井穴也不适合按摩。肩井穴位于肩上大椎与锁骨肩峰端的连线中点。过度刺激容易使人休克,对胎儿不利。乳房、大腿内侧容易引起子宫收缩,因此也不要加以刺激。另外,准妈妈若需要接受针灸治疗,务必先告知医师你已怀孕。

按摩时,应该先轻后重,活动范围由小到大,活动速度也要先慢后快,以免力道不对造成疼痛。同时,要经常观察身体的反应,若出现不良反应要立刻停止按摩。

第27周,难熬的腰酸背痛期

宝宝在发育

胎宝宝目前的体重大概900克,身长35厘米,"小房子"对他来说有些拥挤了。大脑持续快速发育,胎宝宝能自主控制肢体的活动,听觉神经系统已发育完全,肺部组织未发育成熟,但持续的呼吸锻炼会不断加强胎宝宝的肺部功能。

大多数胎宝宝此时不仅长出了头发,还有了长长的睫毛,睡眠周期变得有规律起来。如果是男孩,他的睾丸尚未降下来,如果是女孩则已经可以看到突起的小阴唇。

胎宝宝的体重和身高目前正平稳地增长,当你感觉到胎儿在肚子里运动时,大多数情况是他在打嗝。

孕妈妈的变化

准妈妈现在的体重大约增长6.5千克,子宫底高度达到肚脐上方7厘米,腰酸背痛的感觉变得更明显。背部疼痛是孕期的常见问题,更多的准妈妈还会经历骨盆区疼痛,建议你可以找到适合的姿势,或躺或坐,能缓解身体的疼痛。

幸孕饮食:宵夜这样吃才健康

准妈妈吃宵夜要选择正确的时间和方法,否则会影响睡眠质量,还会导致肥胖,增加产后恢复的难度。所以,准妈妈一定要吃健康的宵夜,正确地吃宵夜。

1. 睡前不要吃宵夜 临睡前一刻忽然觉得想吃点什么,准妈妈要分清楚是因为肚子饿,还是只是一种习惯。如果只是一种习惯,建议最好改正这个恶习,否则产后你会发现自己的"游泳圈"很难消除。

2. 选择易消化、低脂肪食物 准妈妈在宵夜食谱上,最好把全脂牛奶改为脱脂奶。因为不管是全脂、低脂或脱脂奶,所含的营养素并无差异,主要差别只是脂肪量而已。全脂奶粉的脂肪含量比较高,乳品较香浓,而脱脂奶因为脂肪含量少,口感不香醇。再加上乳脂肪主要是饱和脂肪酸,较不健康,故仍建议挑选低脂或脱脂乳品为好。

另外,水果、五谷杂粮面包、燕麦片、豆浆、低脂奶、低脂酸奶等也是比较健康的宵夜选项,不要选择油炸、高热量的食物作宵夜。

优生要点:预防孕晚期流产

孕晚期时,准妈妈因身体原因如宫颈松弛或感染、胎膜过早破裂、子宫颈感染、阴道感染、性病及其他感染、高血压、糖尿病、凝血机能异常、胎儿先天畸形等,有可能导致先兆流产。以目前的医疗设备及技术来说,孕25~26周时,宝宝脱离母体可以存活,但未来的健康发育会受到影响。

流产的征兆：

下腹疼痛。下腹部有类似月经来潮前的闷痛、规则的子宫收缩及肚子变硬，每小时6次或更多次的收缩，每一次持续至少40秒。这类阵痛可能会很痛，也可能感觉不明显。

持续背酸。持续性的下背腰酸、阴道分泌物变多，或夹带红色血丝、破水或出血、肠绞痛或不停腹泻等。

分泌物有异。分泌物增加，有水状或血状的阴道分泌物。

若出现以上征兆，不论发生的时间或者轻重与否，建议准妈妈都要提早就医，给医生留出充裕的准备时间，进而降低流产的风险。

当然，有50%的流产原因是由于胚胎发育不健全产生自然流产，因为这些受精卵由于染色体异常或受精卵本身有问题，发育到某种程度可能会产生萎缩，从而导致死胎或流产。因此，即使遭遇晚期流产，孕爸妈也不要过于悲伤和自责，这也是人类进化机制的一种优胜劣汰现象，总比生下一个畸形儿要万幸得多。

第28周，每隔2周做1次产检

宝宝在发育

胎宝宝的内脏系统已经发育完全，几乎接近成人，各项器官和神经的功能虽然未完全发育成熟，但若此时出生，依靠医疗设备的帮助，他也能健康地存活下来。这周开始，准妈妈每2周要做1次产检，为了宝宝的健康，辛苦一点也值得。

胎宝宝开始表现出性格差异，有的爱动，有的则比较安静，他们会依照自己的喜好进行活动。睡眠规律基本养成，胎宝宝的眼睛可以睁开和闭合了，睡觉的时候他还会做梦呢！另外，准妈妈的肚皮随着胎儿的长大，会变得更薄，胎宝宝在肚子里活动的时候，能隔着肚皮摸到他的小胳膊小腿呢。

孕妈妈的变化

正在努力囤积脂肪的胎宝宝使准妈妈的肚子变得愈发沉重起来，你的动作会变得笨拙、迟缓，走路时呈现出一副孕妇姿态。由于身体新陈代谢消耗氧气量加大，活动后容易气喘吁吁。因为腹部变得更加沉重，如果准妈妈在休息时感觉平躺会增加呼吸紧迫感，可以采用侧卧的姿势。

多吃莴苣有助于胎儿脊椎发育

稍微有点怀孕常识的人都知道叶酸对于孕妇的重要性。孕早期（3～6周）是胎儿中枢神经系统生长发育的关键时期，胎儿神经管畸形的发生就是在怀孕的前28天内，如果在此关键时候补充叶酸，可使胎儿患神经管缺陷的危险减少50%～70%。因此，叶酸补充的最佳时间应该从准备怀孕前3个月至整个孕早期。

美国波士顿大学遗传学中心博士，对二万多名准妈妈参加的历时3年的一项研究表明，在妊娠头6周服用含有叶酸的多种维生素的妇女，可使婴儿患所谓神经管缺陷的危险减少50%～70%。朱伦斯基博士指出，这项研究是同类研究中最肯定的研究成果。研究人员发现，在妊娠前后从未服用过含叶酸多种维生素的妇女，或者，只在妊娠前服用过多种维生素的妇女中，其所生的婴儿神经管缺陷率为3.5%。但是在妊娠头6周服用过含叶酸的多种维生素的妇女，婴儿神经管缺陷率只有0.9%。据观察，进入妊娠期7周后，用多种维生素就没有什么益处了，但可以肯定的是，多种维生素中的叶酸是起了保护作用。

需要提醒准妈妈注意的是，叶酸的补充应延续到孕期结束，不可停止。因为，即使宝宝的神经系统在孕早期已经发育完成，但孕中、后期缺乏叶酸仍然会引起巨幼红细胞性贫血、先兆子痫、胎盘早剥的发生。

除了吃叶酸片，还可以通过食物补充叶酸。而在日常饮食中，莴笋就是叶酸的最好来源之一，它的茎叶中均含有大量的天然叶酸，具有很高的营养价值。鲜莴笋叶煎汤饮可治疗浮肿和腹水，莴苣子可治疗乳汁不通，莴笋嫩茎中的白色浆汁还具有催眠的作用。所以说，莴笋是一种营养价值很高的食物，甚至有人说它"浑身都是宝"也不为过。

莴苣中有天生的叶酸，准妈妈在妊娠期多吃莴苣，无疑有助于胎宝宝脊髓的正常形成。

优生要点：准妈妈这样化妆

为了宝宝的健康，职场准妈妈最好放弃彩妆，但这并不是说孕妇完全不可以化妆，只是需要注意一些细节。一起来看看准妈妈该如何做到安全化妆吧。

1. 使用隔离霜 使用隔离霜是孕期化妆的重要一步。隔离霜可以保持底妆的持久，隔离空气粉尘等，能保护皮肤并改变肌肤质地，能保护准妈妈的肌肤避免阳光和雾霾的伤害。当然，选择孕妇专用的隔离霜是最安全健康的。

2. 粉底是关键 孕妇专用粉底是孕期化妆的核心，孕妇粉底是专为准妈妈设计的，没有添加重金属、色素、香精等对胎儿有害的物质，能明显改善孕妇的肤色与肤质，遮瑕修颜，是打造成功裸妆的关键。

3. 不用颜色鲜艳的口红 专家指出，如果可以的话，孕期彩妆最好要避免唇妆的部分，因为准妈妈是不能涂口红的。那么你可以选用普通的透明润唇膏加以修饰，还可以防止秋冬季节唇部干裂。

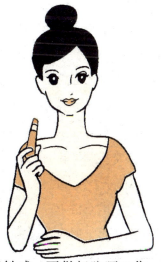

使用化妆品后，还要注意卸妆，一定要把皮肤上残留的化妆品清洗彻底。另外，准妈妈的脸上出现的妊娠斑是正常的生理现象，不必用化妆品去除，因为很多祛斑霜都含有铅、汞等化学物质以及某些激素，长期使用会影响胎儿发育，有发生畸胎的可能。

最后，还要提醒准妈妈，孕期皮肤对紫外线很敏感，要做好防晒工作，即使在秋冬季节也要涂抹无刺激性的防晒霜，出门最好带上遮阳伞。

本月胎教课堂

妈妈多动脑,宝宝更聪明

准妈妈在孕期保持旺盛的求知欲,就可以使胎宝宝不断接受刺激,有利于胎宝宝脑神经和脑细胞的发育。可以这么说,准妈妈的思想活动对胎宝宝大脑发育的影响非常大;准妈妈勤于动脑,胎宝宝会更聪明;准妈妈疏于动脑,胎宝宝也会跟着懒。

但在怀孕期间,激素的变化和身体的沉重会让准妈妈时常感觉劳累,从而容易犯懒,有时间就想睡觉,不喜欢玩这些游戏。建议准妈妈可以挑一些平缓不刺激的动脑游戏,如拼图、拼板、魔方、九连环、积木、数独、猜谜、脑筋急转弯等。平时多收集一些这样的玩具、玩法,当然也可以动员准爸爸一起收集。另外,也可以跟准爸爸玩跳棋、五子棋等。

玩游戏也是缓解疲劳很好的途径,玩着玩着就不那么疲倦了。在职准妈妈平时工作消耗脑力较多,胎宝宝也可同步得到锻炼,业余训练可以少一些。专心在家养胎的准妈妈则一定要多做脑力练习,别让胎宝宝养成懒得动脑的习惯。

锻炼逻辑推算能力的九宫格 九宫格又叫做数独,是一种古老的游戏,近年来焕发了新的生机,几乎风靡全球。数独的意思是"只出现一次的数字"。在一个大九宫格上,画着9个小九宫格。在大九宫格的每行每列、每个小九宫格的空格中,只能有1到9这9个数字,每个数字都不能重复出现。其规则虽简单,但变化无穷,可以充分调动玩家的逻辑推理能力。准妈妈玩九宫格,对胎宝宝智力发育可产生良性刺激。九宫格还有一个迷人之处,就是可以给人巨大的满足感,能让准妈妈更自信、更愉悦。

九宫格非常好找,有专门的书,也有很多报纸每天都有新的九宫格游戏刊登。但是要提醒一点,九宫格容易上瘾,让人玩得忘乎所以、废寝忘食,

第三章
孕中期，最惬意的"幸孕"时光

这不符合准妈妈的生活规律，建议一定要克制。每天能做出一个就是很不错了；如果实在做不出来，下次继续，千万不可任性。

选择合适的胎教故事书

有些准妈妈会为找合适的胎教书犯愁，其实很多书都是合适的胎教书。比如市面上常见的幼儿画册，不仅色彩丰富、富于幻想，语言也多为儿语，能唤起准妈妈的幻想，给准妈妈以幸福感和希望。准妈妈在给胎宝宝讲自己小时候听的故事时肯定充满感情，胎宝宝也会更认真地听，用心感受。

1. 讲故事与编故事 准妈妈在朗读的同时，可以使故事内容在自己的头脑里形成一个个具体的形象，以便更加具体地传递给胎宝宝。也就是说，故事必须是经过你的人脑，是你消化了的故事再讲给他，不带任何感情地依照原文念给他听的效果并不好。

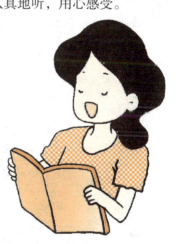

还有个有趣的办法，就是你编一个与胎宝宝有关的故事，让"他"参与，胎宝宝一直希望受到关注，如果故事的主人公是这个小家伙，他当然更开心了。

2. 给胎宝宝读故事的注意事项

❶为了让母亲的感觉与思考能和胎儿达到最充分的交流，最好是保持平静的心境并保持注意力的集中。

❷在念故事前，最好先将故事的内容在脑海中形成影像，以便比较生动地传达给胎儿。

❸如果没有太多的时间，只能匆匆地念故事给胎儿听，至少也要选择一页图画仔细地告诉胎儿，尽量将书画上的内容"视觉化"地传达给胎儿。视觉化"就是指将鲜明的图画、单字、影像印在脑海中的行为。研究发现，每天进行视觉化的行为，会逐渐增强将讯息传达给胎儿的能力。

❹在选择胎教书籍时，不要有先入为主的观念，自以为宝贝会喜欢什么书籍，尽量广泛阅读各类书籍。

胎教诗歌欣赏

白扣儿蓝扣儿
白扣儿,蓝扣儿,
小妞妞,捡扣扣,
小豆豆,丢扣扣,
妞妞拾颗银扣扣,
要给豆豆钉扣扣。

小蚂蚁
小蚂蚁,小蚂蚁,
见面碰碰小胡须。
你碰我,我碰你,
报告一个好消息:
大家团结力量大,
快快去抬一粒米。

买鸭梨
黄毛丫头去赶集,
买个萝卜当鸭梨,
咬一口,怪辣的,
谁叫黄毛丫头挑大的。

小池
泉眼无声惜细流,树荫照水爱晴柔。
小荷才露尖尖角,早有蜻蜓立上头。

春晓
春眠不觉晓,处处闻啼鸟。
夜来风雨声,花落知多少?

梅花
墙角数枝梅,凌寒独自开。
遥知不是雪,为有暗香来。

夜宿山寺
危楼高百尺,手可摘星辰。
不敢高声语,恐惊天上人。

江上渔者
江上往来人,但爱鲈鱼美。
君看一叶舟,出没风波里。

第三章 孕中期,最惬意的"幸孕"时光

孕7月营养食谱

墨鱼排骨汤

食材: 墨鱼干1只,鲜虾6~8只,排骨300克,姜丝、盐各适量,陶瓷炖罐、煲汤砂锅备用。

做法: ①锅中放入水,加入几丝姜,再放入洗净的排骨汆烫去血水后备用。②墨鱼干用剪刀剪成1厘米宽左右的条状,放入水中浸泡半小时;注意墨鱼骨也不要扔掉。③炖锅中放入1000毫升左右的水,同时加入排骨、墨鱼骨和墨鱼干。开大火煮至沸腾后转小火慢炖2小时。④最后放入鲜虾(如果是虾干跟墨鱼同时放),继续炖煮20分钟,加盐调味即可。

营养解析:

滋阴凉补的墨鱼与排骨搭配,又滋补又丝毫不油腻,适合孕妇食用。

茄汁豆腐

食材: 老豆腐250克,瘦肉50克、葱末、姜末、番茄酱、干生粉各适量,料酒、盐、鸡精各适量。

做法: ①豆腐切成小方块,用小勺挖去中心。②瘦肉切碎,放入姜末、葱末、盐、料酒、鸡精搅拌均匀。③豆腐小孔中撒少许干生粉,用勺子把肉末塞入被挖去中心的豆腐中,压实,蒸10分钟。④番茄酱加与番茄酱等量的水,搅拌均匀。倒入锅内,小火加热。再放入少量盐和鸡精,搅拌成黏稠的糊状即可。⑤豆腐摆盘,浇上番茄酱即可享用。

营养解析:

豆腐性凉,味甘;归脾、胃、大肠经。能补脾益胃,清热润燥,利小便,解热毒。豆腐营养丰富,有"植物肉"之称。豆腐作为食药兼备的食品,具有益气、补虚等多方面的功能。

花生猪脚汤

食材: 小个猪后蹄2个,干陈皮15克,花生仁80克,红豆和黑豆共计60克,葱白2段,姜片5~6片,香叶2片,香葱花、盐和味精各适量。

做法: ①将猪蹄洗净,剁成块,用开水飞水,然后再用温水冲干净浮沫;将花生仁、黑豆、红豆提前浸泡1夜,冲洗干净备用。②将上述食材放入砂锅中,加温水2~3升,然后放入

葱白、姜片、香叶，用中大火煲开，改用小火继续煲 1.5 小时，出锅前加盐、味精调味，撒上香葱花即可。

营养解析：

孕妈妈还有体质虚弱的人群，适合喝这道汤，有和中、益气之功效。

粟米丸子

食材：粟米粉 200 克。

做法：①将粟米粉淋湿掺水，揉成滋润的粉团，再用手搓成长条，分成梧桐子大小的丸子，放入一个洗净的盘中，待用。②把煮锅刷洗干净，置于火上，加入清水适量，锅加盖，用旺火煮沸，掀锅盖，将丸子下入锅内，小火煮至丸子逐个浮在水面后 3~4 分钟，即成。

营养解析：

丸子软糯、清淡。滋阴养胃，清热止呕，适用于妊娠呕吐。

砂仁蒸鲫鱼

食材：新鲜鲫鱼 1 条（约 250 克）、砂仁、味精各 3 克，生姜 6 克，葱 1 根，花生油 20 克，淀粉、精盐、料酒各适量。

做法：①将鲫鱼去鳞、鳃，开肚去内脏，用清水洗净，沥干水分，待用。②把葱去皮，清洗干净，切成段；生姜去皮，洗净，切成丝；砂仁洗净，沥干，研成末。③把花生油、盐和砂仁拌匀纳入鱼腹，用淀粉封住刀口，把葱段、姜丝铺在鱼身上，放入料酒、味精，用碗盖严，隔水蒸熟即成。

营养解析：

鲫鱼俗称鲫瓜子，肉味鲜美，肉质细嫩，极为可口。鲫鱼营养价值极高，并且营养素全面，含糖分多，脂肪少，适合孕妇食用。

鸭血豆腐汤

食材：鸭血 50 克，豆腐 100 克，香菜、上汤、醋、精盐、淀粉、胡椒粉各适量。

做法：①鸭血、豆腐切丝，放入煮开的上汤中炖熟。②加醋、盐、胡椒粉调味，以淀粉勾薄芡，最后洒上香菜叶。

营养解析：

豆腐是补钙高手，鸭血能满足孕妈咪对铁质的需要。酸辣口味不仅能调动妈咪的胃口，还能促进钙质的吸收。

第四章

孕晚期，进入分娩倒计时

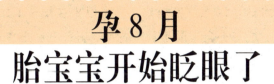

孕8月
胎宝宝开始眨眼了

第29周，胎宝宝的第一次眨眼

宝宝在发育

孕29周，胎宝宝与你见面的距离又拉近了一些，同时小宝贝也在为与你的见面做着紧张又忙碌的准备。身体的各个器官组织不断完善，大脑和四肢的发育仍然在进步。

因为大脑的发育更加完善，胎宝宝的感官更加敏感。这个阶段，他可以对光线的刺激做出反应，并且开始第一次眨眼。脂肪的囤积已经差不多了，这时的胎宝宝皮肤变得光滑又饱满，看上去很可爱了呢！

同时，大量的脑神经细胞的形成使得胎宝宝的头部比身体其他部位更重，因此在孕晚期胎儿会改变姿势变成头朝下。这时，胎宝宝的体重大约1300克，身长在26～27厘米之间，如果加上腿长，身长大约已有43厘米了。

孕妈妈的变化

由于胎宝宝体重的增加，准妈妈会觉得更加疲倦，腰腿痛也会更明显，长时间站立会增加背部肌肉的负担，造成腰肌疲劳而发生腰背痛，故应避免久站。卧床休息太久可能会出现头晕、心慌、出汗等症状，这时只要改换左侧卧位就可缓解了。这周你大概增重了7.2千克，子宫高度在肚脐上方10厘米左右。

准妈妈有时可能会觉得肚子一阵阵地发硬，不要太担心，这是假宫缩，是这个阶段的正常现象。要注意多休息，可以做一些运动有助于顺产。动作轻缓的体操很适合这个时期的准妈妈，你可以坐在垫子上屈伸双腿、平躺、轻轻扭动骨盆等。这些都会有助于舒缓背部、臀部和腿部疼痛，并促进产后快速恢复体力。

孕孕饮食：高钙食物有利于宝宝发育

孕8月，胎宝宝的骨骼和神经系统几乎发育完全，皮下脂肪开始出现，胎毛退化，皮肤角化。此时，准妈妈需要补充大量蛋白质、钙、铁及其他营养素。有些准妈妈在这段时期经常出现腿抽筋，腰、腿和全身酸痛，牙齿松动等现象，这是宝宝在通过胎盘吸取营养。因此，建议准妈妈们在膳食中注意营养均衡，采用高钙、高铁饮食，钙含量较高的有虾米皮、动物内脏、奶制品、豆制品等，还可以在专业医师的指导下，适量服用一些钙片和维生素D制剂。

补充钙的同时，准妈妈还要减少盐分的摄入，以预防水肿。那么怎样做到减少食盐，又不影响食欲，保证营养的摄入呢？可以参考以下几点建议：

❶炒菜时不要先放盐，等菜熟后把盐拌进菜里面，能减少盐的食用量。

❷多吃味道比较强烈的蔬果，比如山楂、橘子、茼蒿、韭菜等，用食物本身的味道刺激食欲。

❸烹饪时，多注意菜品的色、香，弥补味道的不足。

❹改变烹饪方式，可以多做些肉汤，大量的氨基酸能刺激食欲。

优生要点：正确识别假性宫缩

假性宫缩是一种偶发的子宫收缩，类似于临产前的宫缩，但又不是真正的宫缩。感觉敏锐的准妈妈在孕后期的时候能感觉到，但也有些准妈妈直到分娩都不会感觉到异常。实际上，假性宫缩在孕6月的时候就开始出现，所以，当假性宫缩出现的时候，准妈妈不必紧张，就当做分娩前的练习好了。

出现假性宫缩时，会出现肚子发硬、发紧，并且会有类似月经来时的疼痛感，或者没有任何疼痛感。假性宫缩的时间没有规律，1小时1次或10多分钟1次都有可能。并且，每次宫缩持续的时间也不一致，几秒钟到几分钟都是有可能的。

此外，准妈妈若长时间保持同一个姿势太久也会引起假性宫缩，这是身体在向你发出警报。所以出现假性宫缩时，你可以换个姿势或者是休息一下。

不过，准妈妈需要注意的是，假性宫缩与早产的初期宫缩症状有些相似。为了安全起见，当出现以下症状时，准妈妈一定要及时就医检查。

❶在1个小时之内出现4次或4次以上的宫缩，频繁而有规律，并伴有疼痛。不过，当宫缩频繁规律，即使没有疼痛感，也要及时上医院。

❷阴道有出血现象或者是分泌物异常。无论分泌物变稀、变黏稠或者是带血，即使只有稍微有点血丝或是粉红色，也要去看医生。

❸腹部有下坠感。这种下坠感就像胎宝宝在用力往下推一样，同时后腰有疼痛的感觉。孕期腰背酸痛较轻的准妈妈能更明显地感觉到。

第30周，胎宝宝的内脏开始工作了

宝宝在发育

孕30周，胎宝宝的体重大约为1500克，从头到脚长约44厘米。如果是男宝宝，他的睾丸正向阴囊下降；如果是女宝宝，她的阴蒂会变得很明显，等出生前后的那几周，她的小阴唇会发育完全覆盖住阴蒂。胎宝宝头部还在增大，大脑和神经系统的发育更加完善，视觉神经网不断扩大，大脑颅骨外推。此时的胎宝宝能对声音做出反应，听到准妈妈的声音时，注意力会变得集中。

胎宝宝的内脏现在已经发育完全，肠、胃、肾都已经可以开始工作，免疫系统也在构建，只是肺部的发育还有所欠缺。现在的胎宝宝还能模糊地看到子宫的景象，能辨认和跟踪光源。充足的羊水包裹着他，还有一定的运动空间，准妈妈不必担心胎宝宝的胎位出现问题。

孕妈妈的变化

第30周，膨胀的子宫上升到了横膈膜，子宫底约在肚脐上方10厘米处，宫高约30厘米。这时的准妈妈会觉得身体越来越笨拙、沉重，胃口也变差了，用餐的时候吃不了几口就饱了。部分准妈妈还会出现妊娠高血压综合征、静脉曲张等症状，准妈妈若有不适一定要及时就医。

到了孕晚期，准妈妈的阴道分泌物会增加，日常生活中要注意保持外阴清洁卫生。催乳素数上升，乳房开始分泌初乳，但也有些准妈妈还要再过一段时间才会出现这种状况。腹部的皮肤已经撑大并且变得松弛，所以准妈妈在休息后起床的时候，动作要尽量放慢。

幸孕饮食：吃海鲜缓解孕期抑郁

国外一项最新的研究显示：海鲜能缓解孕期抑郁症。英国布里斯托尔大学的基恩·戈丁博士及其同事发现，从海鲜中摄入 ω-3 脂肪酸过低，与孕期抑郁症状加重关系密切。研究人员调查了9960名英国妇女。在怀孕第32周，这些妇女接受问卷调查，内容涉及她们每周吃海鲜的多少及其情绪变化情况。

调查结果发现，与不吃海鲜的孕妇相比，每周吃3次海鲜的准妈妈发生孕期抑郁的概率会减少一半。这主要是因为海鲜富含 ω-3 脂肪酸，海鱼或海产品中含有的维生素D也会缓解抑郁症。ω-3 脂肪酸是一种人体无法合成的物质，需要从食物中摄取。

准妈妈可以每天食用2克精制亚麻油或者300克海鲜，比如鱼肉、海鲜、鱼油、海藻等，便可以满足身体的需求量。如果你连续2周或者更长一段时间内，出现以下几种症状中的2种或更多，则表示有患孕期抑郁症的倾向，准妈妈需要警惕对待。

❶注意力不能集中，容易感到焦虑或易怒。
❷睡眠质量下降，非常容易疲劳，或有持续的疲劳感。
❸食欲旺盛或毫无食欲，或对什么都不感兴趣。
❹精神不振，持续的情绪低落，常常想哭或喜怒无常。

第四章 孕晚期，进入分娩倒计时

优生要点：什么是胎心监护

孕晚期开始，准妈妈的产检比以前更频繁，需要每 2 周去一趟医院。产检的常规内容没有明显变化，比较重要的是骨盆测量和胎心监护。

1. 骨盆监测 骨盆测量结果是确定准妈妈能否自然分娩的一个重要参考内容，主要测量骨盆内径和骨盆出口。如果出口过小，胎头无法顺利娩出，容易造成胎宝宝宫内窘迫，严重时危害母婴安全。此时可听医生建议，在 37 周时估计宝宝的大小，来决定是否剖宫产。

2. 胎心监护 胎心监护是检测胎宝宝是否缺氧的一种方法，如果胎儿出现异常就能及时发现。胎心监护的监测时间为 20 分钟。如果 20 分钟内胎动次数超过 3 次，每次胎动时胎心每分钟加速超过 15 次，说明胎宝宝在子宫内暂时无明显异常，监护报告就会显示 NST（+）。如果报告显示 NST（-），医生会做出相应的处理，有可能需要延长监测时间。

3. 产检注意事项 骨盆测量和胎心监护时有轻微的不适，准妈妈要注意配合。可以做几个深呼吸，放松腹部肌肉。太过紧张会导致腹部肌肉无法放松，增加产检难度，测量时间会延长，反而会增加准妈妈的痛苦。

胎心监护需要在胎宝宝有胎动的时候做，所以准妈妈需要提前了解胎宝宝的胎动规律，把握胎动出现的时间，选一个胎宝宝活动频繁的时段去做，会更顺利。另外，如果胎宝宝不配合，不出现胎动，准妈妈可以轻轻晃动一下或轻拍腹部，唤醒胎宝宝，以便完成监测。

第 31 周，连呼吸都变得费力

宝宝在发育

进入孕 31 周，因为胎宝宝体重的增加，子宫空间变小，胎动的频率会减少。此时，胎宝宝的体重约 1.6 千克，肺部和消化系统的发育已基本完成，能做到自主呼吸了，这是胎宝宝发育的重要一步。

这周，胎宝宝大脑对肢体的控制力更强了，能熟练地转动头部，追逐外界的光源。眼睛的闭合、睁开也更加熟练了，手指甲和脚趾甲也发育完整，皮下脂肪继续增加，皮肤变得更饱满。

一些研究认为，准妈妈在光线明亮的环境下有规律地袒露腹部，可以刺激胎宝宝的视觉发育。但这并不表示可以让胎儿一生下来就能看清东西，新生儿最远只能看清20～30厘米远的画面。

孕妈妈的变化

这周，准妈妈最明显的变化是觉得呼吸越发困难了，而且吃下食物后会经常觉得胃不舒服，这是子宫底的不断升高造成的。再坚持几周，等胎儿头部下降进入骨盆后，这种喘不上气来的感觉就会得到改善。

晚上休息的时候，准妈妈可以把枕头垫高一些，能缓解这种不适。

另外，准妈妈现在挺着大肚子，起、卧、翻身都很困难，可以在睡前请准爸爸帮忙，轻柔地按摩小腿、脚和背部，帮助肌肉放松。

这一周的产检内容有测血压，称体重，测量宫高、腹围，胎心监护等。主要关注胎儿的发育情况、羊水量、胎盘位置、胎盘成熟度及胎儿有无畸形，了解胎儿发育程度。

幸孕饮食：几种容易引发早产的食物

准妈妈的子宫已经膨胀到一定程度，最好避免一切会刺激子宫运动的食物，以免引起早产。一起来看看有哪些容易引发意外的食物，以避免误食而导致意外。

❶有活血化瘀功效的食物可以加快血液循环速度，不利于胎宝宝的稳定，要少吃。这类食物有黑木耳、大闸蟹、甲鱼等。

❷性质滑利的食品，如薏苡仁、马齿苋，这类食品可以刺激子宫肌，使子宫产生明显的兴奋反应。而且薏苡仁会影响体内雌激素水平，不利于胎宝宝稳定，所以必须少吃。

❸过量食用山楂可以引起明显的子宫收缩,导致早产,所以山楂不能吃太多。

❹木瓜含有雌激素,容易扰乱体内激素水平。尤其是青木瓜,吃多了容易导致早产,尽量不吃。

❺含维生素A的食物要控制量,这会导致早产和胎儿发育不健全,猪肝含极丰富的维生素A,忌过量进食。

❻杏子味酸性大热,且有滑胎作用,因此准妈妈要少吃杏子和杏仁。

优生要点:孕晚期应减少性生活

进入孕晚期,准爸妈的性生活应该有所减少。孕8月后,准妈妈的子宫几乎完全膨胀,很容易因刺激而发生强烈收缩,导致早产或者胎膜早破。胎膜早破后,发生宫内感染和羊水过少的概率会增高,这对胎宝宝来说是很大的威胁。此时虽然不必完全禁止性生活,但要避免机械性的强烈刺激,避免刺激敏感部位,还要做好避孕措施减少感染概率。

另外,准妈妈此时身体沉重,缺乏性趣,性生活的时间也需缩短。到了孕10月,胎儿已经成熟。为了迎接胎儿的到来,准妈妈的子宫已经下降,子宫口逐渐张开,性交时被羊水感染的可能性增加。

孕晚期性生活还要注意以下几点:

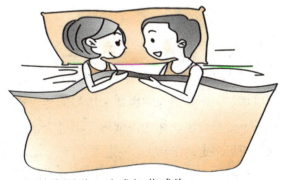

❶孕期阴道分泌物增多,抵抗力下降,性交前,夫妻双方应清洁外阴,保持卫生。

❷性交前的密切接触阶段,丈夫可以抚摸刺激阴蒂、阴唇,但不要将手指伸入阴道,以免损伤阴道,造成细菌感染。

❸性交时间、强度要适当,动作要和缓,避免过强刺激。

❹妊娠晚期性生活会造成胎膜早破,所以最好采取不压迫腹部的姿势。

第32周，准妈妈需要适当的运动

宝宝在发育

孕32周，胎宝宝体重约1.8千克，内脏器官发育逐渐成熟，肺和胃肠功能已接近成人。生殖器的发育也即将成熟，如果是男宝宝，他的睾丸可能已经从腹腔进入阴囊，但是也有可能在出生后当天才进入阴囊；如果是女宝宝，她的大阴唇明显隆起，并左右紧贴。

这周是胎宝宝神经系统发育的重要时期，神经通路开始活动，神经冲动能更快地传递，因此胎宝宝的意识越来越清晰，并且能区分白天和夜晚了。虽然此时他的皮下脂肪已经很丰富，但胎宝宝的体重仍然会继续增长直到出生。虽然胎宝宝还在练习睁眼、闭眼，但实际上他每天90%~95%的时间都在睡觉。另外，胎宝宝的头位开始下降，他在为即将到来的出生做准备呢。

孕妈妈的变化

第32周，准妈妈的体重已经增加了8.5千克，并且还会以每周500克的速度增加。不断增大的腹部和增加的体重会让你的行动变得迟缓，身体各部位的不适感会也让你变得慵懒，不过为了顺利分娩，准妈妈应该要多做些运动，饭后多走动走动。

此时，准妈妈的子宫几乎没有多余的空间给胎宝宝活动，增大的子宫压迫下腔静脉，阻碍下肢静脉的血液回流，长时间站立不仅会增加身体的痛苦，还容易出现下肢静脉或会阴静脉曲张。准妈妈此时应该避免长时间的站立和久坐。

第四章 孕晚期，进入分娩倒计时

幸孕饮食：别被"孕期饮食表"误导

网络上的各种"怀孕怎么吃""孕期饮食营养表"会给准妈妈造成困扰，甚至误导孕妇。每个人的体质不一样，需要的营养元素也不一样，适合别人的，不一定适合你。有的准妈妈盲目跟随网络上的信息，反而导致出现不良反应，有的干脆不管不顾，导致宝宝营养不佳。

准妈妈应该了解到，网上的信息可以用来参考，你可以用它来了解哪些食物可以为你提供更好的营养物质，让你更健康。但不能生搬硬套，一定要经过筛选，选择适合自己体质的饮食方式。

传统的观念认为，准妈妈在孕期时，即使是自己不爱吃的食物也要考虑胎儿的健康，强迫自己吃下去。但从某种角度来说，如果某种食物吃了会产生严重的过敏或副作用，或者根本不符合自己的胃口，那就不要勉强自己。准妈妈仍然可以准备自己喜欢的健康食品，为自己的身体和宝宝提供全面的营养。

优生要点：胎位不正怎么办

孕28周到36周之间，每2周要进行1次产检。产检的常规项目包括血压、宫底高度、胎心率、胎位等。本周关注的重点是胎宝宝的胎位是否正常。

胎位检查是查看胎儿在母体子宫内的位置。胎儿出生前在子宫里的姿势非常重要，医学上把胎位作为分娩方式的选择依据之一。胎位不正会给分娩带来不同程度的困难和危险，适时发现胎儿不正，有利于早期纠正，对难产的预防有着重要的意义。最佳胎位调整时间为孕30～32周。

正常的胎位 正常的胎位是胎头俯曲，也叫头位，分娩时头部最先伸入骨盆，这样分娩过程最顺利。但是胎宝宝不是都这么乖的，有的头部仰伸，有的是臀部在下，有的甚至是横位或者斜位，分娩时很难通过产道，容易发生难产。在这种情况下，可以遵循医生建议，在必要的时候选择剖宫产。

如果出现胎位不正，准妈妈也不必惊慌。定期做好产前检查，尽可能弄清引起胎位不正的原因，如骨盆狭窄、子宫畸形、胎盘异常、多胎等，了解能否纠正及纠正方法，按医生的指导去做，也能安全度过分娩。

准妈妈也可以通过某些肢体动作来纠正胎位，比如膝胸卧位纠正法。其做法是：在硬板床上，胸膝着床，臀部抬高，大腿和床垂直，胸部要尽量接近床面，注意做前要空腹、松开裤带。每天早、晚各 1 次，每次做 15 分钟，连续做 1 周，每周检查 1 次看胎位是否转正。

本月胎教课堂

宝宝能明显感受到胎教

科学研究结果表明，从孕 7 月开始，胎宝宝开始对胎教做出明显回应，此时能够观察到的胎动还很少，但到了孕 8 月和孕 9 月初期就越来越多了，很多胎宝宝在胎教刺激下都有心率加快的现象。

以音乐胎教为例。孕早期一直到孕 23 周，听音乐时，只有在妈妈情绪发生变化的时候，胎宝宝才会有所反应，表现出激烈的胎动，妈妈情绪平稳，胎宝宝就很安静。这说明胎宝宝此时听音乐是通过准妈妈的激素变化来感知的。

但到了孕晚期，不管准妈妈喜不喜欢该乐曲，情绪有无因此而变化，胎宝宝的心率都会发生变化。有的是听音乐的时候，心搏频率上升，当音乐停下来的时候心搏频率下降；有的恰恰相反，音乐响起时心搏频率下降，音乐停止时，心搏频率上升。这可能说明了不同胎宝宝对不同音乐的感受不同。

坚持胎教训练

怀孕晚期，孕妇常常动作笨拙、行动不便，许多孕妇因此而放弃孕晚期的胎教训练，这样不仅影响前期训练对胎儿的效果，而且影响孕妇的身体与生产准备。因此，孕妇在孕晚期最好不要轻易放弃自己的运动以及对胎儿的胎教训练。

适当的运动可以给胎儿躯体和前庭感觉系统自然的刺激，可以促进胎儿的运动平衡功能。为了巩固胎儿在孕早期、孕中期对各种刺激已形成的条件反射,孕晚期更应坚持各项胎教内容。

这个时期的胎教重点是放松情绪,促进听觉、视觉发育,帮助胎儿运动,给胎儿讲画册,色彩及动物形象,动物运动和性格特点。丈夫应多陪妻子散步、做操、听音乐、看电视、会朋友、看书画展、玩轻松活泼的游戏等,以松弛压力、增加愉快。

本月的胎教内容还包括多与宝宝沟通。孕妇多与宝宝沟通,随时告诉宝宝一些身边的有趣的事情,并告诉宝宝他快要出生了。帮助胎儿运动,和胎儿一起欣赏音乐,较之前几个月胎教时间可适当延长。胎教内容可适当增加,孕妇应少食多餐,以多营养、高蛋白为主,限制动物脂肪和盐的过量摄入,多吃富含微量元素和维生素的食物,少饮水。

准爸爸要做的胎教

准爸爸参与胎教的益处:

❶准爸爸通过胎教这种方式表达自己对胎宝宝的爱,会让胎宝宝觉得很安全很幸福,不仅可以建立亲密的父子关系,也有利于形成宝宝出生后乐观自信的性格。

❷可以促进胎宝宝大脑及神经系统的生长和完善,能够促进宝宝健康成长。

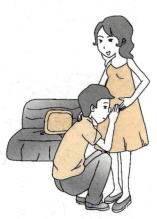

❸会让孕妈妈觉得准爸爸爱这个家,爱自己和未来的宝宝,感觉非常幸福,这种良好的心理状态,对于胎宝宝的成长发育也有很积极的作用。

❹这也是准爸爸自己减压的好方式。有些准爸爸在心理上和物质上都没有准备好作爸爸,觉得压力很大。通过参与胎教,在每一个充满温馨的细节中体会生命的美好,这会让准爸爸忘却很多烦恼,增加自己的信心。

❺尽早进入父亲角色,体会到作爸爸的责任感,会促使自己更有计划地安排以后的生活,对未来有更理性的考虑。

胎教故事：小花猫和小白兔

小花猫和小白兔是邻居，它们还是一对好朋友呢。今天它们俩可高兴了，因为它们的妈妈让它们去买东西。小花猫拿着妈妈给的钱，兴高采烈地向家的东边走去，它要去买小鱼。小白兔拿着妈妈给的钱，一蹦一蹦地向家的西边走去，它要去买大萝卜。

小花猫走着走着，花蝴蝶飞来了，多漂亮的蝴蝶啊，小花猫看了真喜欢，忍不住就伸手去抓蝴蝶，花蝴蝶你不要走，我来跟你玩，等等我。小花猫追着花蝴蝶跑远了，早把妈妈叫它买鱼的事忘得一干二净了，而且还把买鱼的钱掉到了路边的草丛里。

小花猫追着花蝴蝶越跑越远，等它跑累了停下来时，才发现手里的钱不见了，再回头一看："糟糕，这是什么地方啊？"小花猫这下可着急了，买鱼的钱丢了，还迷了路，这可怎么办？呜呜呜，小花猫急得哭了起来。

黑狗警察听到哭声，连忙过来询问原因。小花猫哭着把事情的经过告诉了它，黑狗警察听了连忙安慰小花猫："小花猫别着急，我来送你回家，以后可不能贪玩了。"小花猫点点头，跟着黑狗警察回家去。

到家门时，刚好碰到小白兔，两手空空的小花猫很惭愧。它为什么惭愧呢？哦，因为小白兔在半路时看到蜻蜓了，它也很喜欢，但它没去追，而去买萝卜了，所以小花猫看看拿着大萝卜的小白兔，难为情地低下了头。

孕8月营养食谱

奶汁烩生菜

食材：生菜、西蓝花、牛奶、上汤各适量。

做法：①把生菜、西蓝花切小，炒锅中油烧热，倒入切好的菜。②加食盐、上汤等调味，盛盘，西蓝花在中央。③煮牛奶，加一些上汤，用食盐、淀粉及味精调味，熬成稠汁，浇在菜上。

营养解析：

与一般的蔬菜制作方法相比，奶汁烩菜可有效地提高菜肴的钙含量，淡淡的奶香也更能迎合准妈妈的胃口。

第四章 孕晚期，进入分娩倒计时

银鱼豆芽

食材：银鱼20克，黄豆芽300克，鲜豌豆、胡萝卜丝各50克。

做法：①银鱼焯水、沥干，豌豆煮熟。②炒锅加底油，葱花爆香，炒黄豆芽、银鱼及胡萝卜丝。③略炒后加入煮熟的豌豆，可调成糖醋味。

营养解析：

银鱼和黄豆芽都是钙质很好的来源，而且，也无须担心这样的补钙菜肴会有太多的脂肪，对准妈妈的体重造成负担。

柿椒炒嫩玉米

食材：嫩玉米粒300克，红绿柿椒50克，花生油10克，盐2克，白糖3克，味精1克。

做法：①将玉米粒洗净；红绿柿椒去蒂去籽洗净，切成小丁。②炒锅置于火上，放入花生油，烧至七成热时，下玉米粒和盐，炒2~3分钟，加清水少许，再炒2~3分钟，放入柿椒丁翻炒片刻，再加白糖、味精翻炒，盛入盘内即成。

营养解析：

嫩玉米香甜可口，佐以柿椒，色泽美观，诱人食欲，适合孕妇食用。

冬菇油菜

食材：冬菇5克，油菜200克，植物油20克，盐15克，味精少许。

做法：①将油菜择洗干净，切成3厘米长的段，梗叶分置。②冬菇用温开水泡开去蒂。③锅置火上，放油烧热，先放油菜梗，再下油菜叶同炒几下。④放入冬菇和浸泡冬菇的汤，烧至菜梗软烂，加入盐、味精调匀即成。

营养解析：

此菜含钙、铁丰富，同时还含蛋白质、脂肪、维生素B_1、维生素B_2、维生素C及磷等营养素，孕妇常食能补充钙，防治小腿抽筋。

山药香菇鸡

食材：山药100克，鸡腿1个，胡萝卜1根，鲜香菇5朵，盐、糖、料酒、酱油各适量。

做法：①山药洗净去皮，切成片；胡萝卜去皮，切成片；香菇泡软，去蒂，打上十字花刀。②鸡腿洗净，剁成小块，沸水焯过，去除血水后沥干。③将鸡腿放锅内，加入盐、糖、料酒、酱油和水，并放入香菇同煮，用小火慢煮。④煮10分钟后，放入胡萝卜片、山药片，煮至山药片熟透后即可。

营养解析：

山药含有淀粉酶、多酚氧化酶等物质，有利于脾胃消化吸收，对准妈妈消除孕期疲劳有很好的食疗作用。

土豆烧羊肉

食材：羊腿肉、土豆、辣皮子、植物油、盐、姜、西红柿、生抽、花椒粉、胡椒粉各适量。

做法：①把羊肉切块，土豆去皮洗净，辣皮子泡泡洗净切段，西红柿洗净切小块，姜洗净切片。②热锅凉油、油热八成，下羊肉翻炒出水分出香味，加花椒粉翻炒均匀，加姜、辣皮子、生抽翻炒均匀。③加西红柿翻炒出水分，加盐翻炒均匀，加水、土豆块煮开，转小火烧到土豆熟透，大火收汁，加胡椒粉翻炒均匀即可。

营养解析：

土豆有和胃、调中、健脾、益气的作用，所含的纤维素细嫩，对胃肠黏膜无刺激作用，有解痛或减少胃酸分泌的作用。

麦芽蜜枣瘦肉汤

食材：麦芽、瘦猪肉各100克，蜜枣20克，盐适量。

做法：①麦芽用锅炒至微黄；将蜜枣洗净；瘦猪肉洗净，切成片。②将蜜枣、炒麦芽放入砂锅中，用小火煮45分钟，再将猪肉放入，转大火将猪肉煮熟。出锅前放盐调味即可。

营养解析：

麦芽含有丰富的维生素B_6、叶酸和磷脂，在一定程度上能帮助准妈妈缓解疲劳。

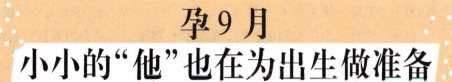

孕9月 小小的"他"也在为出生做准备

孕33周，做好"尿频"的准备

宝宝在发育

孕33周时，胎宝宝体重约2千克。胎宝宝的皮下脂肪已经增加了不少，身体变得圆润，但这并不能让胎宝宝停止增长。呼吸系统、消化系统、生殖系统的发育已近成熟。头部已开始降入骨盆，不过有些性子慢的小家伙要等到34周以后头部才开始下降。

有的胎宝宝现在长出了浓密的胎发，但因人而异，有的胎宝宝发量就比较少。不过准妈妈不必担心，现在头发少不代表以后的头发也少。胎宝宝的头骨很软，每块头骨之间留有一定空隙，这是为通过产道做准备。

孕妈妈的变化

在胎宝宝为出生做准备的同时，准妈妈全身的韧带和关节逐渐松弛，也在为迎接分娩做准备。由于胎儿的头部下降，压迫膀胱，现在准妈妈上厕所的频率会增加，有的准妈妈还会出现骨盆和耻骨联合处酸疼不适，腰痛加重。虽然感觉不太好，但这却是一个好消息，标志着胎儿在逐渐下降。

很多准妈妈在这周会发现自己的手脚出现水肿，这是因为腹部的增大压迫血管和淋巴，使血液循环和淋巴循环不畅通，造成手脚水肿。准妈妈不要因为这个原因而限制喝水，因为此时的你和宝宝都需要充足的水分。

幸孕饮食：6种蔬菜要多吃

白萝卜含丰富的维生素C和微量元素锌，有助于增强机体的免疫功能。同时，白萝卜中富含木质素和多种酶，能提高巨噬细胞的活力，具有防癌作用，提高抗病能力。

菠菜含维生素A、维生素C、大量叶绿素及丰富的铁质，能平衡内分泌功能、消除疲劳，适合贫血、孕产期的女性。但菠菜中的草酸会伤胃，食用时必须用热水焯过，而且一次食用不可过量，尤其是患有结石的人，不适合食用。

茄子含维生素B_1、维生素B_2、胡萝卜素、蛋白质、脂肪及铁、磷、钠、钙等矿物质。可散血止痛、利尿解毒，预防血管硬化及高血压，患有妊高症的女性可适量食用，帮助平稳度过孕期。

姜含挥发油脂、维生素A、维生素C、淀粉及大量纤维。有温暖、兴奋、发汗、止呕、解毒等作用，且可治伤风和感冒等。孕妇在怀孕早期出现孕吐时，可适量食姜。

菜心含维生素A、B族维生素、维生素C、矿物质、叶绿素及蛋白质。对油性皮肤、色素不平衡、暗疮及粗糙皮肤有益，是准妈妈保持皮肤美丽的秘密武器。

丝瓜含B族维生素、氨基酸、碳水化合物、蛋白质和脂肪。对筋骨酸痛很有疗效，可祛风化痰，有凉血解毒及利尿作用，对孕妇手脚水肿、腰腿疼痛都有一定功效。

优生要点：会阴按摩，为分娩做准备

会阴位于阴道和直肠之间。准妈妈在孕后期可以按摩该部位，增强肌肉韧性，减少分娩痛苦。柔软的会阴肌肉可以减少会阴侧切的概率，降低产后会阴疼痛的发生及其他与会阴损伤有关联的并发症。

1. 按摩要领

❶ 将指甲修剪光滑，洗净双手，平坐在床上，上半身斜靠靠背，将双腿屈膝打开，以类似分娩的姿势坐好。

第四章
孕晚期,进入分娩倒计时

❷在会阴周围涂抹按摩油,可以是干净的植物油或者润滑剂,也可以是宝宝润肤油。用拇指尽量深地插入阴道;伸展双腿,拇指向直肠方向稍微用力,也就是向下、向外按压会阴组织,并轻柔地使会阴口尽量伸展,伸展到感觉有轻微的烧灼和刺痛感。保持状态,直到刺痛的感觉消失。这个过程大概需要2分钟。

❸继续用拇指轻柔地前后按摩阴道。当向前运动时,将拇指勾起,并缓慢地向前拉伸阴道组织。这个动作是模仿分娩时胎宝宝的头部动作的,需做3～4分钟。最后,拇指在阴道内,食指在阴道外,前后轻柔地按摩两指之间的肌肉组织大约1分钟。

2. 注意事项

❶不必过早按摩会阴,产前1个月之前开始即可。过早按摩可能导致早产。阴部肌肉很敏感,按摩时不能太用力,否则会导致阴部肌肉出现瘀伤和刺痛。

❷按摩时不要用力按压或拉扯尿道,以免尿道口张开,发生感染。

如果担心手不够干净,可以在拇指上套一个避孕套,避免细菌进入阴道,引起感染。阴道有水肿、炎症、疱疹的准妈妈不适宜做会阴按摩。

❸如果准妈妈有过一次会阴侧切的经历,做会阴按摩时可以加强瘢痕处的按摩时间和力度。

孕34周,调整胎位的最佳时期

宝宝在发育

孕34周,胎宝宝的体重大约2.3千克,身长45厘米左右。此时的胎宝宝已经为出生做好了准备,以头朝下的姿势固定下来,部分胎宝宝的头部进入骨盆,紧挨着子宫颈口。这个阶段,胎宝宝的位置很重要,因为子宫的空间愈发狭窄,调整胎位比较困难,若胎位不正,可能会影响到分娩。

除了头部的骨骼比较柔软,胎宝宝身体的其他部位都变得更强壮了,他的皮肤也从原来的又红又皱变得光滑饱满。准妈妈不必再担心早产对宝宝造成伤害，因为孕34周胎宝宝的各项发育指标都趋向成熟，即便出现早产，99%的宝宝都能够成活。

孕妈妈的变化

孕34周，准妈妈可能会发现自己的脚、脸、手水肿得更厉害了，脚踝部更是肿得老高。不必担心，这是正常现象，更不能因此而限制水分的摄入，因为母体和胎儿都需要大量的水分。只要不发现手或脸突然严重肿胀，就没有必要紧张。部分胎儿已经下降的妈妈会觉得呼吸顺畅了很多，食欲也增加了不少。

准妈妈的体重大约增加9.3千克，现在你的肚子比怀孕前大了好多圈，体形看起来很庞大。由于腹部的不断增大，腿部负担加重，经常会出现痉挛和疼痛，有些妈妈会觉得腹部、膀胱有明显的压迫感，这也是正常的。

幸孕饮食：吃对食物，缓解孕晚期水肿

随着子宫的不断扩大，导致下半身血管受到压迫，影响到毛细血管的血液循环，所以准妈妈出现了水肿。长时间的站立、活动或持续同一姿势不变，则更容易引起水肿。因此，准妈妈可以通过调节饮食来缓解孕期水肿带来的烦恼。

1. 摄入优质蛋白质 每天要保证肉、鱼、虾、蛋、奶等动物类食物的摄入。这类食物含有丰富的优质蛋白质。贫血的准妈妈还要注意补铁，因为贫血及营养不良容易发生病理性水肿。

2. 多吃高钾蔬果 当身体的代谢率提高，水肿的现象就会得到缓解。因此，建议准妈妈多吃蔬果，尤其是高钾蔬果，因为钾有助于钠的代谢、排出。含钾的水果有小番茄、奇异果、木瓜、哈蜜瓜、香蕉、梨等，不仅水分含量高，钾离子也高。

含钾高的蔬菜有菠菜，除了富含钾离子，也可补充维生素A；空心菜亦

富含铁质；还有青花菜、草菇、金针菇等，都是属于钾离子偏高的食材。而根茎类如山药、南瓜等，也适合准妈妈食用。

3. 红豆水 红豆的钾离子含量丰富，而且还含有铁元素，有消水肿、补血的功效。但红豆的淀粉含量高，喝多了会造成体重增加，所以建议准妈妈每天喝800毫升即可。另外，尽量只喝汤，不吃红豆粒。

另外，准妈妈别因水肿而减少水分的摄入，这可能会起到反作用。因为孕期水肿是子宫压迫或摄取太多盐分造成的，与水分的摄入没有关系，所以准妈妈仍要适量喝水。

除了通过饮食减轻水肿，生活中的一些小妙招也能去水肿。

1. 平躺时把脚抬高 脚是离心脏最远的部位，因此下半身的血液很难返回心脏，容易造成水肿。准妈妈可以试着在平躺后，把脚稍稍抬高，减轻心脏的压力，使血液更容易回到心脏，水肿也就比较容易消除了。

2. 采取左侧位 准妈妈的休息时间不能少，每天应卧床休息9~10小时，中午最好能休息1小时，并采用左侧卧位，有利于消除水肿。

3. 按摩 按摩能促进血液循环，预防和减轻准妈妈的水肿。按摩时从小腿方向逐渐向上，这样才有助于血液返回心脏。睡前进行按摩，可以解除腿部酸痛，有助于睡眠。而沐浴时按摩也是个不错的选择。

优生要点：注意，别让宝宝在如厕时出生

"洗手间产子"的新闻相信大多数准妈妈都有耳闻，也许你会觉得有些夸张，难道生孩子那么容易？如果是孕晚期，如厕时"顺便"生出宝宝来也不是不可能。对于即将分娩的妈妈，虽然不用过于担心会出现如此"囧"事，但也不能不在意。

1. 尽量选择坐便器 准妈妈容易发生便秘，如果蹲的时间太长，会影响到胎儿在腹中的体位，极有可能造成宫内缺氧。所以，准妈妈应尽量选择坐便，如果实在没有选择，则要注意以下几点：

❶以半蹲的姿势用力。将腿分大点，两脚按八字分开，将肚子腾在一个

合适的方位，这样会舒服一点。

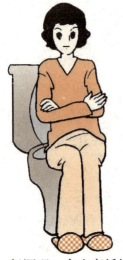

❷蹲的时间不宜过长，准妈妈在便秘的情况下，可以蹲一会儿以后稍微直起身来，调整一下姿势再继续。

❸选择支撑物缓解腿部压力。可以放一把半身高的椅子在面前，上半身趴在椅子上作为支撑，减少双腿的支撑力度。

❹如果准妈妈出现体力不支，可以借助折叠式的坐便椅，活动性比较强，干净卫生，也比较便携。

2. 便秘时，用力要悠着点 肠道与产道虽然互不干扰，但便秘时用力过猛的收缩会引起子宫收缩，所以便秘严重的准妈妈确实需要考虑这个问题。最好对日常饮食进行调理，多吃高纤维的蔬菜和水果，预防便秘，同时，如厕时尽量有家人陪同在外，一旦发现紧急情况可以及时处理。

3. 按自己的如厕习惯来 每个人的如厕习惯不一样，有的准妈妈习惯蹲坑，有的习惯坐便，如果从小都是习惯用蹲坑的，突然用坐便可能会不习惯，甚至导致便秘。同样，如果一直习惯用马桶的，蹲坑也容易累，时间久了还容易脚部发麻。另外，准妈妈外出如厕的时候，尽量选择使用蹲坑位，避免臀部与马桶的接触，降低阴道感染的风险。

孕35周，腰酸背痛，浑身不舒服

宝宝在发育

进入孕35周，胎宝宝体重大约2.5千克，身长50厘米左右。增加的脂肪让他变得圆滚滚的，这些皮下脂肪将在他出生后起到调节体温的作用。尽管胎宝宝的中枢神经系统尚未完全发育成熟，但是现在他的肺部发育已基本完成。现在，宝宝已经完成了大部分的身体发育，在接下来的几周内，他的体重还将继续增加。

本周，大多数宝宝的头转向下方，头部进入骨盆。两个肾脏已经发育完全。胎儿的听力充分发育，如果你还没有和你的胎儿说过话，那现在马上就开始吧。

孕妈妈的变化

准妈妈的体重大约增加了 11～13 千克。越来越大的胎宝宝把你的肚皮撑得越来越薄，当宝宝在腹中活动的时候，你甚至可以看到宝宝的手脚和肘部。随着胎宝宝体重的增加并逐渐下降，很多准妈妈会觉得腹坠腰酸，骨盆后部肌肉和韧带变得麻木，有一种牵拉式的疼痛，使行动变得更为艰难。

不断增大的子宫压迫膀胱，准妈妈上洗手间的次数更加频繁，而且通常会发生便秘。子宫压迫输尿管引起肾盂积水，所以，准妈妈注意不要憋尿。骨盆和耻骨联合处的肌肉和韧带还在继续变松弛，全身的关节和韧带也都开始变得松弛，外阴也变得柔软而肿胀，都是为分娩准备的。

幸孕饮食：吃这几种蔬菜，预防妊娠糖尿病

最新的研究证明，准妈妈每天摄入一定量的蔬菜，宝宝出生后患Ⅰ型糖尿病的可能性会降低，准妈妈的身体也会变得更健康。因此怀孕期间多吃蔬菜是很重要的。

1. 蔬菜能预防糖尿病　瑞典萨尔格哥德堡大学的一项研究，采取了6000 个 5 岁的儿童的血液样本进行研究。在Ⅰ型糖尿病中，非特异性免疫的效应细胞在生产胰岛素的时候就会逐渐恶化，导致胰岛素分泌缺陷或生物作用受损。患有Ⅰ型糖尿病的孩子的血液里面都有一种会减少生产胰岛素的细胞数量的抗体。该校的研究员说："对于这项研究，我们不能肯定地说是蔬菜本身的防护作用，但是也和蔬菜的摄入量等其他的因素有关，但是母体的教育水平是肯定和这个没有关系的。"在研究中，"蔬菜"这个词包括除了根茎

类之外的所有蔬菜。

2. 多吃含糖低的蔬菜 蔬菜虽然能在一定程度上预防糖尿病，但是最好选择那些含糖量低的蔬菜。准妈妈可以多吃黄瓜、西红柿、青菜、韭菜、菠菜、莴笋等。水果方面也要选择含糖量低的水果。

各类蔬菜含糖量列表如下（每百克水果中含糖克数）：

含糖量1%：南瓜、黄瓜。

含糖量2%：小白菜、小油菜、波菜、芹菜、青韭、蒜黄、莴笋、西红柿、西葫芦、冬瓜、茴香、卷心菜。

含糖量3%：大白菜、韭黄、鲜雪里蕻、茄子、小红萝卜、角瓜、瓠子、鲜蘑菇、豌豆苗。

含糖量4%：洋白菜、韭菜、绿豆芽、豆角、甜瓜、菜花。

含糖量5%：丝瓜、小葱、金花菜、青椒、青蒜。

含糖量6%：白萝卜、青水萝卜、心青、大葱、韭菜苔、冬笋。

含糖量7%：香椿、香菜、毛豆、胡萝卜。

含糖量8%：生姜、洋葱头、红胡萝卜。

水果的含糖量列表如下（每百克水果中含糖克数）：

含糖量2%：石榴、西红柿。

含糖量4%～8%：西瓜、草莓、甜瓜（香瓜）、樱桃。

含糖量8%～13%：柠檬、鲜葡萄、李子、梨、菠萝、桃子、鲜柿子、杏子、橙子、苹果、甘蔗、橘子等。

含糖量20%：香蕉、鲜山楂、海棠、鲜枣等。

优生要点：护理乳房，为哺乳做准备

孕晚期的准妈妈除了要保证充分的营养摄入，还要适时做一些乳房的护理。早期的乳房护理可以为产后母乳喂养成功加分。以下是一些简单的护理方法，准妈妈可以按步骤操作。

1. 准备合适的内衣 随着怀孕月份的增加，准妈妈的乳房不断增大，需要及时更换内衣或选择可以调节的胸罩。乳房逐渐膨胀变得沉重，合适的内衣可以起到支撑的作用,避免乳房变形,影响美观。乳头在孕期也开始勃起,如果没有胸罩的保护,勃起的乳头会与衣服产生摩擦,容易伤害乳房的皮肤。选择合适的内衣是十分必要的。

2. 及时清洗乳房　每天用温水清洗乳房可以保护乳腺,在泌乳过程中保持乳腺管的畅通。及时清洁还可以使乳房皮肤的韧性增加,避免哺乳期产生乳头皲裂。但不能用肥皂清洗乳房,因为乳头上有一层起保护作用的油脂,如果用肥皂将这层油脂洗掉,乳头就会干燥,在泌乳过程中很容易发生皲裂现象。

3. 乳头内陷要提早护理　乳头内陷的准妈妈最好在孕5~6个月的时候开始纠正。乳头内陷会影响产后的哺乳,容易造成乳汁淤积,增加发生乳腺炎的可能。纠正方法是:每天用双手拇指下压靠近乳头部位的乳房组织,然后向乳晕的位置外推,每天4~5次,待乳头稍微露出后用手提起,每天捏住乳头根部向外拉并揉捏乳头,长期坚持可以改善乳头内陷。

准妈妈如果有乳头扁平或是下陷的情形,应当尽早做乳房按摩,进行纠正。可以这样对乳房进行按摩:将乳晕(乳头周围的深色部分)往上下左右的方向推压,每天1~2次,每次数分钟。与此同时,每天都要做促使乳腺通畅的按摩,将乳房用拇指、食指扶住,轻轻推压,每次1~2分钟,每天坚持做。这种按摩能促使乳液的产生,使乳腺畅通。宝宝降生后可不必为"口粮"发愁。

孕36周,准妈妈体重爆表

宝宝在发育

孕36周,胎宝宝体重约2.8千克,身长46~50厘米。随着准妈妈肚皮的变薄,胎宝宝的每一个动作都会通过肚皮凸显出来,他的手肘、小脚丫和头部可能会清楚地印在准妈妈的肚皮上。变薄的皮肤增加通透性,更多的光线进入腹部,会使胎宝宝逐步建立起自己的活动周期。

这个阶段的胎宝宝身体发育几乎完善,两个肾脏已经做好工作的准备,肝脏也已能够处理一些代谢废物。现在子宫内的羊水比例减少,胎宝宝所占的体积增加,再过一个礼拜就可以被称为足月儿了。

孕妈妈的变化

孕36周准妈妈的肚子变成了沉重的负担,起居坐卧颇为费力。行动不便的你这时要特别注意日常起居的安全,洗澡时要防止滑倒,做家务时也一定要注意动作轻缓,不要过猛,尽量不要做弯腰和下蹲动作,更不能做有危险的攀高动作。准妈妈的子宫颈和阴道变得柔软,肚子有鼓胀感,有的准妈妈还会有下腹部坠胀,甚至会有宝宝要出来的感觉。不要担心,之所以有这种感觉是因为胎宝宝的位置在逐渐下降。随着体重的增加,你的行动会越来越不方便,应保证足够的睡眠和休息,为分娩储存体力和精力。

准妈妈的体重已经增了大约10千克,有的准妈妈会增加更多的体重,不过大多数准妈妈的体重已经达到高峰。如果这是你的第一胎,胎儿头部入盆的时间一般在36周左右,入盆后宫底会下降,你的腹部会往下坠一些,看起来就像是从一个西瓜变成一个柚子。

幸孕饮食:7种食物为哺乳做准备

母乳是宝宝最健康、最营养的天然食品,从怀孕那天开始,女性的乳房就渐渐变大,开始为哺育宝宝做准备了。妈妈的乳房,宝宝的粮仓,哺育下一代是女性与生俱来的职责。然而分娩是一件特别消耗身体储备营养的事情,要想产后乳汁丰富,准妈妈就要加强孕期的营养储备。以下7种食物可以帮忙准妈妈产后泌乳,是孕妇的营养食品。

1. 谷、薯类食物 谷类食物有米、面、杂粮,薯类食物有土豆、红薯、芋头、山药等。谷类食物含丰富的B族维生素,有利于缓解妊娠反应,使孕期营养趋于平衡,提高产后乳汁质量。薯类食物含有较多的膳食纤维,可以促进胃肠蠕动，预防和缓解便秘，维护肠道环境，有利于各种营养素在肠道的吸收。

2. **鱼类** 鱼类含有比较丰富的锌、碘、硒等微量元素，具有保护乳房、抑制乳腺疾病发生的作用。鱼类还是优质蛋白质的良好来源。蛋白质是一切生命的基础，乳母蛋白质营养状况良好，每天的泌乳量可以在800毫升以上。《中国居民营养素参考摄入量》建议，孕晚期蛋白质摄入量要比正常情况下多增加20克（正常情况下轻体力劳动的女性蛋白质摄入量为65克，中体力为70克，重体力为80克），并且要保证是优质蛋白质。日常生活中除了鱼肉，禽肉、蛋、瘦肉、大豆或其制品（豆腐、豆皮等）、牛奶等食物也都是优质蛋白质的良好来源。

3. **海产品** 海产品中的鱼虾除了可以提供优质的蛋白质以外，还含有丰富的锌，海带、紫菜含有丰富的碘，这些营养素都是宝宝生长发育所必需的营养物质。增加海产品的摄入可以使宝宝更聪明。

4. **含钙高的食物** 孕晚期，准妈妈每天需要摄入1200毫克的钙，如果摄入不足，分娩后就会动用母体骨骼中的钙来维持乳汁钙含量的稳定，这样就可能引发母体缺钙，导致腰酸背痛、抽筋等症状的发生。因此，孕期可以增加含钙量高的食物的摄入，以增加钙的吸收。从孕中期开始，孕妈每天至少摄入250毫升的牛奶。除此之外，还可以多喝骨头汤和带壳的虾以及大豆、豆腐、芝麻酱、绿叶蔬菜等，这些食物都可以为孕妈提供膳食钙。

5. **蔬菜水果** 准妈妈的运动比较少，肠胃的消化功能比平时更弱，而新鲜的蔬菜、水果富含维生素、矿物质、膳食纤维、果胶等成分，能预防和缓解便秘，并可以促进乳汁的分泌，提高乳汁的质量。

6. **含铁高的食物** 准妈妈要为胎儿储备1~4个月的铁元素，以便在哺乳期为宝宝提供足够的铁，促进身体发育。因此，准妈妈要特别需要从怀孕的中晚期开始注重铁的摄入。含铁高的食物有动物的肝脏、动物血、瘦肉、鱼肉及含铁高的蔬菜（油菜、菠菜）。补充铁的同时，还要注意维生素 C 的摄入，维生素 C 可以促进铁的吸收利用。

7. 坚果 大多数坚果都含有丰富的维生素 E 及镁、钾、铜，并含有人体所需的各种不饱和脂肪酸。维生素 E 可以调节雌激素的分泌并有抗氧化功效；丰富的微量元素可以提高乳汁质量；不饱和脂肪酸中的亚麻酸有利于胎儿大脑的发育。

优生要点：准备待产包

胎宝宝即将足月，离分娩又更近一步，准妈妈应该提前准备好待产包，以便迎接随时会出生的小宝宝。一起来看看生产前应该准备哪些东西，已经准备好待产包的准妈妈可以对比一下看是否有遗漏的物品。

1. 该准备的证件资料 待产包最重要的物品是准爸妈的户口本或身份证复印件，其次还有准生证、与健康相关的证件、围产期保健手册、围产期保健卡及门诊病历、已填写好的"出生医学证明填写依据"。如果妈妈是乙肝患者，还要带上肝炎登录表。

2. 准妈妈的卫生用品

卫生用品：卫生纸，产妇垫巾；特殊或加长加大的卫生巾。别忘了带上洗漱用具。

哺乳用品：小毛巾、消毒棉垫或纱布垫若干条、吸奶器。

零碎小物品：靠垫、相机或手机。

衣裤鞋袜：内裤、哺乳内衣、自己的睡衣、棉拖鞋 1 双。

宝宝用品：婴儿专用润肤油和婴儿护臀霜、婴儿爽身粉；脱脂棉 1 包，纸尿裤 1 包。

如果不知道待产包该放些什么，准妈妈可以向生产过的妈妈或分娩医生请教，然后列出清单，以便整理。很多医院会提供部分母婴用品，所以最好事前先向分娩医院了解一下，以免准备过多。如果你的分娩医院提供的物品非常齐全，你甚至可以选择什么都不带。

本月胎教课堂

什么是美育胎教

美育胎教包括对胎宝宝进行音美、色美、行美的信息刺激,是准妈妈同构自身对美的感受来实现的一种胎教。怀孕期间,胎儿初步的意识萌动已经建立,所以,对胎儿心智发展的训练可以较抽象、较立体的美育胎教法为主。美育胎教要求孕母通过看、听、体会生活中一切的美,将自己对美的感受通过神经传导输送给胎儿,具体有以下几种方式。

1. 看　主要是指阅读一些优秀的作品和欣赏优美的图画。孕妈妈要选择那些立意高、风格雅、个性鲜明的作品阅读,尤其可以多选择一些中外名著。孕妈妈在阅读这些文学作品时一定要边看、边思、边体会,强化自己对美的感受,这样胎儿才能受益。有条件的话,孕妈妈还可以看一些著名的美术作品,比如中国的山水画、西方的油画,在欣赏美术作品时,调动自己的理解力和鉴赏力,把生活中美的体验传导给胎儿。

2. 听　主要是指听音乐,无论是休息还是做家务时,孕妈妈都可以打开音乐,每天多次欣赏音乐名曲,如《春江花月夜》《平沙落雁》《雨打芭蕉》等,使自己处于优雅的音乐环境中。在听的过程中,可随着音乐的起伏时而浮想翩翩,时而沉浸在一江春水的妙境,时而徜徉在芭蕉绿雨的幽谷,如醉如痴,遐想悠悠。

3. 体会　指贯穿看、听活动中的一切感受和领悟,包括孕妈妈在大自然中对自然美的体会。孕妈妈在这个阶段也要适度走动,可到环境优美、空气质量较好的大自然中去欣赏大自然的美。这个欣赏的过程也就是孕妈妈对自然美的体会过程,孕妈妈通过欣赏美丽的景色从而产生出美好的情怀,这也是一种不错的胎教。

亲近大自然，感受自然的胎教

在我们生存的这片土地上，不管是神奇辽阔的草原、挺拔峻峭的高山，还是幽静神秘的峡谷、惊涛拍岸的河海，无不开阔着我们的胸襟，启迪着我们的思考，给我们带来美的享受和精神的升华。孕妇在大自然中感受到这一切，将提炼过的感受传递给胎儿，就使得胎儿也能受到大自然的陶冶。

自古以来，出游就是养生的一种方法。唐朝就有赞美的诗句："清晨入古寺，初日照高林。曲径通幽处，禅房花木深。山光悦鸟性，潭影空人心。万籁此俱寂，但余钟磬音。"在这种环境中，既陶冶人的情操，又可净化心灵。

氧气对大脑发育具有十分重要的意义。大自然恰好给胎宝宝提供了充足的氧气，郊外、公园、田野、瀑布、海滨、森林等对人身心健康极其有益，负离子含量很高。因此，孕妈妈经常出去走走，亲近大自然，就能有机会获得这种"空气维生素"。

自然美能陶冶孕妈妈的情感，对母胎的心理健康是有益的。美好的大自然给孕妈妈带来欢乐，对孕妈妈和胎宝宝来说都是一种难得的精神享受，也是胎教的一种形式。大自然景物作用于孕妈妈的感官，唤起她们的审美心理和愉悦感，使精神境界得以升华。

胎教故事：萤火虫和小星星

天上，白云边，一颗小星星在一闪一闪。地上，小河边，一群萤火虫在一亮一亮。"喂，上来吧，我们来玩藏猫猫好吗？"天上的小星星把半个脸躲进白云里，向地上的萤火虫眨着眼睛。

"好啊，你等着吧！"地上的萤火虫忙起来了，提着盏小灯笼，在草丛里走来走去。"你在干什么？"天上的小星星从白云后面走出来，把眼睛睁得大大的。

"在找针线呢。"萤火虫回答说，头也不抬。

"找针线干什么？"小星星又问。

"缝航天衣。"

"缝航天衣干什么？"

第四章
孕晚期，进入分娩倒计时

"咦，你不是邀请我到天上去玩儿吗？"

"那好，我帮你一起来找吧。"小星星"呼"的一下，从天上落下来，帮萤火虫找针线。

小妹妹在院子里，听到了小星星和萤火虫的谈话，出来一看，只见草丛里，瓜棚下，到处一闪一闪的。小星星呢？它和萤火虫在一起飞来飞去，怎么也认不出来。小妹妹想：天上多美啊。

第二天晚上，小妹妹来到小河边，可再也看不见萤火虫了。原来，萤火虫找到了针线，缝好了航天衣，穿在身上，跟着小星星一起飞上天去了。

它们在天上眨着眼睛，哪是萤火虫，哪是小星星，小妹妹看来看去分不清。

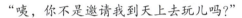

孕9月营养食谱

清蒸砂仁鲈鱼

食材： 鲈鱼250克，砂仁、生姜各10克，料酒、精盐、麻油、味精各适量。

做法： ①将砂仁捣碎，生姜切成细粒同装入鲈鱼腹中，置碗中。②加料酒、精盐、麻油、味精和水，置蒸笼内蒸熟。当菜或点心食用，吃肉喝汤。

 营养解析：

补中安胎。适用于脾虚气滞所致的呕逆、胎动不安等症。

炒鸡胗肝粉

食材： 米粉面条250克，鸡胗、肝共150克，葱头50克，丝瓜100克，花生油300克（约耗60克），盐、白糖各5克，湿淀粉、葱花、料酒各10克，鲜汤少许。

做法： ①将鸡胗、肝分别洗净，切成小薄片，同放碗内，加少许盐、白糖、湿淀粉和料酒，拌匀上浆；丝瓜刮皮，洗净，切成小三角片；葱头去皮，洗净，切成条；米粉面条用开水烫熟，捞出，控水。②锅置火上，放油烧至五六成热，下浆好的鸡胗肝片。原锅留底油，放回火上，烧至七成热，倒入米粉面条和少许盐，翻炒3分钟，炒至柔软时，起锅装入盘内。③另用一锅，下丝瓜片、葱头条，炒2分钟左右，放入滑好的胗肝片，加余下的盐、白糖和少许鲜汤，调好口味，汁开再炒片刻，撒上葱花炒匀，盛出覆盖在米粉面条上即成。

营养解析：

鸡肝有补肝益肾的功效，鸡胗有健脾和胃的作用。此菜为多种食材制成，营养丰富，孕妇常食，可防治缺铁性贫血。

芹菜炒香干

食材：芹菜300克，香干3块，盐、白糖各3克。

做法：①将芹菜的叶子摘去，将根部切掉，清洗干净后切成寸长的段。②香干先横批切成两半的片，再改刀成丝。③热锅入油，待油温时倒入香干炒出香味。④倒入芹菜，翻炒几下之后，调入盐和糖，炒匀后大火20秒钟即可。

营养解析：

含有丰富的铁、钙、磷、维生素C、蛋白质等多种营养素。芹菜粗纤维较多，能增加肠蠕动，防止孕妇早期便秘，有利于保胎。

蒜仔烧梭鱼

食材：梭鱼、蚝油、料酒、排骨酱、酱油、糖、蒜瓣、姜片、啤酒、盐、花椒油各适量。

做法：①将梭鱼去鳞、鳃、内脏，切段；锅烧热加花椒油，放入梭鱼段煎至两面金黄。②另起锅烧热，加入花椒油，放入蒜瓣小火炸至金黄色。③加入姜片、蚝油、排骨酱、料酒、酱油、糖、啤酒和少量盐，加水烧开，放入煎好的鱼段，中小火炖至汤汁收浓即可。

营养解析：

对于食欲不振的准妈妈来说，梭鱼肉嫩而不腻，可以开胃、滋补。

田园排骨汤

食材：猪大排500克，胡萝卜、玉米各1根，豆角100克，酱油45毫升，白糖15克，食盐5克，八角2个，花椒10粒，桂皮、香叶、葱、姜各适量。

做法：①将排骨洗净，各种香料放入炖煮包中，同时在汤锅中烧一锅水。②玉米切成段，胡萝卜切成滚刀块，豆角剔除筋后掰成5厘米以上的段备用。③水开后，放入排骨，保持大火，待汤面上出现浮沫、排骨变白后，用漏勺捞出。④汤锅洗净后，重新加入排骨，倒入开水，水量以没过肉表面为准，依次加入酱油、白糖、葱、姜和炖煮包，加盖用中火慢炖。⑤汤汁沸腾后，转成小火，煮40分钟，然后加入豆角、玉米、胡萝卜，再煮10分钟，最后根据自己口味调入适量盐即可。

🍑 **营养解析：**

营养均衡，既有蛋白质，又有维生素和粗纤维，适合孕妇食用。

苦瓜排骨黄豆汤

食材： 苦瓜1根，黄豆1/4杯，猪骨头400克，鸡骨架1副，盐、酱油各少许。

做法： ①猪骨头、鸡骨架斩件，用清水冲洗干净，过水。②黄豆用清水浸泡后去皮；将去皮黄豆与骨头放进紫砂锅内。③加入清水熬上1.5小时。③苦瓜清洗干净后切块，加入汤中继续熬半小时。最后放盐和酱油调味。

🍑 **营养解析：**

促进饮食，消炎退热，加入苦瓜的排骨汤能增进食欲，健脾开胃；有利尿活血、消炎退热、清心明目的功效。

孕10月
即将诞生的新生命

孕37周，成为足月儿了！

宝宝在发育

从这周开始，胎宝宝可以称为足月儿了，这意味着小宝宝随时可能降临人间，漫长的等待很快就要过去了！现在胎宝宝的体重大约3千克，身长51厘米左右。胎宝宝之间的个体差别受准爸妈的影响，有的胖一些，有的瘦一些，但一般只要体重超过2.5千克就算正常。通常从B超推算出来的胎宝宝体重比较准确，不过只要宝宝发育正常，不必太在意他的体重。

如果在这周医生告诉你宝宝的胎位不正，那么很可能你要选择剖宫产了。此时子宫的空间狭小，胎宝宝无法自由活动，因此纠正胎位的可能也比较小。

孕妈妈的变化

这周，准妈妈子宫底的位置略有下降，呼吸觉得轻松一些了，胃口也比前段时间好了，吃完饭后胃里也不会那么难受了。但是准妈妈的膀胱仍然受到挤压，不得不一次次往厕所跑。阴道分泌物也更多了，要注意保持身体清洁，特别要注意阴道分泌物是否正常，有没有血性分泌物，如果其中带有血迹，就应该马上去医院检查。

到了这个阶段，你的产科医生或许会给你一些建议，告诉你什么时候去

第四章 孕晚期，进入分娩倒计时

医院待产。当然实际操作要取决于准妈妈的身体状况，比如是否有孕期并发症或别的高危因素等。

幸孕饮食：营养均衡，提高免疫力

孕晚期准妈妈要提高自己的免疫力，为分娩储存足够的能量。平常饮食要做到营养均衡，胎宝宝的生长发育需要准妈妈提供营养物质，所以一定要加大食量以保证足够的营养。有的孕妇为了保证自己的身材，不惜以胎儿的生长发育为代价。一旦有了孩子，就要从孩子的身体健康出发，否则追悔莫及。

1. 日光浴增强抵抗力 经常晒太阳可以增强人体的抵抗能力，因为阳光中的紫外线有消毒杀菌的作用。紫外线还可以促进机体对钙的吸收，而钙是血清调理素的刺激物，对人体抗体的合成、巨噬细胞对病原菌的吞噬有着促进作用，从而增强人体的抵抗能力。但是准妈妈晒太阳的时候应该避开高温天气，不要为了效果而在太阳底下暴晒，以防止中暑等现象的发生。

2. 多出去走走，呼吸新鲜空气 孕晚期的准妈妈要多呼吸新鲜空气，注意室内空气流通，以减少空气中的细菌。新鲜空气能够给人提供更多的氧气，让人觉得更愉快，放松的情绪会让准妈妈减少不适，还能提高抵抗力。

3. 避开人群密集的地方 人群密集的地方会让人产生压迫感，浑浊的空气也会让准妈妈觉得不舒服，不利于胎儿的生长发育。所以准妈妈在孕晚期要少接触人流量大且空气不流通的地方，如公交车、商场、火车站等。

优生要点：宝宝足月了，该做什么准备

不少准妈妈在临近分娩时都会紧张，严重的还会失眠。此时准妈妈和家人一定要学会缓解这种紧张情绪，因为良好的心理状态关系到分娩时的顺利。

顺其自然，准爸爸和家人要做好心理准备。准爸爸和家人在临近分娩时也要做好心理准备，尤其是当准妈妈阵痛开始时，不要惊慌失措，更不要在分娩的关键时期给准妈妈增加不安和担忧，各项准备工作要充分。

准妈妈不要提早入院。虽然临产时身在医院最让人放心,但在正常情况下,不提倡准妈妈提早入院待产。首先,医院的医疗设备有限,不可能像家里那样舒适、方便;其次,产科病房发生的每件事都可能影响住院者的情绪,入院后较长时间不临产反而会被环境影响,产生紧迫、焦虑感。所以,如果不是高危产妇或有特殊情况,准妈妈最好安心在家待产。

准妈妈要修饰自己的形象。大着肚子走路会比较累,准妈妈走路时不要过分后仰,否则会由于过分挺胸而导致背痛,而且姿势也不雅观。头发可以剪短一些,能使沉重的体形看起来轻巧许多。夏天可以穿短袖或完全无袖的衣裙,看起来更轻盈,惹人喜爱。最好穿与裙子颜色统一的袜子,这样会显得身材修长。

穿纯棉内衣。为了宝宝的健康,准妈妈要注意乳房的保养。孕晚期的准妈妈应该选用纯棉内衣,合成纤维制作的内衣会造成乳房的摩擦裂伤。有些孕妇为了使乳房变得结实,相信"用酒精涂乳头"的偏方。其实这样做不好,因为酒精会使皮肤变得过分干燥,引起乳头裂伤,妨碍哺乳。

孕38周,小心破水提前

宝宝在发育

本周,胎宝宝体重约3.2千克,身长52厘米左右。胎宝宝的头发已经长得很茂密,当然也有一些胎宝宝的头发比较少,但此时的发量多少并不影响宝宝以后的头发的生长,准妈妈不必担心。胎宝宝已经具备了脱离母体独立生存的能力,随时都会出生。胎宝宝的头大多数已经完全入盆,准妈妈的盆骨保护着胎宝宝的头部,非常安全。

胎宝宝的抓握已经很有力了,身体器官的发育已经各就其位,肺部和大脑足以发挥功能了。这周,胎宝宝身上覆盖着的绒毛和大部分胎脂会逐渐脱落,这些分泌物随着羊水一起被胎宝宝吞进肚子里,在肠道中渐渐变成黑色,形成"胎便"。

第四章
孕晚期，进入分娩倒计时

孕妈妈的变化

孕38周，准妈妈的体重仍会小幅度增长，这段时期你会觉得自己的脚肿胀到需要穿大几号的鞋。这都是正常现象，分娩后水肿会消失。你现在可能既紧张又焦急，既盼望宝宝早日降生，又对分娩的痛苦有些恐惧，调整好心态，相信自己一定能顺利度过分娩时刻。

如果突然感觉到有大量的液体从阴道排出，那么这极有可能是早破水，此时要尽快平卧，抬高臀部，打电话给医生。很多准爸爸在这个时候比准妈妈更心急，既担心宝宝能否顺利出生，也担心妻子能否平安渡过分娩难关。准爸爸一定要镇定，调整好心态，保持信心，迎接宝宝的到来。

幸孕饮食：变着花样增加营养

孕晚期的准妈妈应该控制脂肪和糖类的摄入，以免胎儿长得过大，在分娩时造成障碍。主食米面不宜过分精细，并尽量与粗粮搭配食用。最好每天吃20种以上的食物，以保证营养需求。

准妈妈不要嫌麻烦，20种食物听起来很多，吃起来是很容易的，比如：

早上吃燕麦片、1个鸡蛋，搭配凉拌芹菜等绿色蔬菜，再加1包牛奶或酸奶；

上午加餐吃面包、1个苹果或其他水果、1杯酸奶；

中午吃米饭，配菜是烧茄子、排骨萝卜汤或者肉片丝瓜汤；

晚上吃面条，煮几棵青菜、2个鹌鹑蛋，另外再搭配一个苹果或其他水果。

做菜时自然会用到各种油脂，还有其他调料如葱、姜、蒜、花椒、大料、盐、糖、醋等。另外再选一种坚果，比如花生、葵花子、西瓜子、核桃、榛子、栗子、杏仁、松子等，任选一种即可。

此外，水也算一种食物。各种水交替，白开水、纯净水、矿泉水都可以喝，但不要长期只喝一种水。

一日三餐随意搭配，食物的种类就能达到20种。当然，食物种类是越多越好的，如果每天的食物种类能够超过35种，就更好了。

优生要点：破水提前怎么办

破水提前是指还没出现分娩的征兆，产痛还没有开始，准妈妈突然感觉大量的液体从阴道排出，然后会持续有少量液体不断流出。据统计，有35%的早产儿都是因为破水提前出生的。

导致破水提前的原因很多，通常与细菌性阴道感染有关，其他的原因包括羊水过多、胎儿异常、子宫颈闭锁不合、多胎妊娠、胎膜发育不良等。但多数破水提前的准妈妈没有办法查出原因。另外有些研究表明：准妈妈如果营养不良，特别是缺乏维生素C，也比较容易发生早期破水。

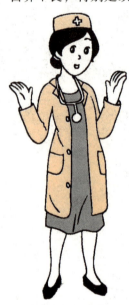

1. 破水提前是否有危险 破水后的危险并不像人们想象的那样：羊水流出，胎儿缺少氧气和养分的供给，会处于一种缺氧的状态中。其实，破水并没有这么可怕。羊水的主要成分是胎儿的尿液，当然其中含有非常少量的矿物质、稀有元素和生长激素，它的主要功能是防止胎儿在母体跌倒、撞伤时受到激烈的震荡，就好比汽车的安全气囊一样，只是胎宝宝的"减震装置"而已。

早期破水对胎儿最大的威胁是有可能引发这几种并发症：脐带脱出、感染发炎、引发早产、胎盘剥离。其中最应该担心的是脐带脱出，不过这种危险情况发生的概率仅为0.3%~0.6%。根据统计大约有80%~90%的准妈妈在破水发生之后，24~48小时之内出现早产的现象。不过，也有极少数的一些准妈妈在破水后，羊膜的破裂处会自己愈合，准妈妈及时补充水分，羊水又会慢慢产生，如果是这样就不必过分担心。

2. 破水后准妈妈该怎么做 在妊娠末期，准妈妈无意间的跑、大笑、咳嗽或者打喷嚏时，会有尿液漏出，这是骨盆底肌肉的无力以及胎儿压迫膀胱引起的，这不是破水。那么，准妈妈该如何区分和应对破水呢？

❶破水后应该积极处理。无论什么时候感觉到破水，都要赶快到医院做检查，确定是不是破水。

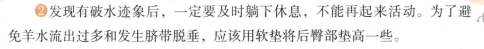

第四章
孕晚期,进入分娩倒计时

❷发现有破水迹象后,一定要及时躺下休息,不能再起来活动。为了避免羊水流出过多和发生脐带脱垂,应该用软垫将后臀部垫高一些。

❸不要洗澡,不要在阴道里放置任何东西(不做盆腔内检),多喝水,每天定时测2次体温,并进行白细胞计数检查,以确定是否有感染。医生要定期听胎心音的变化,从而掌握胎儿的宫内情况。另外,一般于胎膜破裂后12小时医生会给抗生素预防感染。

❹如果阴道内排出棕色或绿色柏油样物质(胎粪),要及时告诉医生,因为这是胎儿肠腔被挤压造成的结果,常常意味着胎儿受压或发生危险。

孕39周,子宫下降,似乎轻松一点了

宝宝在发育

如果胎宝宝在这周出生,那他就是足月儿啦。胎宝宝现在还在继续囤积脂肪,以帮助出生后调节体温。现在新生儿的体重越来越重,有的胎儿出生时体重可以到4千克以上,这跟准妈妈的营养状况有很大关系。通常情况下,男孩出生时的体重会比女孩重一些。

胎宝宝身体的各部分器官已发育完成,其中肺部是最后一个成熟的器官,在宝宝出生后几个小时内才能建立起正常的呼吸模式。

孕妈妈的变化

第39周,准妈妈的子宫充满了骨盆和腹部的大部分空间,活动更加不便,但比起即将迎来小生命的紧张心情,身体的不适根本不会放在心上。和怀孕前比,你的子宫增大了1000倍,在怀孕的最后这个阶段,子宫的高度开始下降,但并没有停止增大。这是因为胎宝宝的头落到骨盆,牵引着子宫往下坠。对于准妈妈来说,子宫下降是好事,气短明显减轻,胃部的饱胀感有所缓解,感觉轻松多了。

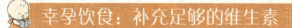

幸孕饮食：补充足够的维生素

第39周，准妈妈要补充维生素和足够的铁、钙，以保证机体对营养的需求。海洋动物食品被营养学家称为高价的营养品，它们富含脂肪、胆固醇、蛋白质、维生素A和维生素D，与眼睛、皮肤、牙齿和骨骼的正常功能关系非常密切。

这一周，准妈妈可以多吃一些营养丰富的海洋食品。据研究，海鱼中含有大量的脂肪，而且这种脂肪具有有利于新陈代谢正常进行的特殊作用。海鱼可以提供丰富的矿物质，如镁、铁、碘等元素，对促进胎儿生长发育有良好的作用。为了顺利度过最后2周，准妈妈不能忘记B族维生素，当感觉胃灼热和胃不舒服时，可分成多次少量服用。

1. 注意快餐食品的盐分及热量 快餐食品方便又便宜，但是，汉堡包和炸薯条与家常菜相比较，盐分和热量比较高。一个大号汉堡包的盐含量比一整天应摄取的盐分还要多。脂肪的含量也不少，饮料里的糖分也很多。当你想吃汉堡包和饮料时，最好自己动手制作，虽然麻烦一些，但更健康。

2. 豆制品可以每天都吃 对准妈妈和胎宝宝来说，豆类和豆制品是特别重要的食品。大豆含有丰富的卵磷脂，它有防止胆固醇在血液中滞留、清洁血液、预防发胖和降低高血压的作用。尤其是构成卵磷脂的胆碱，是脑的重要营养源，有提高智商、增强记忆力的效果，对于胎儿健脑不可缺少。以大豆制成的豆腐和纳豆、黄豆粉等大豆制品每天都必不可少。

优生要点："见红"不要慌

孕晚期准妈妈一旦出现"见红"，则预示着即将分娩。一般来说，见红之后24小时内就会开始阵痛，进入分娩阶段。但实际上，很多准妈妈见红后几天甚至1周后才分娩。不同体质的准妈妈之间有很大差异，所以一旦见红，一定要仔细观察其形状、颜色、出血量等，再作判断。

1. 正常见红不要慌 不少准妈妈在临近预产期时都会有出血现象，这都是正常的状况。之所以会见红,是因为产前子宫颈会变薄、变软,且产生有黏性含血的分泌物,呈现褐色或鲜红色,经阴道流出体外。若血量较少,则不需住院待产,继续观察即可。

2. 异常出血要及时就医　少数孕妈妈见红时的出血量较大,像血崩一样,还可能伴有子宫收缩引起的阵痛。这种出血不仅会使腹中胎儿可能严重缺血及缺氧,孕妇本身也处于极度危险状态,甚至可能导致休克死亡。因此,一旦发现异常出血,一定要及时就医。

3. 孕晚期见红的特征

❶茶褐色、粉红色、红色都是可能出现的颜色。

❷出血量明显比生理期的出血量少。

❸一般在阵痛前24小时出现,但因人而异,也有在1周前就反复出现见红的情况。

❹混合黏液流出,质地黏稠。

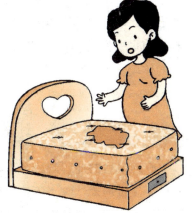

孕40周,宝宝做好出生的准备了

宝宝在发育

孕40周,大多数胎宝宝会与妈妈见面,但也不是所有的胎宝宝都很准时,提前或推迟2周出生都是正常的。胎儿的内脏和神经系统功能已经健全,手脚肌肉发达,富有活力,脑细胞的发育基本定型。胎儿的胸部会变得更凸出,这是由于肝脏在血红细胞生产中的特殊作用导致的。

这时,胎宝宝的"小房子"的环境也发生了一些变化,原来的羊水是清澈透明的,现在由于胎宝宝身体表面的绒毛和胎脂开始脱落,羊水变得浑浊。胎盘的功能也从此逐渐退化,到胎儿娩出即完成它的使命。

孕妈妈的变化

在预产期前后2周内分娩都是正常的，但如果超过预产期2周仍没有分娩迹象，准妈妈就需要去医院检查是否需要采取催产措施。如果感觉腹部有针扎似的疼痛，并且间隔时间越来越短、疼痛越来越剧烈，那么很有可能是产程开始了。一旦阵痛间隔小于30分钟，准妈妈就要做待产准备了。

在未生产前，准妈妈应该去医院做最后一次检查，让医生做胎心监护、B超检查，了解羊水以及胎儿在子宫内的情况。即使这是你第一次生宝宝，临产前也要保持镇静，相信医生、护士的判断和处理，冷静对待临产前出现的体验。

幸孕饮食：为分娩做准备

在这最后的冲刺阶段，准妈妈补充的大部分营养都会被胎儿吸收，因此仍然要注重均衡饮食，不可以大量地食用高热量、高脂肪的食物，以免胎儿体重增加过快，为分娩带来不便。

孕40周，准妈妈最好采用少食多餐的方法，烹饪时也要本着易消化、易吸收为原则，多吃含丰富蛋白质、糖分和维生素的食物。蛋白质在人体内约占29%，器官和组织中都有它的存在，是必不可少的营养。糖分可以使孕妇体内储存更多的能量，以供分娩时的消耗。维生素也是人体所需的营养元素，少了它很多组织的运转都会受到阻碍。

分娩时会造成大量血液的流失，因此准妈妈在产前要多摄取铁元素，铁元素有助于造血及骨骼发育。绿色蔬菜、动物肝脏、瘦肉、干果中含有丰富的铁质，在做饭时可以选它们为食材。但是茶、咖啡、膳食纤维、蛋白质会抑制铁元素的吸收，准妈妈要少食。如果你患有胃病，要减少食用制酸剂，胃酸分泌减少也会降低身体对铁元素的吸收。

优生要点：别错过这些产前征兆

十月怀胎，一朝分娩。虽然没有办法精确分娩的时间，但是当时机成熟

第四章
孕晚期，进入分娩倒计时

时，准妈妈的身体会发出分娩开始的"信号"，这些信号也就是我们常说的"产前征兆"。正常情况下，妊娠末期的准妈妈常有轻微腰酸，并伴有不规则腹坠，其特点是持续时间较短，往往少于半分钟，程度不重而且并不逐渐加强，这些症状多在夜间出现，在清晨消失，不伴有子宫颈管长度的改变，也不伴有子宫口的扩张，常被称为假临产。当准妈妈遇到以下几种状况时，一定要及时就医，因为这些都是分娩开始的信号。

❶若宫缩的频率达到每5分钟1次，并且其强度足以引起腹胀或腰酸的感觉，而且每次宫缩持续时间达半分钟或以上，其发展趋势是强度渐增，持续时间延长，间歇逐渐缩短，频繁而强烈的子宫收缩使孕妇不能入睡。此时，无论是否已见红或破水，均应准备住院。

❷阴道流出血性黏液，称为"见红"，这是由于不规则子宫收缩频繁，致使子宫颈管变松，微小血管破裂，血液混入黏液栓中自宫颈管流出所致，属正常现象。一般见红后一两日或更长时间可能才临产，如无规律的子宫收缩则不急于入院，只需注意保持外阴部清洁。

❸阴道流水。突然大量流出似尿液或少量持续不断，可能为胎膜破裂。破膜后，子宫腔与外界相通，增加了上行感染的机会；在胎头浮动或胎位不正时还增加了脐带脱垂的危险。故无论有无子宫收缩，均应及时就医，确定胎膜破裂者应入院。

本月胎教课堂

孕晚期最适合语言胎教

怀孕晚期，胎宝宝的听觉器官几乎发育完成，大脑神经网络在怀孕8个月时几乎全部完成，胎宝宝的听觉也已经相当发达。因此，怀孕晚期刺激胎宝宝脑部发育的最佳方式是声音刺激，语言胎教是其中重要的一种。这个时候，成功的语言胎教可以为孩子将来的语言表达能力和理解能力奠定基础。

因此，准爸妈在孕晚期应把胎教的大部分精力集中在语言上。日常对话是少不了的胎教方式，如：可反复给胎宝宝读童话、讲故事、说笑话等，同一个故事或童话可以变换多种语气和声调来读，也可以准爸爸和准妈妈分别轮流读。准爸爸准妈妈可观察一下胎宝宝的反应，看看讲到特殊句子时胎宝宝是否会踢肚子作为反应，胎宝宝是否对爸爸和妈妈的朗读有不同的反应。

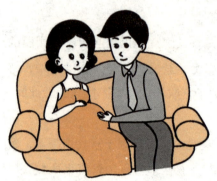

如果胎宝宝没有给出明显的反应，也不要气馁，无论如何，胎宝宝都会从中受益的。孕晚期的语言胎教最主要的就是将胎宝宝当做家庭的一份子，让他参与到日常生活中来，什么事都跟他打个招呼、说一声，比如早上起床的时候跟宝宝说："7点钟了，我们起床吧。""现在我们要洗脸了，水温温的。""现在吃饭了，吃的是凉拌黄瓜、小米粥，还有肉包子，是不是很丰盛啊？""妈妈要去上班了，要走很长一段路，宝宝要坐稳当啊。"完全将胎宝宝当做一个已经出生1～2岁的小宝宝，跟他对话，就能起到很好的语言胎教效果了。

在孕晚期，准爸爸和准妈妈的对话要更加温和、平静并快乐，不要粗鲁，以免胎宝宝受到不良刺激，否则可能会影响到他以后的行为和说话方式。

有趣的胎教实验

即使现在尚无法证明"胎教"一定对胎儿有用，但是国外却有许多有趣的研究实验，证明"胎教"对胎儿有一定的影响力。

第一个实验：1982年，委内瑞拉首都加拉加斯的国立医院，进行了临床观察实验。实验时，让刚出生1天的婴儿躺在床上，母亲和护士分别坐在床的两侧，两人同时对婴儿说话。

实验结果发现，每次说话时，婴儿总是把头慢慢地转向母亲的一侧。医院做了进一步观察，要求母亲用小声，而护士用大声进行呼唤，结果婴儿的头仍是转向母亲的一侧。

实验证明，婴儿在胎儿期就有记忆力，出生后 1~2 天内，就可以对母亲的声音表现出再认的能力。

第二个实验：日本厚生省的亲子相互作用研究群，进行了婴儿分辨母亲声音的实验。首先由母亲对出生 3 天的婴儿温柔地说话，此时婴儿听后双手会积极地活动起来。接着由护士向婴儿说话，婴儿的反应却不太大。然后给婴儿听录音，录音带播放出母亲和夹杂许多其他人的声音，婴儿听后，手足根本不活动，反而变得不高兴起来，把头转向另一边。

医生们用摄像机把婴儿的这些动作拍摄下来，利用计算机进行分析，经研究发现婴儿对不同的说话人的表现反应是有差别的，对母亲的说话的反应，明显地和对别人说话时的反应不同。

胎教故事：小熊的苹果树

小熊种了一棵苹果树。小熊给苹果树浇水施肥捉虫子的时候，小猴子看见了忙过来帮他浇水。小花鹿看见了忙过来帮他施肥。小山羊看见了忙过来帮他一起捉虫子。小熊乐呵呵地说："等苹果熟了，我请大家吃甜苹果。"

可是一天夜里，突然刮了一场大风，把苹果都吹落了。小熊望着一地的青苹果，伤心得哭了。小猴子、小花鹿和小山羊听见哭声都跑来安慰他。大家说："我们都好好帮你看管苹果树，明年你的苹果树一定会结出又红又大的甜苹果的。"说着，小猴子去给苹果树浇水，小花鹿去给苹果树施肥，小山羊去给苹果树除草。小熊呢，也爬到苹果树上捉虫子。捉着捉着，小熊的手忽然停住了，原来他发现在一片叶子底下还藏着一个嫩嫩的小苹果。苹果，这里还有一个苹果！小熊高兴得差点喊出声来。"就剩下这一个苹果了，小猴子他们摘了去我就没有了。"小熊想到这里，一声不响地用叶子遮住苹果，悄悄地溜下了树。

一天，他正在屋里想心事，小猴子、小花鹿和小山羊又跑来了。小猴子说："再给你的苹果树浇些水吧！"小花鹿说："再给你的苹果树上些肥吧！"小山羊说："再给你的苹果树捉捉虫子吧！"多好的朋友啊！小熊想想自己，羞得脸红红的，惭愧地低下了头。小猴子他们以为小熊还为没有红苹果而伤心呢,忙安慰他说:"别难过了,明年你的苹果树一定会结满甜苹果的。"小熊再也忍不住了,拉着大家的手说:"不用等明年了,现在我就带你们去看红红的大苹果。"小熊带朋友来到树下,大家扒开密密的叶子。"呀,大苹果,多红多大的苹果啊!"大家惊喜地叫着,一个个都笑得小脸蛋像红红的大苹果似的。

孕10月营养食谱

核桃酪

食材: 核桃仁200克,江米100克,白糖250克,花生油300克,水淀粉适量。

做法: ①将核桃仁用水泡软,用竹签挑去里面的膜,洗净;江米淘洗干净,用清水泡上2小时。②炒勺上火,放入花生油烧热,下核桃仁炸酥,捞出晾凉后和泡好的江米一起加水200克一起磨成浆。③炒勺上火,放入清水和白糖烧沸,撇去浮沫,倒入江米核桃浆搅开,烧沸后撇去浮抹,用淀粉勾薄芡,盛入碗内即成。

营养解析:

常食核桃能健脑、补肾、润燥、补气、养血,有滋补保健作用,孕妇食用有益。

香酥柳叶鱼

食材: 柳叶鱼(或一般淡水鱼)、面粉、盐、黑芝麻、芝士粉各适量。

做法: ①柳叶鱼分两半,一半抹上盐及面粉;一半沾黑芝麻后才抹面粉。②油加热,将鱼一尾尾置入油锅,调至小火,炸7~8分钟。③起锅前再开大火,让鱼彻底炸酥,捞起后放在纸上吸油。④将只上面粉的那半小鱼撒上芝士粉,排开呈两种风味。

营养解析:

鱼肉富含钙质,可为胎儿补钙。

黄瓜紫菜汤

食材: 黄瓜100克,紫菜、香油、葱末各10克,精盐、酱油、味精、高汤各适量,姜末15克。

第四章
孕晚期，进入分娩倒计时

做法：①将紫菜洗干净后，撕成片；黄瓜洗净，切成片。②锅内加高汤，上火烧沸，加姜末，沸后加酱油、黄瓜片，烧开，撇去浮末，下紫菜，用精盐、味精调味，淋香油，撒上葱末即成。

营养解析：

孕妇食用，可获得较全面的营养，有利于胎儿脑细胞、骨骼、牙齿等器官的生长发育。

三鲜豆腐

食材：蘑菇、豆腐各250克，虾米10克，胡萝卜、油菜各100克，花生油50克，姜、料酒各25克，酱油、味精、精盐、水淀粉、高汤各适量，葱20克。

做法：①将豆腐洗净切片；蘑菇洗净，煮一下切片；胡萝卜切片；油菜洗净，沥干；虾米用温水发好；葱切丝；姜切末。②勺内放油上火，烧热后下虾米、葱、姜、胡萝卜煸炒，放入酱油、料酒、精盐、蘑菇，再炒几下，加高汤，放豆腐，烧开后加油菜、味精，烧沸后用淀粉勾芡即可。

营养解析：

含有丰富的植物蛋白及钙、锌等，有利于胎儿的生长发育。

榨菜鸡丝汤

食材：榨菜40克，鸡胸肉80克，冬笋50克，木耳（干）20克，盐、植物油、香油各适量。

做法：①榨菜、冬笋、水发黑木耳切丝，鸡脯肉洗净切成丝。②锅内加汤烧开，滑入鸡丝，汤沸前打尽浮沫，后加冬笋、木耳，煮约5分钟，再放榨菜，调味即可。

营养解析：

鸡胸肉蛋白质含量较高，且易被人体吸收利用，有增强体力、强壮身体的作用。这道菜味道鲜美，汤清爽口，含优质蛋白质、多种矿物质及多种维生素。

胡萝卜炒猪肝

食材：胡萝卜、猪肝各100克，水发黑木耳30克，青椒、蒜苗各少许，料酒、胡椒粉、盐、淀粉各适量。

做法：①将胡萝卜切成菱形，猪肝剔去筋膜，切片，用料酒、胡椒粉、盐、淀粉拌一下。②锅中放油，将拌好的猪肝放入八分热的油中过一下，变色盛出。③炒姜、蒜，加胡萝卜、木耳翻炒，熟时放入猪肝。出锅时放少许蒜苗或青椒丝，色香味更浓。

营养解析：

益气补血，适合血虚及面色萎黄者食用。

西蓝花烩牛肉

食材：西蓝花、黑木耳、瘦牛肉、洋葱、干红葡萄酒、红糖、酱油、盐、黑胡椒、鸡精各适量。

做法：①将牛肉切小片用红酒、红糖、酱油、鸡精、少量盐和黑胡椒腌30分钟。②用少量食用油和洋葱炖锅，放入牛肉、西蓝花。③待牛肉变色，加入适量腌牛肉的调料，翻炒均匀即可出锅。

营养解析：

红酒腌牛肉不但可以去腥，还有助于消化。西蓝花是营养浓度最高的蔬菜，尤其是维生素A和β-胡萝卜素的含量，更是所有蔬菜之首。

第五章

分娩，迎接最珍贵的感动

第五章
分娩，迎接最珍贵的感动

准妈妈要了解的自然分娩知识

什么是三人产程

每一位准妈妈都希望自己的分娩能顺利进行，但很多新手妈妈没有生孩子的经验，不了解分娩过程，因而对分娩产生一种恐惧，因此准妈妈有必要了解分娩的全过程，消除对分娩的莫名恐惧，对顺利分娩大有帮助。

1. 第一产程 第一产程最考验准妈妈忍耐力的是规律宫缩引起的疼痛。开始时疼痛感较轻，等子宫颈从4~5厘米持续扩张至10厘米时，疼痛感达到顶点。第一次分娩的妈妈要经历16~18小时。此时由于产程进展较快，子宫颈变得较薄和软，子宫颈扩张时产生较少阻力，子宫收缩较强，且持续时间更长，平均3~4分钟规律收缩1次。这个阶段，准妈妈要注意保存体力，在宫缩间隙抓紧进食，并尝试转移注意力。

2. 准妈妈的感觉 通常第一产程的进展会越来越快，子宫收缩也会非常强烈，当疼痛到达最高点时，准妈妈可能会发生冷热发抖、恶心、直肠不适、无法掌控行为和情绪，严重时会进入自我封闭状态，对外界刺激毫无反应。

3. 准妈妈要做什么 此时，准妈妈一定要镇定，放松精神，平静心情。可以做深慢、均匀的腹式呼吸，每次宫缩时深吸气，同时逐渐鼓高腹部。呼气时缓缓下降，可以减少痛苦。除非医生认为有必要，否则不要采取特殊的体位。

同时要及时补充营养和水分，尽量吃些高热量的食物，如粥、牛奶、鸡蛋等，多饮汤水以保证有足够的精力来承担分娩重任。

4. 第二产程 第二产程时，子宫颈口全开，宫缩的频率会越来越高，胎头会慢慢往下降，准妈妈会有疼痛向下移动的感觉。当胎宝宝快要娩出的时候，感觉像是要大便。准妈妈要注意调整呼吸，认真应用拉梅兹呼吸法，并跟着医生的指示用力。第二产程通常持续约30分钟到3小时。

5. 准妈妈的感觉 第二产程时准妈妈的疼痛会减缓一些，但宫缩频率越来越高，宫缩时间也越来越长。当胎宝宝下降时，胎头压迫到骨盆，准妈妈会感到有向下用力的冲动。当胎头出来时，准妈妈会阴部位会有灼热感和延展的感觉。胎宝宝完全娩出后，剪断脐带，第二产程就顺利结束了。

6. 准妈妈要做什么 准妈妈要把注意力集中在宫缩上。宫缩时，两手紧握床旁把手，先吸一口气，然后憋住，接着向下用力。在宫缩间隙可以少喝点水，准备下次用力。当胎头即将娩出时，要密切配合接生人员，不要再用力，避免造成会阴撕裂。

7. 第三产程 第三产程是指从宝宝出生到胎盘娩出这段时间，等宝宝产出后将脐带分离，胎盘自行剥落或协助排出后产程结束。胎盘娩出后，准妈妈留在产房观察2小时，如无异常就可以休息了。第三产程通常于15分钟至半小时内完成。

8. 准妈妈要做什么 胎盘娩出后，分娩基本结束。这时你会觉得身体变得轻松，可以在产床上稍微休息一下，但千万别睡着了，这时候可以看看新宝宝或者抱一抱他，对亲子关系的建立很有益。

三个产程所需要的时间为：初产妇12~16小时，经产妇6.5~7.5小时。

产程进行时，准妈妈不能这样做

1. 临产前未及时排便 有的准妈妈临产准备做得不足，匆匆忙忙未排净大小便就上了产床，这样对安全分娩是不利的。在产程开始时，准妈妈应保持每2~3小时排尿1次，才有利于分娩。

临产前排尽大便能帮助顺产。准妈妈肠道轻松，有利子宫口扩大，便于胎儿下降，还可避免因腹压增加而造成的大便溢出，污染外阴，减少引起产道细菌感染的机会。如果在临产前大小便不易排出，可采取灌肠和导尿的措

第五章
分娩，迎接最珍贵的感动

施，使大小便排尽。

2. 忌不愿竖位分娩 所谓竖位或竖式首位，即在宫颈扩张期让产妇走动，或采取坐位、站位。宫颈扩张是顺产过程中的第一产程，第一次生产的妈妈大约需要12小时左右，占整个产程5/6的时间，而且伴随剧烈的疼痛和腰酸。如采用竖位分娩要缩短1/3的时间，换句话说，产妇所受的痛苦时间可缩短，危险期可缩短，痛苦程度和危险性也明显下降。

竖位分娩能增强宫缩，改善骨盆和胎儿间的关系，减少体内应激性激素的产生；能延长骨盆径线；避免子宫缺血，减少胎盘早期剥离；能促进产程加速（走动1小时，对产程的影响相当于静脉滴注1小时的催产素的作用）。

但是有以下情况的产妇忌竖位分娩：

胎膜早破者只能卧位分娩，因竖位会使羊水流尽；胎位异常者也不适合用竖位生产；当子宫颈扩张到7~8厘米时宜平卧；如产程进展过快，尤其是经产妇宫口开至2~3厘米时不宜采用竖位，因产程小于3小时，可引起阴道撕裂、产后出血，甚至胎儿颅内出血。

3. 分娩时忌大声喊叫 产妇常常因疼痛无法缓解而大吼大叫，但有经验的医生通常都会建议你省着点力气，因为大声喊叫既消耗体力，又会产生肠胀气，不利于宫口扩张和胎儿下降。产妇要对分娩有正确认识，消除恐惧心理，在宫缩间歇尽量休息，按时进食、喝水，使自己保存足够的体力。这不但能促进分娩，也大大增强了对疼痛的耐受力。

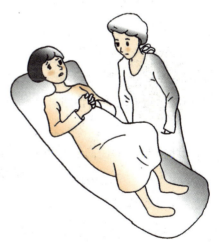

在第一、第二产程，准妈妈可以在做呼吸运动的同时配合按摩，更能缓解疼痛。做法是：吸气时，两手从两侧下腹部向腹中央轻轻按摩；呼气时，从腹中央向两侧按摩。每分钟按摩次数与呼吸相同，也可用手轻轻按摩不舒服处，如腰部、耻骨联合处。

如果觉得身体能扛得住且没有异常现象，经医生同意后，产妇可适当走动一下，或靠在椅子上休息一会儿，或站立一会儿，也可以缓解疼痛。

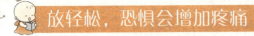

放轻松，恐惧会增加疼痛

也许你从孕期就开始担心分娩的过程，比如分娩到底有多痛，万一产程不顺利怎么办等等，由此而产生分娩恐惧心理。这不仅不利于胎宝宝的发育，还会给自己增加心理负担。大多数产妇对分娩的恐惧，无外乎以下几点。

1. 害怕分娩的痛 这可能是准妈妈们最担心的事。由于没有经历过，如果周围有过来人不断跟你聊一些生产有多痛之类的话题，有的人还会夸大分娩的痛苦，你必然会产生恐惧心理。一些生过小孩的妈妈们在跟她们聊天时会说："当时痛得都快招架不住了！我都想打身边的人！"可见生产时的痛有多厉害。又听"过来人"说分娩时要剪一刀，想想都可怕！

2. 担心发生意外 尽管目前医生们一再向公众解释"自然分娩的优势几乎是无可比拟"，可还是有好多面临生产的准妈妈一到医院就毫不犹豫地选择了"剖宫产"。为什么呢？因为有好多准妈妈除了害怕生产的痛之外，还担心"万一顺产不成，该怎么办"之类的突发状况。不可预知的意外，加重了产前的忧虑。

3. 怕生出的宝宝不健康 这也是大多数准妈妈在产前比较恐惧的问题。有的甚至在睡觉时会梦到自己生下了畸形的宝宝。醒来后对自己生产更加没有信心。这样的不安情绪，不利于腹中宝宝的健康！

4. 产房的阴影挥之不去 从事妇产科工作的准妈妈，或者是目睹过医院里那些"生产"场面的准妈妈会对产房产生阴影。她们会认为产房给她们的感觉不太好，特别是在护士不耐烦的情况下，皱着眉头对满脸是汗的产妇大喊"生孩子哪有不痛的？就你不能忍！"等之类的语言时，会让那些还没生产的准妈妈对"产房"充满了恐惧。

准妈妈的这些担心也都很正常，但是过分地恐惧分娩不仅会影响肚中宝宝的健康，还会延长准妈妈的产程。所以，建议准妈妈还是保持良好的心态去迎接宝宝的到来吧！下面一些方法可以帮你缓解紧张的心情。

1. 顺其自然地面对 俗话说"船到桥头自然直"，分娩是一个自然的生理过程，不要把这当作一件很严重的事情来考虑。生活中要避免和家人或朋友谈论分娩的话题，也不要听过来人讲她们分娩的惊险经历。这样可以暂时转移对恐惧的注意，但要从根本上消除分娩的恐惧还需要准妈妈自己调整心理状态。

2. 做好充分准备 分娩的准备包括孕晚期的健康检查、心理上的准备和物质上的准备。一切都准备妥当能减少产妇的心理压力。所以，准备的过程也是对准妈妈的安慰。如果准妈妈了解到家人及医生为自己做了大量的工作，并且对意外情况也有所考虑，那么，你完全可以放心地面对分娩。

3. 掌握与分娩有关的知识 准妈妈对分娩的恐惧大多是因为对分娩知识了解得不够，自己胡思乱想而造成的。俗话说"愚笨和不安全产生恐惧，知识和保障却拒绝恐惧"。所以，准妈妈可以提前了解与分娩有关的事项，了解整个分娩过程后，就会用科学的眼光取代恐惧的心理。

4. 恐惧心理会影响胎儿的发育 准妈妈的情绪不仅直接影响自身的健康，而且对胎儿的影响也很大。医学研究表明，孕妇在情绪愉悦的时候，体内可分泌一些有益的激素，以及酶和乙酰胆碱，有利于胎儿的正常生长发育。孕妇在情绪不良的情况下，如在应激状态或焦虑状态中，会产生大量肾上腺皮质激素，并随着血液循环进入胎儿体内，使胎儿产生与母亲一样的情绪，并破坏胚胎的正常发育。大量调查资料表明，孕妇在恐惧、愤怒、烦躁、哀愁等消极精神状态中，身体的各部分机能都会发生明显变化，从而导致血液成分的改变，影响胎儿身体和大脑的正常发育。

帮助顺产的姿势

提到生孩子，可能准妈妈脑海里出现的画面都是躺在床上生宝宝。其实分娩的姿势有很多种，不同的姿势可能会让你更舒适，疼痛更少，用更多的精力去体味迎接新生命的愉悦。比较常见的分娩姿势有：直立、蹲姿、跪、坐、站与靠、侧躺、平躺。不同的姿势有不同的特点，准妈妈可以看看自己适合哪种分娩姿势。

1. 仰卧位分娩法

多数分娩都采取仰卧位。在产科史上，仰卧位分娩并不是主要体位。

优点：对产科处理（如器械助产）及新生儿处理方便，适合医务人员的需要。

缺点：①仰卧位时增大的妊娠子宫压迫下腔静脉，使回心血量减少，产妇可出现仰卧位综合征。其结果可诱发胎儿宫内窘迫和产后出血增多。②仰卧位分娩使骨盆的可塑性受到限制，产道较狭窄，而且工作效率较低，从而增加难产的机会。③胎儿的重力失去应有的作用，导致产程延长，继发宫缩乏力。

2. 侧卧位分娩法

优点：使会阴部位肌肉放松，减少下腔静脉受压，防止仰卧位综合征。

缺点：该姿势不方便医护人员操作。

3. 坐位分娩法

优点：①直立姿势，由于重力的关系，先露部直接压迫子宫下段的宫颈部，可反射地使子宫收缩强而有力，有效地缩短第二产程；②有利于分娩的顺利进行，由于胎儿重力与产道方向一致，宫缩能使胎头在产道中旋转得顺利；③产妇以蹲式骨产道宽度最大，当产妇从平卧位改为蹲式时，骨产道横断面的面积可增加30%，蹲位时出口前后径可增大0.5～2.0厘米；④改善胎儿的血液循环，减轻胎儿在分娩过程中缺氧的程度。

缺点：①产妇久坐后，会阴部容易发生水肿；②有急产倾向及进程较快的产妇不应采取坐式产椅分娩。

4. 现代坐位分娩的方法

由于各种不同形式的坐式产床的出现，产床的靠背部分可调节，在分娩过程中可根据宫缩、胎儿下降程度适当调整靠背的角度。

优点：①产妇用力得当，用力时与产轴一致，故比传统的分娩体位可缩短第二产程；②可减少新生儿窒息。

除此之外，准妈妈还可以采取多种体位，如半坐卧位、站立位、蹲位、侧卧位、膀胱截石位或随意体位，具体根据产科情况而定。

准爸爸陪产该做哪些事

越来越多的准妈妈希望生产时，有准爸爸在一边陪产，可是由于缺乏专业的知识，许多准爸爸在陪产过程中常常不知该如何协助产妇生产，反而给医生添乱。因此，准爸爸要学习一些陪产知识，帮助准妈妈缓解痛苦。

陪产前要做这些准备：

❶应该准备好准妈妈和宝宝的必备用品。

❷对分娩要有正确的认识，多向专业医护人员请教。

❸提前查看相关分娩视频。

❹做好心理准备，同时也要关怀和鼓励妻子。

❺别忘了给自己带上干净的衬衣、舒适的鞋、临时充饥的点心。

❻不要因为被准妈妈"拒绝"而失去信心。待产的准妈妈可能会变得急躁易怒，变化无常。她可能因分娩之痛而迁怒于你；上一秒还乐于被你的笑话逗乐，这会儿又嫌你啰嗦。不要对此太在意，因为产妇只是在对正在经历的疼痛做出反应而已。

❼清楚自己该做的事。准爸爸只需要陪在准妈妈身边，不要插手医护人员的处理方式。

有这些状况准爸爸不适合陪产

在产房里陪产与一般的陪伴不一样，血腥的画面、紧张的气氛，对于准爸爸来说无疑是巨大的考验。产床上的情况变化莫测，医护人员需要集中精力观察产妇的每一个小变化，如果作为陪产的准爸爸因为不适而出现意外，对于医生和准妈妈来说都很麻烦。所以，如果不希望自己打乱产妇的分娩节奏，准爸爸要先确定自己是否属于以下两种情况：

❶心理素质差。

❷有晕血症、严重的心脏病及高血压等疾病。

如果不幸你恰好属于其中之一，那么建议你不要勉强自己，在产房外等待新生命的降临也是鼓励准妈妈的方法。

4种常见辅助分娩措施

俗话常说"计划赶不上变化快"。准妈妈分娩时可能会遭遇一些意外，产科医生会根据准妈妈的状况使用一些帮助分娩的方式。准妈妈不必对分娩手术产生恐惧，配合产科医生让宝宝顺利出生才是重要的，下面介绍4种常见的分娩手术。

1. 引产 引产是指用一些化学或物理的手段刺激分娩，加快产程的进行。主要适用于可能会发生危险、需要立即分娩的产妇，如糖尿病、溶血症、早破水或其他状况等。比较常见的是催产素引产。催产素是一种脑垂体激素的合成物，在电子监护下进行静脉点滴，以加强宫缩的强度。

还有一种引产方式是羊膜穿刺术，是指人为地用一根羊膜穿刺针刺破羊膜。这种方法不会使产妇感到疼痛。但是，如果破水之后还是没有临产的迹象，为了防止感染，还是要借助催产素。

引产时会出现一些副作用，比如强烈的宫缩可能导致宝宝缺氧，过量使用催产素可能引起胎盘早剥或子宫破裂。可能会让孕妈妈低血压、心率加快、水肿，也可能会让新生儿出现黄疸等。如果催产素无法起到乐观的效果，就需要采取剖宫产了。

2. 会阴侧切术 会阴侧切术是为了扩大阴道的出口，从阴道向直肠方向切开会阴，以保证分娩在安全时间内完成的一种手术。一般有正中切口和侧切口两种切口方式。一般情况下，医生都会建议你在胎头开始扩张时对会阴进行会阴切开术，但是你也可以不选用此方法，让分娩顺其自然地进行。

会阴切开术之前会进行局部麻醉，准妈妈在手术过程中和缝合时不会感觉到疼痛。会阴切开术一般不会影响以后的性生活，但伤口愈合需要几周的时间。如果准妈妈不希望体验这项"待遇"，最好在孕34周左右开始对会阴部位进行按摩，可以伸展会阴部位的皮肤弹性。

3. 产钳 产钳是产科工具的一种，可以伸入阴道帮助胎儿调整至更有利的分娩位置，使胎儿顺利在产道中下降。主要用于胎儿后位或横位，或者胎儿头部不旋转，以及产妇因为麻醉或体力不支、胎儿有窒息的危险时使用。使用产钳时，可能在接触胎儿的同时擦伤他的头或脸，但在必要的时候使用，可以避免剖宫产。

4. 胎头吸引术 顺产时，一旦胎儿出现异常，就要迅速取出胎儿。胎头吸引术一般用于第二产程，在胎儿头部位置较低的情况下使用。适用于进行胎头吸引术的情况有：

第五章 分娩,迎接最珍贵的感动

❶产妇患心脏病、妊高征等,需要缩短第二产程时间,避免用力过度。
❷胎头位置不正,可以用胎头吸引器协助转动胎位,协助胎儿娩出。
❸第二产程延长。

分娩的正确用力方法

正确的用力方法能促进分娩,缩短产程,并且能缓和子宫收缩所引起的强烈刺激,能让产妇更安全、更顺利地度过分娩。不过,很多准妈妈在分娩的时候,由于紧张、缺乏经验等原因,常常不能正确地用力,给分娩增加了难度。那么,分娩时怎么用力才是正确的呢?

1. 宫缩间歇时及时休息 当宫缩间歇时,准妈妈应该安静地休息,以恢复体力。如果腹压和宫缩力配合得当,整个产程的时间会明显缩短,但是如果用力不当就起不到应有的作用,比如有些孕妈妈拼命地喊叫哭闹,不但消耗体力,造成疲劳,并且导致子宫收缩乏力,影响产程进展。

2. 子宫口全开后吸气用力 产妇的子宫口开全后,会阴部位膨胀,这时准妈妈在宫缩时可以先吸一口气,闭紧喉头,像排便一样用力向下屏气以增加腹压,这样腹内压升高促进宫缩,能够加快胎儿的分娩。

3. 胎头下降到合适位置时 当胎头下降到适合分娩的位置时,医生会及时检查并给你提示是否需要用力。如果宫口未完全打开,即使你感觉有强烈的便意必须用力时,也要忍住,以免造成分娩后期乏力。在宫缩时你记得要张大口呼吸,放松全身肌肉,不能屏气使劲。宫口开全时,你需要配合阵痛,有意识地施加腹压,开始用力生产了。

有些准妈妈会误以为肚子开始痛的时候就要用力了,其实这样是不正确的,在分娩的时候,要避免以下几种错误的用力方法。

1. 在第一产程就屏气用力 孕妈妈如果在第一产程就屏气用力的话,会过早地消耗体力,导致后面产程真正需要用力时反而无法使用力气,而且过长时间屏气容易导致呼吸性酸中毒。

2. 大声喊叫 分娩时大喊大叫不仅不能够减轻临产时宫缩的疼痛,反而可能因为过度换气,导致母体缺氧,胎儿的脑部、脐带、子宫、胎盘循环血

量减少，继发碱血症等等，还会过多地消耗体力，等到真正用力时可能会无力可用。

3. 胎头即将娩出时，仍然向下屏气用力 这样可能会导致胎儿娩出过快，造成产妇会阴部裂伤。

一些呼吸小窍门也能帮助产妇更好地度过分娩：

❶腹式呼吸。当宫缩开始时，用鼻子深深吸气，使腹部膨胀到最大，然后再慢慢地用嘴呼出气体。注意在缓慢吐气的过程中，不要在呼吸到一半时停止呼吸。这种方法在开始宫缩和结束时均可使用。

❷浅呼吸。用口呼气和吸气，吸气的时候只吸到肺的上半部分，10次之后做1次深呼吸，再重复10次。当子宫收缩达到高点时，可以尝试这种方法。

满足这四点，才能任性顺产

怀了宝宝以后，很多准妈妈想要选择顺产，对自己好也对宝宝好。可想要实现这个愿望，需要准妈妈满足一些"苛刻"的要求，一起来了解一下，哪些情况适合顺产吧。

1. 28岁之前适合顺产 胎宝宝要想顺产来到世上，必须要经过准妈妈的产道，因此产道是否有足够的张力是能否顺产的重要依据。女性在24~28岁之间是生育的黄金时间，产道的弹性和张力足够宝宝通过。超过28岁之后，准妈妈的骨盆关节变硬，缺乏韧性，而子宫的收缩力和阴道的伸张力也较差，导致分娩的时间延长，容易发生难产。

但也不是越年轻的准妈妈越适合顺产。小于24岁的准妈妈身体各部位组织发育还不够成熟，特别是骨盆还没有完全固定成形，在分娩的时候对母体和胎儿都不够好，生完之后准妈咪恢复的概率也大大降低。

2. 合理运动容易顺产 生活条件越来越好，准妈妈吃得好睡得好，反而不容易顺产。这是因为合理的运动可以调整准妈妈的情绪，增加血液中的含氧量，加速羊水的更替，更能促进胎儿脑部神经、呼吸、循环系统的发展。适当的运动能改善身体的韧带柔软度，体质也会变得更好。这些都可以缩短产程，增加顺产的可能性。

3. 要有足够的信心 面对不可预测的未来，所有人都会害怕。准妈妈要想顺产，就要对自己有信心。待产前不要看夸大疼痛、血腥的生产视频，这会引起你对生产的恐惧。在生产时要保持稳定的心情，一旦宫缩开始，积极配合医生，相信在医生的帮助下自己会安全、顺利地度过分娩，迎接宝宝的来临。

另一方面，不要被网络上的顺产流言误导，比如顺产之后会造成阴道松弛等等。其实这是不科学的论调，若是被这些误导，必然会对分娩产生顾虑，不利于分娩。

4. 合理饮食增加顺产的机会 许多准妈妈错误地认为，孕期吃得越多越好，体重急速上升，胎宝宝的体重也跟着一路高歌，结果分娩时卡在产道里，无法顺利分娩。因此，准妈妈在孕期要学会控制自己的饮食，不能放开了吃。只要保证每天按时按量进食，少食多餐，基本就能满足准妈咪及宝宝的生长发育了。

当然，满足以上几点并不是说明就能顺利自然分娩了，还要考虑羊水是否过少、是否存在脐带绕颈等现象。总之，在保证母胎健康的情况下，医生也会满足你顺产的请求的。

侧切真的有必要吗

许多准妈妈对会阴侧切心有余悸，想着万一顺产不行还要挨一刀，还不如干脆选择剖宫产。这是很多女性最后选择剖宫产的原因之一。其实，会阴侧切并不可怕，它是一种常见的辅助分娩措施，有助于孕妇的顺利分娩。

1. 侧切到底切哪里 会阴是阴道和肛门之间的部位。平时大概长2~3厘米、厚5厘米，分娩时它可以拉伸至长10厘米、厚1厘米。侧切时，医生会给准妈妈注射局部麻醉药，然后将阴道壁略撑开，将会阴切开。

宝宝娩出后会缝合切口，很多妈妈在做侧切时没有疼痛感，而缝合时却感觉到痛，是因为麻醉的时间和范围有限。如果宝宝和胎盘娩出顺利，缝合切口还在麻醉药作用范围内，缝合就不会感觉痛；如果娩出不太顺利，耽误的时间较长，缝合时麻醉药的作用已经减弱，就会有很痛的感觉。

也许你会好奇,既然准妈妈的身体已经为分娩做好了准备,为何还要对产妇实施会阴侧切术呢?

这是因为大多数第一次生产的准妈妈会阴比较紧,肌肉的伸展性也较差。尤其是当胎儿较大、产妇的分娩比较快时,会阴部位可能会发生深度撕裂,甚至还会影响到产后的排尿排便。在这种情况下,通常医生都会建议产妇做会阴侧切,以减少产妇的身体损伤。

2. 有这些情况的准妈妈需要接受侧切

❶准妈妈会阴肌肉弹性不好、阴道口狭小或阴道有炎症、水肿等,急产时会阴未能充分扩张,宝宝头部娩出时可能发生会阴部严重撕裂。

❷宝宝个头较大,胎位不正,宝宝头部娩出可能受阻。

❸高龄准妈妈或患有心脏病、妊娠高血压综合征、肝病、高度近视的准妈妈。

❹宝宝出现宫内窘迫,胎心发生异常变化,羊水浑浊或混有胎便,为了防止胎儿在产道内受到挤压的时间过长,导致宝宝严重窒息或颅内出血。

❺使用产钳、胎头吸引器助产或足月臀位分娩时。

对于自身条件好、宝宝也配合的准妈妈,是可以不做侧切的。医学研究证明,80%的准妈妈可以避免会阴侧切术,一般不会发生严重的会阴撕裂,但轻度的裂伤不能完全避免。少部分准妈妈的自身条件不太好,或宝宝的状况不良,出于保护准妈妈、尽快让宝宝娩出的目的,侧切还是很有必要的。

第五章
分娩，迎接最珍贵的感动

剖宫产，Yes or No

什么是剖宫产

剖宫产是指产妇在分娩时，通过剖开腹壁及子宫，取出胎儿的生产方式，是外科手术的一种。通常，选择剖宫生产是为了避免因阴道生产可能对婴儿或母亲性命及健康造成损害。

1. 剖宫产的最佳时间 　准妈妈选择剖宫产的最佳时间是孕39周。此时胎儿的身体发育已经成熟，而且遇到阵痛、破水等需紧急剖腹的机会比较少。这期间出生的婴儿与第37周或38周经剖宫产出生的婴儿相比，患各类疾病的风险更小。

美国北卡罗莱纳大学等机构的研究人员在最新一期《新英格兰医学杂志》上报告说，他们对13258名孕妇及其婴儿的情况进行了调查研究。其中有35.8%的产妇选择在第37周或38周剖宫产，49.1%的产妇选择在第39周剖宫产。这些孕妇此前均有过一次足月的剖宫产。

2. 哪些情况需要紧急剖宫产

❶胎盘早剥。胎盘在宝宝出生前已经开始从子宫壁上剥离了，宝宝不出生就会因为缺氧而带来生命危险。

❷宫颈停止扩张，或胎儿停止在产道中继续下降刺激宫缩。如果让产程继续下去的各种措施都无效，就要赶紧剖宫产。

❸胎心不正常。胎儿也许受不了引产或接下来的产程，需要剖宫产。

❹脐带从宫颈脱出来了。此时要立即让胎儿出生，否则脱垂的脐带会阻断宝宝的氧气供给。

出现这些情况的准妈妈需考虑剖宫产：

❶先兆子宫破裂。

❷产前出血，如胎盘早剥、前置胎盘。

❸阴道、软产道、盆腔、宫颈有特殊病变或畸形。

❹胎位异常，如横位、臀位。

❺高龄初产妇（35岁以上）。

❻疤痕子宫。

❼骨盆明显狭小或畸形。

❽妊娠合并症或并发症病情严重者，如妊娠合并严重心脏病、糖尿病、肾病等。

❾做过生殖道瘘修补、陈旧性会阴Ⅲ度撕裂修补术者，或有生殖器官畸形。

胎宝宝出现以下情况，可选择剖宫产：

❶胎儿宫内缺氧。

❷体重超过4千克的巨大儿。

❸胎儿珍贵。

❹脐带脱垂。

剖宫产为什么要备皮：

剖宫产之前，医护人员通常都会给准妈妈做备皮。有很多准妈妈会感觉尴尬，或者有不习惯等诸多担心。其实，备皮的目的是为了减少皮肤细菌数量，降低剖宫产后的切口感染率。

实验证明，将一组按常规要求，剃除上至剑突，两侧至腋中线，下至大腿内侧上1/3的毛发及全部阴毛的产妇，与另一组只剃除腹部及阴阜上1/3毛发的产妇进行对照。实验结果显示，前一组产妇的腹部切口感染率为0.78%，后一组的切口感染率为1.03%。

因此，准妈妈在剖宫产备皮时不要觉得难为情或抗拒，这是为了降低手术的风险，是为你和宝宝的健康考虑。

剖宫产的护理事项

当产妇和胎儿在分娩过程中出现危及健康的意外时,剖宫产是最好的选择,但剖宫产毕竟是一项外科手术,会对身体产生一定的影响。那么,剖宫产后该怎样护理新妈妈,怎么护理伤口,如何在剖宫产后尽快进入做妈妈的状态,并保持健康的身体和轻松的心情呢?

1. 剖宫产与顺产的恢复有差别

❶剖宫产是一项手术,与正常的阴道分娩相比,产后出血量增多,术后易发生感染。

❷剖宫产后不能很快恢复进食,可能会使泌乳减少,使哺乳的时间推迟,不能及时给孩子喂奶。

❸剖宫产妈妈的恢复没有顺产妈妈那么快。通常顺产4天后即可以出院,但剖宫产6~7天伤口才能愈合、拆线。

❹剖宫产的宝宝因为没有经过产道挤压的过程,并发症会比自然分娩的孩子高,尤其是新生儿湿肺等呼吸系统的疾病发生率增加。

2. 剖宫产妈妈的产后护理

❶控制止痛药物的用量。剖宫产后,随着麻醉效果逐渐消退。产妇的伤口开始出现疼痛。此时,为了让产妇能很好地休息,医生在手术当天或当天夜里会用一些止痛药物。但是,止痛药会干扰肠胃的消化功能,产妇最好不要再依靠止痛药缓解疼痛。所以,你要做好一定的思想准备,对疼痛做些忍耐。

❷术后多翻身。由于剖宫产手术会对肠道产生一定的刺激,加上麻醉药的影响,很多产妇都会出现不同程度的肠胀气和腹胀。因此,卧床休息的时候产妇要多做翻身动作,使肠肌蠕动的功能加速恢复,以缓解腹胀。

❸宜取半卧位。剖宫产的妈咪不能像正常阴道分娩的产妇一样,在产后24小时就起床活动。因此,恶露相对不易排出。如果采取半卧位。同时配合多翻身,就可以促使恶露排出,促进子宫复旧。

❹产后尽力排尿。剖宫产后,医生会给产妇放置导尿管,术后24~48小时、待膀胱肌肉恢复收缩排尿功能后将其拔掉。拔管后,产妇要尽量努力自

行解小便，否则，再保留导尿管容易引起尿路感染。

另外，在拔除导尿管后，产妇在身体允许的情况多下床活动，并逐渐增加活动量。这样不仅可促进肠蠕动，还可避免术后肠粘连及血栓性静脉炎形成。

3. 剖宫产后的伤口护理　剖宫产后一定要注意保持创面的清洁和干燥，2周内伤口不能沾水，以免出现红肿导致感染。一旦出现红肿、发热、开裂或化脓等现象，一定要尽快到医院检查。

出院后，产妇可以做轻微运动，要注意防止缝线断裂。多休息，有规律地起床运动，但是不要抱孩子或拿重物，以免挤压到伤口影响愈合。此外还要注意保暖，避免因为咳嗽、恶心、呕吐导致缝线断裂。

4. 剖宫产的饮食护理　一般来讲，剖宫产的妈妈在术后6小时之内不能吃任何东西。因为胃肠的功能被抑制，食物会加重肠道的负担，不仅会造成便秘，而且会发生胀气，不利于康复。

术后6小时可以吃一些好消化的食物，如鸡蛋羹之类的流质食物。术后第一天只能吃一些稀粥、汤等食物，并且不可以多吃。术后第2天，可吃些面条等半流质食物。术后第3天，可以食用普通饮食，但不能吃容易引发胀气的食物。如豆制品、红薯等。产后1周内多吃高蛋白、高热量食物；多吃含粗纤维多的食物，以防便秘加重伤口的疼痛。

5. 伤口愈合后瘢痕的护理　剖宫产的伤口愈合后会留下一条明显的红色瘢痕，通常1年半左右就会变成一条白色的软软的不显眼的瘢痕了，但是有些妈妈是瘢痕体质，就会容易产生明显的伤疤。如果你正好是这种体质，可以在伤口愈合后每天轻轻按摩伤口3~5分钟，可有效减少疤痕产生。

剖宫产的产后恢复操：

术后半个月后，如果产妇身体恢复良好，可以做这些运动：

❶仰卧，两腿交替举起，先与身体垂直，然后慢慢放下来。两腿分别各做5次。

❷仰卧，两臂自然放在身体两侧。屈曲抬起右腿并使其大腿尽力靠近腹部而使腿跟尽力靠近臀部。左右腿交替，各做5次。

❸仰卧，双膝屈曲，双臂交合抱在胸前，然后慢慢坐起成半坐位，再恢复仰卧位。

❹仰卧，双膝屈曲，双臂上举伸直，做仰卧起坐。

❺俯位，两腿屈向胸部，大腿与床垂直，臀抬起，胸部与床紧贴。每次持续时间可从 2～3 分钟，逐渐延长到 10 分钟，早、晚各做 1 次。

剖宫产 VS 顺产

分娩在即，准妈妈可能会纠结，到底要采取哪种分娩方式，是要顺产还是剖宫产呢？哪个更痛？会对身体产生什么样的影响？一起来了解一下顺产和剖宫产的对比，看看两种生产方式的痛点有什么不同。

顺产三大经典痛：

❶私处撕裂痛。科学实验证明，女性顺产的疼痛是人类身体忍耐疼痛的极点，是一种难以想象的痛。现在男性可以借助科学设备体验分娩的痛，据医生透露，多数男性能承受的疼痛等级大概在 3～5 级。然而，女人生产的疼痛等级达到 10 级。

❷排尿排便痛。顺产虽然无须插尿管，但是很多妈妈因为怕疼而憋着不上厕所。为了健康起见，顺产妈妈应克服心理障碍坚持排尿排便。

❸产后宫缩痛。不管是剖宫产还是顺产，妈妈们难免都要经历产后宫缩痛。有时甚至需要通过按摩或热敷才能减轻一些疼痛。而且让妈妈们崩溃的是，还不能吃止痛药缓解，因为吃了也没用。

要比较是剖宫产痛还是顺产痛，答案是没有可比性。因为两者痛法不一样，不过如果按照时间阶段来区分，两者还是有一些不一样。

顺产的瞬间疼痛等级更高，不过，顺产后的疼痛期比较短，妈妈身体恢复得更快。而剖宫产是需要麻醉的，妈妈们当时不会感觉到太多痛苦，直到产后才会慢慢恢复知觉，当腹空痛、伤口痛、宫缩痛，各种痛汹涌而来时，产妇会承受更久的疼痛期。

剖宫产的好处：

❶如有胎位不正、胎儿窒息、胎儿过大、准妈妈患有妊娠期合并症等情况，应该优先选择剖宫产。

❷减少阵痛。很多准妈妈在分娩时宫口无法完全张开，若在这个时候进行选择性剖宫产，能够减少准妈妈的痛苦。

❸合并处理其他疾病。在必须进行剖宫产的情况下，如果准妈妈腹腔内有其他疾病，如合并卵巢肿瘤或浆膜下子宫肌瘤，可一并处理，减少日后的手术治疗。

❹可进行节育手术。进行剖宫产后，如果准妈妈有节育的需要，能够一并进行。

顺产的好处：

❶产后恢复快。一般来说，顺产的妈妈当天就可以下床走动。3~5天可以出院，产后恢复快，花费较少。

❷利于哺乳。顺产的妈妈在产后可比剖宫产妈妈更早进食，有利于喂哺母乳。

❸伤害小。相对于剖宫产而言，顺产分娩产生的伤害主要是会阴部位，伤害性比较小且容易恢复。

❹并发症少。剖宫产在临床上可出现比较多的并发症，而顺产的并发症较少，这也是顺产更安全的原因。

❺对新生儿有好处。对新生儿来说，产道的挤压可以锻炼肺功能，刺激神经的发育，出生后身体功能的发育也较好。

❻利于腹部恢复。很多妈妈在产后有腹部大的问题，而顺产能刺激母体分泌催产素，加速子宫收缩，帮助腹部恢复平坦。

剖宫产对宝宝的副作用：

❶因为没经过产道的挤压，湿肺的发生率高。

❷由于没有经过产道的挤压和产道细菌，直接接触外界，免疫力会比自然分娩的婴儿差。

❸缺乏产道的刺激，新生儿的神经及呼吸系统发育受影响。

❹手术中的器械和操作容易造成婴儿皮肤划伤和骨折。

❺剖宫产的宝宝更容易发生多动症。

综上所述，到底是选择剖宫产还是选择顺产这个问题，各位妈妈可以自己做出判断，两种生产方式都各有优点，你可以据自身的具体情况选择适合自己的分娩方式。

剖宫产妈妈的身体变化

经历剖宫产术后,产妇的身体会发生一些变化。身体会逐渐恢复到怀孕之前的状态,身体的各种功能也会慢慢恢复正常。但在恢复的过程中,产妇可能会遇到一些障碍。一起来了解一下可能出现的问题,以便顺利度过恢复期。

1. **母乳逐渐产生** 宝宝出生后,产妇的身体会释放激素促进子宫收缩,刺激初乳的产生。手术结束之后给宝宝喂母乳时,你可能会发现宝宝因为太困而不能正常吮吸,这有可能是受麻醉的影响。可以抚摸宝宝,每隔几个小时试着给他喂奶,唤起小宝宝的吮吸兴趣。

2. **排尿次数增加** 剖宫产时,由于手术可能对膀胱产生伤害,产妇会感觉自己排尿的次数增加了。不必担心,这种情况会慢慢恢复。有的妈妈还会发现自己在打喷嚏或是咳嗽时,会发生漏尿,这是由于压力性尿失禁引起的。正常情况下,骨盆的神经、韧带以及肌肉共同控制着膀胱的收缩,膀胱的过度拉伸或是伤害就可能会导致尿失禁。尿失禁在顺产的女性中更常见,但是剖宫产的女性中也有出现的。

3. **肠胃功能紊乱** 受麻醉的影响,妈妈们会出现便秘的症状。定时的散步和轻微的运动可以缓解便秘,当然,最好的办法是听从医生的建议。

4. **其他影响** 和大多数手术一样,从长远来看,剖宫产也会有一些副作用。有的是切口处丧失知觉,有的神经会受到伤害。如果感觉有任何不适,一定要及时与医生沟通。

辣妈进行时：做好产后护理

新妈妈饮食要清淡

生产之后，妈妈们最关心的问题就是怎样才能恢复到孕前的身材。在你想着如何才能瘦身之前，先思考一下，当你大吃大喝 9 个月之后，想要恢复产前的体形会需要多长的时间。因此，妈妈们不要着急恢复身材，"欲速则不达"，反而会影响身体的恢复。

妈妈们可以从调整饮食开始，逐步实行瘦身大计。

生产之后，你的身体会变得虚弱，气血不足，精神不济，而且还有嗷嗷待哺的小宝宝需要喂养。所以，准妈妈需要补充大量的营养保持充沛的体力。那么怎样吃东西才是科学健康的呢？

1. 原汁原味的食物最可口　生产之后，妈妈们不能够吃太重口的食物，过多的盐分和调味料会影响肠胃消化，而且刺激性的食物会使妈妈的皮肤受到影响，还会导致内脏下垂，给身体带来危害。另外，这些刺激性的食物会通过乳汁输送给宝宝，而新生儿脆弱的肠胃消化不了这些刺激性食物。所以哺乳期的妈妈饮食要清淡，对你好，也对宝宝有利。

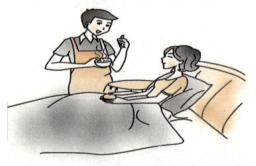

2. 蔬果不能少　生产后，产妇除了要补充肉类和高蛋白的食物之外，还要注意营养均衡，多吃些蔬果，帮助滋养肠胃，补充维生素。可以吃些苹果、

青菜、香蕉、菠菜等食物，这些都是非常好的绿色食物。

3. 营养适量　虽然产后要补充营养，但是也要注意适量，如果吃得太多，营养过剩的话，会使得身体变得肥胖，引发高血糖、高血脂等疾病，甚至会导致厌食。所以，哺乳期的妈妈只要保证每天摄入的营养足够就好。

4. 别忘了补血　分娩会使产妇丢失大量血液，在产后如果不好好调理，会容易贫血。因此，产妇要多吃些红枣、桂圆、枸杞、当归之类的食物来补充气血，帮助恢复健康，养成好气色。银耳红枣莲子汤、枸杞茶、当归排骨汤、桂圆粥都是美味又健康的食物，可以换着花样吃。

产后光吃不胖的窍门

哺乳期的饮食不仅关系到妈妈的身体恢复，还会影响宝宝的营养摄入。不少妈妈都把这个阶段的进补理解为大吃、大喝、大补，最后瘦不下来。其实，调理的关键是营养物质的摄入，太油腻的食物反而不适宜产妇。

1. 每天65克蛋白质　对于新妈妈来说，充足的蛋白质可以帮助分泌乳汁，特别是宝宝现在处于快速生长期，蛋白质是维持身体发育的基础物质，也是身体细胞的重要组成部分，所以哺乳期的妈妈要在平常每天50克蛋白质的基础上再增加15克。对产妇来说，蛋白质还有一个重要的功能：促进伤口愈合。

2. 每天30毫克铁　含铁的食物能调理气血，正常人每天需要摄入15毫克的铁，哺乳期的妈妈则需要摄取30毫克。可以多吃红色的肉类和猪肝、鸭血、猪血等食物，水果中的苹果、樱桃、梨、香蕉、龙眼，蔬菜中的红苋菜、紫菜等都是补铁的优质食物来源。

3. 适量脂肪有必要　虽然产妇不适合吃太油腻的食物，不过脂肪是人类基础营养素之一，也是脑组织的重要成分，约占脑重量的50%，对宝宝来说是非常重要的成长营养。所以产妇要摄取一定的脂肪。

4. 新妈妈适合吃的食物　月子里需要忌口的食物其实并不多，产妇喜欢吃什么都可以吃一点，只要不一次大量食用就没有问题。其中，有些食物特别适合新妈妈食用。

鸡蛋：鸡蛋营养丰富，且很容易被消化吸收，对于新妈妈身体康复和母乳分泌都有好处。可以多变化做法，煮鸡蛋、蒸蛋羹等都可以。

各种荤素汤品：汤品容易消化，水分含量足，对保护肠胃和促进泌乳都有益。几乎所有食物都可以入汤食用。

粥类：大米粥、小米粥新妈妈都可以吃。粥里可以加入各种材料，如肉末、鸡汤、赤豆等，让营养更丰富。

牛奶：牛奶含有丰富的蛋白质和钙、磷及维生素 D 等，新妈妈每天可喝 500 毫升。

红糖：红糖补铁补血，一直都是月子里的明星食物，但是不宜大量、长期食用。恶露排尽之前食用，会增加恶露量；长期食用则容易引起肥胖。可以在恶露排尽后食用 10~15 天。

温开水：新妈妈适当喝温开水可补充身体在分娩时和产后大量出汗流失的水分。正确的喝水法是少量多次，每次喝 2~3 口，隔 1~2 个小时喝 1 次。

产后别忘了补充维生素

坚持母乳喂养的妈妈至少要在产后第一个月里继续服用维生素。因为产后的饮食不一定能完全提供足够的营养，为了确保宝宝的健康，你可以适当额外补充一些维生素。

钙：即使你有在继续使用复合维生素补充钙质，但你仍然需要每天补充三份富含钙的食品，如牛奶和奶制品、鱼或高钙食物。推荐的剂量为每天 1000 毫克，最多不要超过 2500 毫克。因为超过补钙的安全上限，多余的钙可能会引起肾结石、高钙血症和肾功能不全综合征，而且会影响身体对铁、镁、磷、锌等元素的吸收。

维生素 D：骨骼的生长离不开维生素 D，它还可以帮助身体吸收钙。研究表明，它可以帮助降低骨质疏松、高血压、糖尿病和一些自身免疫性疾病的风险。推荐每天补充 600 个单位即 15 微克维生素 D，但不要超过 100 微克，因为过量的维生素 D 有损伤肾脏的危险。

DHA：学名二十二碳六烯酸，俗称脑黄金，是一种对人体非常重要的多不饱和脂肪酸。对大脑、神经、视觉细胞都有很大的帮助，对婴幼儿大脑和视觉系统的发育起到重要的作用。母亲的饮食决定宝宝对 DHA 的摄取。如果你的饮食中不包含鱼或其他含 DHA 的食物，就要考虑额外补充。推荐的剂量为每天 200~300 毫克。

1. 维生素对产妇的重要性　维生素是维持机体正常代谢和生理功能所必需的物质，存在于食物中，人体无法自行合成。研究证明，维生素虽然不参与机体组成，也不提供能量，但不同的维生素有各自的生理功能，不仅能够防止多种疾病的发生，还能预防多种慢性退化性疾病。分娩后妈妈们的身体较为虚弱，还要哺乳婴儿，一旦缺乏维生素，更容易患病，所以产妇有必要补充维生素的摄入。

维生素从分解方式来说，可以分为脂溶性维生素和水溶性维生素，脂溶性维生素有维生素 A、维生素 D、维生素 E、维生素 K 等，它们能够溶于脂肪及脂溶剂，B 族维生素多为水溶性维生素，能够溶于水。

2. 富含维生素的食物　维生素是一个大家族，有 A、B、C、D、E、K 等成员。老一辈的习惯是坐月子不宜吃水果，有的甚至认为连蔬菜也不能吃，认为蔬果寒凉，不利于产妇恢复，但其实蔬果才是维生素的良好来源。

富含维生素 A 的食物中，动物性食物来源于肝脏、奶油、蛋黄、鱼类，蔬菜中的黄绿色蔬菜如胡萝卜、地瓜、南瓜、芒果、芦笋、菠菜、西蓝花。维生素 B_1 存在于谷类、坚果、麦片、瘦肉、肝脏、牛奶、蛋黄等食物中。维生素 C 大多存在于绿色蔬菜和红黄色果蔬中，例如番石榴、奇异果、番茄、柑橘、彩椒、菠菜、西蓝花等。

催乳汤不能盲目喝

为了给宝宝提供充足的"粮食"，许多妈妈都会选择催乳汤帮助下乳。但是，产后什么时候开始喝，怎么喝"催乳汤"，需要因人而异，不能照单全收。喝催乳汤时，妈妈们要掌握以下两点：

❶ 掌握泌乳的规律。一般来说，产后 3 天内产妇开始分泌乳汁，但这时的乳汁黏稠、略带黄色，是珍贵的初乳。初乳进入婴儿体内使婴儿体内产生免疫球蛋白 A，从而保护婴儿免受细菌的侵害。但是，有的新妈妈不知道初

乳的优点，认为它没有营养而挤掉，这是错误的。初乳的分泌量不多，加之婴儿吮吸功能较差，可以试着让宝宝反复吮。大约在产后的第4天，乳腺开始分泌真正的乳汁。

从分娩后的第3天开始喝催乳汤比较合适，这是有一定道理的。若新妈妈身体恢复良好，且初乳较多，可推迟催乳汤的食用，喝的量也可相对减少，以免乳房过度充盈淤积而不适。

❷剖宫产妈妈不要急于用催乳汤下奶，这种做法是不可取的。因为剖宫产妈妈本身下奶就比较晚，容易发生乳腺管不畅通的问题，加上刚出生的宝宝胃容量小，吃得少，如果催乳过早，大量奶水淤滞于乳腺导管中，会导致乳房胀痛甚至感染化脓。因此，产后一到两周再开始喝汤催乳比较合适。

妈妈们在喝催乳汤时，不能只讲究量的多少，还要考虑质的高低。传统认为产妇应该多喝汤、少吃肉，营养都在汤里面。而最近的研究发现，民间一致认为最有营养，煲足8小时的老火靓汤其汤的营养仅占20%。所以科学的观点是汤要喝，也要吃汤料。

"催乳汤"里加补药会更有效？

俗话说药食同源，有的产妇认为在催乳汤中加点儿人参、黄芪、枸杞等中草药既有利于产妇恢复体力，又能帮助下奶。事实上，催乳汤里加补药要慎重，不要胡乱加。一般不主张用参芪、当归之类的补品，相对而言，桂圆、栗子、枸杞、山药等更为温和。而且还要根据产妇的身体情况决定添加补药的种类。

事实上，各种眼花缭乱的催乳汤只是一种辅助下奶的手段，真正要使奶汁分泌多起来，还是需要尽快开奶。宝宝不吸吮，母亲感受不到任何刺激，身体就不会接收到泌乳的信号，于是就不分泌乳汁，所以一定要让孩子早点吸吮妈妈的乳头。

催奶汤最常用鱼做汤料，煮沸后适当调味就可以，不一定要喝老火汤。另外花生猪脚汤也可以帮助下奶，促进乳汁分泌，但猪脚中蛋白质分子量较大，不利于人体吸收建议晚一点再吃，产后先喝鱼汤，想换口味时再换猪脚汤，不要让饮食太单一。

躺月子的误区

传统的坐月子习惯要求产妇要少动多躺，这样才能休息好，以后身体才健康。但现在的医生却建议产褥期的女性要适当走动，整天躺在床上不利于产后恢复。常言道"不听老人言，吃亏在眼前"。是长辈们的亲身体验更可信，还是有科学依据的现代医学更靠谱？

1. 产后躺着不动增加子宫下垂的风险 女性在怀孕过程中，子宫随着胎儿的增长不断被挤压撑开，比正常的体积大了许多，产后需要很长一段时间才能收缩恢复。长期躺着，膀胱会压迫子宫，原本子宫就因生产时置后下垂，继续加压的话子宫的负担没能减轻，对子宫的恢复很不利，因此需下床适当运动，有利于子宫的恢复。

2. 躺着不利于胃肠消化 正常情况下产妇每天都要排便一次，如果长期躺在床上不动，运动量减少，胃肠蠕动减少，再加上产后一般都会进补一些营养丰富的食物，这样容易导致产妇腹胀、消化不良，引起便秘。月子期内可以适当走动，以个人感觉和体力而定，觉得走一下轻松舒服就走多一点，如果觉得有点累就休息，自己来决定。

3. 不开门窗通风 传统观念认为月子里不能吹风，于是产妇和宝宝的房间一般都是密不透风。看书说伤眼睛，看电视就更伤眼睛了，只能吃了睡，睡了吃，想开窗户换换气都不行。其实这样是不对的。开门开窗能让房间的空气流通起来，减少细菌的滋生，有阳光照射的房间更好。产妇要注意室内环境卫生，天气炎热就要采取降温措施。当然，不宜让风扇、空调对着产妇直接吹。

4. 不吃盐与姜、蒜、酱等调料 传统观念认为新妈妈不能吃姜、蒜、酱等调料，否则容易发生产后尿失禁。其实，许多新妈妈产后尿失禁的原因是生产时胎儿挤迫产道，使得膀胱、尿道的肌膜受伤，与调料没有关系。新妈妈在生产过程中出汗较多，体内水分和盐等消耗过大，适当摄入盐对新妈妈是有益的。姜、蒜、酱等调料不但能使食物美味好吃，还具有杀菌等作用，更是产妇所不能缺少的。

5. 产后 1 个月就可以同房 有很多夫妻认为产后 1 个月就可以同房。实际上分娩对女性子宫内膜造成的损伤一般要 6 周才能愈合，子宫颈口需 8 周才能关闭，会阴愈合也需 7 周时间。因此自然分娩者需要 2 个月才能同房，剖宫产或难产的产妇产后 3 个月以后能同房。

6. 产后 24 小时再开奶　新妈妈出于爱美的考虑，为避免将来乳房松垂，产后 24 小时才开奶。事实上婴儿在产出过程中经过一番挣扎，体能消耗很大，新妈妈应尽早给新生儿开奶。这样不仅有利于婴儿发育生长，还能避免产妇发生乳胀，避免乳房松垂。一般情况下，产后半小时就可以给婴儿哺乳。

产后补钙，做有"骨气"的女人

怀孕期间孕妇要为胎儿提供 40 克的钙，而产后的母乳喂养还会消耗母体更多的钙质。缺钙容易发生骨质疏松，进而出现轻微驼背，骨折的危险增大。因此，希望自己能风采依旧，又希望宝宝健康成长的妈妈，在产后恢复体形的过程中一定要注意补钙。

1. 从饮食中摄入钙　营养专家认为，产妇坐月子期间要摄取 800 毫克的钙。首先考虑的是从饮食中摄入足够的钙，在注重食补的同时，可以适当服用钙剂以达到最优的补钙效果。

2. 多食盐不利于补钙　过多地摄入盐不利于骨骼健康。肾脏排除多余钠元素的同时也会加速钙的流失。新妈妈一定要采取简单的烹调方式，选择清淡的饮食，这才是保证骨骼健康的正确做法。夏季流汗多，每天食盐用量在 6~8 克，寒冷的秋冬则不宜超过 6 克。

3. 多去户外走走　骨骼健康最重要的滋养除了食物，还有太阳光。新妈妈可以每天带着宝宝到户外做 30 分钟的"日光浴"，裸露的皮肤合成的维生素 D 能促进肠钙吸收、骨钙生长。

4. 含钙高的食物

❶牛奶。每 500 克牛奶中含钙 600 毫克，还含有多种氨基酸、乳酸、矿物质及维生素，促进钙的消化和吸收。而且牛奶中的钙质容易被人体吸取。因此，牛奶应该作为产妇日常补钙的主要食品。其他奶类制品如酸奶、奶酪、奶片，都是良好的钙来源。

❷海带和虾皮。海带和虾皮是高钙海产品，每天吃上 25 克，就可以补充 300 毫克的钙。并且它们还能够降低血脂，预防动脉硬化。海带与肉类同煮或是煮熟后凉拌，都是不错的美食。

❸豆制品。大豆是高蛋白食物，含钙量也很高。500 克豆浆含钙 120 毫克，150 克豆腐含钙就高达 500 毫克，其他豆制品也是补钙的良品。

选择优质补钙产品的技巧：

❶查看批号。是否有中华人民共和国卫生部批准文号和卫食健字的批准文号。

❷了解其所含的成分。目前市场上的补钙产品主要以碳酸钙、乳酸钙、柠檬酸钙和葡萄糖酸钙等成分为多。不同的是，有些是以动物的骨骼或珍珠粉、贝壳等作为食材，有些则是化学合成的。其中以碳酸钙制剂的补钙产品最好。

❸选择合适的剂量。补钙产品中钙元素的含量差异很大，少则每片含 25 毫克，多则含 500~600 毫克。所以应结合自己的需要量来选择。

5. 产妇补钙的 3 个误区

❶骨头汤可以补钙。产妇喝骨头汤可以补充一部分钙，但骨头汤中的钙含量很少，远远不能满足产妇对钙的需求。

❷单吃钙片就可补钙。钙的吸收还需要靠维生素 D 的参与，否则补再多钙也无用。

❸牛奶与钙片混在一起吃。混在牛奶中的钙只能被人体吸收 20%。

正确的补钙方法是，在晚上临睡前或餐后补充钙剂。晚上睡前服用可防止夜间血钙浓度下降引起的抽筋，而且对于改善睡眠质量也有较好的效果，睡前和餐后补钙也更有利于钙的吸收。钙剂的服用量一次不宜超过 500 毫克，否则会影响吸收。

产后风湿，预防比治疗重要

部分产妇在分娩后因疏忽或条件限制，落下了产后风湿的毛病，导致身体健康度下降，甚至倍受折磨。其实，产后风湿可通过生活中的一些细节来预防，与治疗相比，预防所付出的代价要小得多。

1. 什么是产后风湿 产后风湿是指产妇在月子期间因护理不到位,受寒所导致的寒气侵体,或是过多碰水导致的湿气入体等原因引起的风湿病。与其他风湿不同的是,产后风湿者抽血化验检查类风湿因子,其血沉结果大多数为正常。使用抗风湿药物治疗后无效果,说明该病既属于风湿类疾病,但又与产后血虚、风寒湿邪入血脉有关,故而将其称为"产后风湿病"。

2. 为何女性产后容易患风湿 想想分娩时的场景,产妇汗如雨下,此时的你身体很虚弱,如果没有及时换下被汗打湿的衣物,湿冷的衣服穿在身上就会让寒气有机可乘。产后的居住环境之所以要求有一定的采光,是因为过于阴暗湿冷的环境会增加产妇患风湿的风险。另外,过度劳累也是易患风湿的原因。

3. 怎样判断产后风湿 产后风湿症状一般表现为气血不畅、畏寒、食欲下降、忧郁多愁。全身关节出现酸疼,手、脚、腰、肩膀、脚底有酸疼、麻痹、怕冷的感觉。还会出现持续不断的感冒,甚至出现持续发热的现象。

产后风湿患者大部分都怕凉怕风,严重的有冰凉感觉,肌肉组织僵滞,活动关节不灵活,疼痛等。严重时,还可能会引发风湿性心脏病等并发症。形成这种病的患者大部分都缺乏产后风湿的防护知识,才导致了严重的后果。当产妇出现以上症状时,要多加照顾自己,注意保暖,以免病情加重,最好是在月子结束后就进行一些药物性的治疗。

4. 怎样预防产后风湿

❶产后要及时将汗湿的衣服换下来,注意保暖。

❷月子期内要尽量避免冷风直接吹,尤其是夏季使用空调时。

❸尤其是到了夜晚,要做好子宫的保暖,最好穿保守些的睡衣,不要露出手脚。产后要注意充分休息,睡得好,吃得好,休息好,才能增强抵抗力。

❹产后不建议过早操劳,就算是要处理家务也只能做一些轻松的活,不能干体力活。

❺产后月子期不宜过多活动身体各部位的关节,可以适当地散步,或是做产后瑜伽,但不能过量运动。

❻产妇不要住在潮湿阴冷的房间里,屋子里的采光要充足,新妈妈可以在房间里多晒太阳(应该开窗)。房间要注意卫生,空气新鲜,通风良好,即

第五章
分娩，迎接最珍贵的感动

使在冬季也要有一定时间开窗通风，保持空气新鲜。

❼生完宝宝的当天最好不要洗澡，可用温水擦浴。坐月子期间，新妈妈一定要注意自己的个人卫生，要适当地洗澡，但是一定要注意每次洗澡时间不宜过长，一般5~10分钟即可，洗澡水温保持在35~37℃左右，室内温度要在22~26℃左右。沐浴、洗完头发最好赶快在房间内擦干、吹干，注意不要着凉。

用科学的方式坐月子，不但可以让新妈妈的身体更健康，远离产后风湿病痛的侵袭，还有调整体质、预防腰酸、恢复身材等效果，所以新妈妈在产后一定要坐好月子，保持健康的身体素质。

月子里特殊的日常起居

放松身体，元气恢复得更快

尽管新生命的诞生让新妈妈无比兴奋和感动，但随之奔涌而来的是巨大的疲惫感，分娩消耗了太多的精力，新妈妈会觉得整个人都很虚弱，浑身一点力气也没有。对新妈妈来说，坐月子是休养生息、恢复元气的重要时机，一定不能错过。坐月子时活动能力小，容易枯燥，新妈妈可以试着放松身体，做一些轻微的运动，不仅能让身体恢复得更快，还能让月子生活变得精彩。

1. 放松身体的小动作

准备两条柔软的毛巾，一条放在颈部，一条放在腰部，可以避免腰腹和颈部肌肉在运动中发生扭伤和受到刺激。

颈肩式

❶平躺后，屈膝，放松肩、背、颈部，脊椎尽量贴在床上，上半身处于放松状态，不要有一丝丝的收紧感，越松弛越好。头部向左转动，停留5秒，保持自然呼吸。

❷头部回正，反方向转向右方，重复2~3次。每个方向需要多停留一会儿。

❸做头部练习可以放松颈部肌肉，也可以闭上眼睛，联想整个动作的过程，动作一定要缓慢，不能过快。

抬头式

❶双手重叠，放于自己的下腹处。

❷吸气，收紧会阴，抬头看腹部，保持均匀呼吸，坚持5~8秒。

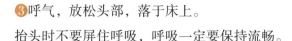

❸呼气，放松头部，落于床上。

抬头时不要屏住呼吸，呼吸一定要保持流畅。

提肩式

❶手臂向上抬起与床面垂直，用手臂的力量带动双肩向上。

❷让肩膀离开床面，多停一会儿。

❸缓慢回到起点，重复4~8次，每次上为吸气、下为呼气。

当肩膀上提再落下，双肩会感觉到很舒服，这个简易动作能舒缓肩背的肌肉和韧带，恢复身体韧性。

2. 利用按摩帮助身体恢复 除了做一些舒缓身体的运动，帮助放松心情和身体，妈妈们还可以尝试一些按摩手法，也能起到促进身体恢复的效果，并且还能调节你的心理情绪，用更平和的心态度过月子期。

❶胸部按摩。从胸部上方到颈部的这片皮肤和肉，将决定你的乳房下垂与否，每天由下往上按摩胸部12次，可以让你的胸部更加健美。

❷臂部按摩。从手肘到肩膀，这个部位很容易因堆积脂肪而显得松松垮垮的，新妈妈们不妨利用食指和大拇指，由下往上轻轻捏臂部，反复按摩12次，手肘至腋下也一样。

❸腹部按摩。新妈妈要待身体复原后，才能开始进行此项按摩。两手由下往上做螺旋状按摩腹部，反复做12次。

❹臀部按摩。月子缺少运动，容易造成臀部松弛下垂。可利用手指关节处，握拳，由下往上做螺旋状按摩臀部两边，各重复12次。

❺腿部按摩。用大拇指和食指，以压按的方式，从脚踝向上按摩到膝盖，以及膝盖到大腿的这两个部位，各重复按摩12次。

3. 瑜伽锻炼身体韧性

前俯身式

❶站好，两条腿靠紧，抬头挺胸，两手按摩大腿内部。

❷呼气，双手向上伸直，掌心翻转向上。

❸呼气，慢慢地倾斜上半身，直到双手触地，身体尽量贴向双腿。停住5~10个呼吸，然后慢慢回到原位，重复10~20次。

船式

❶坐在地上，保持上身直立，然后伸直双腿，手保持原地不动。

❷吸气，双臂向前伸展，与地面平行，上身微微向后倾。

❸吸气，双臂向前伸展，与地面平行，上身微微向后倾。

❹呼气时，双腿向上抬起，膝盖微曲，小腿平行地面，脚背绷直，双手扶住小腿，保持动作15秒，然后慢慢放下双腿双手。重复动作10~20次。

猫式

❶放松全身，跪坐在地上，脚板勾起，腰背挺直。

❷深呼吸，然后将手臂向前伸直，上身向前倾。

❸吸气，臀部抬起，滑手伸至前方，额头贴地，保持动作15秒。然后臀部坐下，回到坐姿。重复动作10~20次。

❹新妈妈要注意的是，即使以上这些运动都很轻微，但也要做好准备工作。运动前排空膀胱，选择硬板床或榻榻米或在地板上做；穿宽松或弹性好的衣裤，而且不要在饭前或饭后1小时内做；注意空气流通，别忘了补充水分。还有，做运动时要缓慢进行，每天早晚各做15分钟即可，身体不适时不要勉强自己，若有恶露增多或疼痛增加需暂停，等恢复正常后再开始。

产后第一次排便要重视

新妈妈顺利度过分娩后，还有一连串"关"等着你去闯，除了乳房胀痛、阴道疼痛、耻骨痛等不适之外，由于生理原因，女性分娩后的第一次大小便也不会像平常那样容易。

1. 产后小便的3个障碍

❶分娩时腹部阵缩的疼痛，会阴切开的疼痛，都会使尿道括约肌引起反射性的痉挛性收缩。对疼痛较为敏感的产妇，排尿（便）时稍微遇到一些困难或增加腹压，便会产生畏惧心理，容易发生尿潴留或便秘。

❷习惯问题。通常情况下，我们是坐在马桶上或蹲着解便的。分娩后，根据病情需要，有的需在床上解便，因不适应这种方式，有的新妈妈会发生尿潴留。

❸生理因素。分娩时，胎头先露部分对膀胱和尿道的压迫，引起器官充血、水肿，使尿道变窄受阻，妨碍了排尿，加重了尿潴留。此外，产前腹壁由于长期处于紧张状态，一下子变得松弛，使膀胱失去限制而扩张，膀胱张力降低也易导致尿潴留。

新妈妈的胃肠张力较低，食欲欠佳，加上活动少，肠蠕动减弱，产后腹肌和盆底肌肉松弛，收缩无力，腹压减弱和体质虚弱等原因，无法顺利排便，产后可能出现大便困难。

为了预防便秘和尿潴留，新妈妈应在产后4小时之内强迫自己小便的。一般来说，通过神经的调节和意志的控制，是可以使尿道括约肌痉挛得到缓解而解出小便的。不习惯躺在床上使用便盆的产妇，可以起床排尿，或坐在床上小便。还可以用热水袋热敷腹部膀胱区，以消除黏膜充血、水肿；也可用手按摩腹部，对膀胱施加压力，帮助排便。如果这些方法无效的话，可采取打针、服药或插导尿管等方式帮助排便。

2. 小便困难的护理方法

❶尿袋不可上提超过腹部（膀胱位置）或放置在地上。

❷摄取足够水分，避免尿液颜色深黄。

❸避免拉扯导尿管，而产生血尿。

❹避免压折或扭转尿管，造成尿路不通。

❺尿管粘贴处与尿袋悬挂处应为同一方向。

❻尿管应放置于膝盖下方，不可高过膀胱。

❼如有任何不适（如膀胱胀、血尿、疼痛），应立即通知医护人员。

❽导尿管要等到产妇慢慢练习起床、站立、走路之后才能拔除。

❾3～4小时要排尿1次，并注意排尿时是否有灼热或刺痛的感觉，以防尿道感染。

3. 便秘的护理方法

❶勤喝水、早活动。由于产后失血，肠道津液水分不足，以致造成便秘，而勤喝水，早活动，可增加肠道水分，增强肠道蠕动，预防便秘。

❷少食辛辣、精细食物，多食粗纤维食物。一些妇女产后怕受寒，不论吃什么都加辣椒等刺激性调料，这样很容易发生痔疮。同样，过多吃精细食

物,也容易引起便秘。因此,产妇要多吃含粗纤维丰富的食物。

❸勤换内裤、勤洗浴。保持肛门清洁不但能避免恶露刺激,还能促进肛周血液循环,消除水肿,预防外痔。

❹早排便,用开塞露。产后应尽快恢复产前的排便习惯。一般3日内一定要排1次大便,以防便秘;产后妇女,不论大便是否干燥,第一次排便一定要用开塞露润滑粪便,以免撕伤肛管皮肤而发生肛裂。

真的不可以洗头洗澡吗

常常听老一辈的人说"月子不能洗澡",但如果新妈妈因为听了这样的话而强忍着身体发臭的不适,那就没有必要啦!专家强调,坐月子不洗澡的说法已经过时,现在的科学生育理念是鼓励产后洗澡的。因为分娩的时候,产妇会出很多汗、分泌很多油脂,如果带着这些汗液和污垢一直度过月子期,不仅自己难受,影响心情,这些污垢还会阻碍皮肤的新陈代谢和血液循环,对新妈妈的健康没有好处。

其实,长辈们之所以坚持产妇不能洗澡,是从保暖的角度考虑,担心产妇着凉,这点无可厚非。不过就现在的生活条件而言,完全可以提供足够的保暖措施,所以产妇是可以洗头洗澡的。

1. 产后洗澡有益健康 生完宝宝后,妈妈的身体会很虚弱,流汗也会增加,不过不用担心,过多的出汗是身体的自我修复,是产后内分泌变化的正常现象,它还有个专有名词叫产褥汗。除此之外,产妇下身的恶露也会散发异味,乳汁凝固在身体上也是一种污垢。这些无法避免的情况都会给产妇的健康埋下隐患。所以生完宝宝后,妈妈们及时洗澡有益健康。

2. 洗澡会不会对身体造成伤害 目前的研究结果显示,产后淋浴不会对新妈妈的健康产生不好的影响,无论是体温、血压还是恶露的情况,都是在正常的范围内波动。因此,想要洗澡的妈妈可以放心行动。

3. 产后应该怎么洗澡洗头 虽然产后可以洗澡,但新妈妈不要认为可以像平常那样洗,需要注意一些事项。在沐浴方式上,淋浴是最佳的选择,因为盆浴时阴道会与不干净的洗澡水直接接触,导致感染。在温度控制上,比较适合的水温是37℃左右，室温是22℃左右。

顺产的妈妈在没有会阴切口的前提下，可以在2~3天内洗澡，而剖宫产的妈妈则要慎重了，伤口没长好之前不能接触水，以免感染。另外，妈妈们洗澡前要吃点东西垫一垫肚子，不要洗太久，5~10分钟就好，以免发生头晕、滑倒的现象。

若实在觉得身上味道太重，剖宫产妈妈可以选择擦浴。准备一条柔软的毛巾，用热水浸湿并拧干，擦拭污垢比较多的皮肤，注意避开伤口。夏天天气比较热，可以早、晚各进行一次擦浴。

4. 月子洗头需要注意以下几点

❶洗头时可用姜水煲开后放至40℃左右，洗时放少量洗发水并用指腹按摩头皮，冲洗3次以上。

❷洗完头后及时把头发擦干，再用干毛巾包一下，避免湿头发挥发时带走大量的热量，使头皮血管在受到冷刺激后骤然收缩，引起头痛。

❸立即用吹风机吹干，避免受冷气吹袭。

生姜水擦身洗头能驱寒：

生姜是温性的食物，有活血驱寒的功效，用生姜泡水擦身洗头，能够帮助身体抵抗邪寒入侵，有利于新妈妈的产后恢复。

具体制作方法：将生姜皮在阳光下晒干，并用纱布包好，需要时取适量姜干放在水里煮沸，焖20分钟后便大功告成，可以储藏，洗澡洗头时加热到合适的温度即可。

如果觉得制作起来不太方便，也可以在市场上买水溶性的姜油取而代之，直接和洗澡水或洗发露之类的产品混合，使用起来非常的方便。

新妈妈卧室布置有讲究

生下小宝宝后，新妈妈开始迎来恢复体力和元气的重要时期，月子期间的保养关系新妈妈以后的健康，因此注意的事项有很多。月子期间爸爸们除了在饮食和营养上要照顾好妈妈，还要把月子房布置好，让妈妈们心情舒畅地度过月子期。

坐月子时，一个宽敞明亮的室内环境能缓解新妈妈的心情，有助于调整心理状态。如果房间内杂乱无章、空气污浊、喧嚣吵闹，会使妈妈的身心健康受到很大影响，休息和饮食都会受到干扰，不利于产后恢复。所以，建议产后新妈妈的房间一定要安静、整洁、舒适，这样才有利于新妈妈产后的身体和心理上的康复。

1. 合格的"月子房"要满足以下几点

❶妈妈的床和婴儿床都要与窗户保持一段距离，以免受风。床上用品采用棉质材料，吸湿、透气性好。如果需要开空调，床不能正对着空调风口。

❷月子房色调要明亮，但是不能太花哨，颜色不能太强烈，因为此时孩子的视觉功能还不完善，太强烈的视觉刺激不利于视力发育。房间里的用品颜色以粉色或淡色为好。

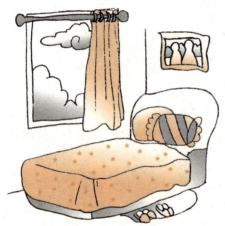

❸妈妈的卧室里不宜摆放植物，因为宝宝可能会对这些植物过敏，而且绿色植物在夜里会吸收氧气，放出二氧化碳，降低房间空气质量。

❹月子房里最好放一个温湿度计，适时观察并控制室内温湿度，冬季温度适合在18～22℃，夏季温度适合在24～26℃，湿度60%～65%为宜。

❺可以准备专用的储物柜，分别放干净的和用过的尿布，另外可以准备一个小桌子放在床头，放一些经常要用到的东西。

2. 避免住新装修的房间

准妈妈坐月子期间，最好不要住刚装修完的房间，家里也不要做装修。据有关数据显示，高达70%的家庭因装修而造成室内甲醛污染超标，尤其是结婚使用的新房，污染更为严重，多种甲醛、苯等污染物质聚集在一起，新房很可能成为一间有毒气的"病房"。新妈妈坐月子期间住进新装修的房子，装修材料和家具中会散发出一些化学物质，像甲醛、苯、铅、氡气等，这些物质肯定对宝宝的生长发育有影响。

室内养一些绿植可以净化空气，但实际上植物去除有毒气体的功效是有限的，充其量只能作为室内环境治理的辅助手段。说得更明确一点，只有当室内空气为轻度污染时，植物能起到一点点去除异味的作用。当室内空气污染物严重超标时，植物就无能为力了。

准妈妈的床铺摆放也要注意。一般来说，要保持床底的干净和整洁。如果床底有一定的空间，注意只能放置干净的衣服和被褥，不能放置破旧的衣服、杂物或是其他奇怪的物品，尤其是金属利器、工具箱和玩具。

3. "月子房"这样打扫

❶ 用3%的来苏水（200～300毫升/米）湿擦或喷洒地板、家具和2米以下的墙壁，并彻底通风2小时。

❷ 卧具、家具也要消毒，阳光直射5小时可以达到消毒的目的。

❸ 保持卫生间的清洁卫生，要随时清除便池的污垢，排出臭气，以免污染室内空气。

❹ 新爸爸和家人不要在房间内吸咽。

❺ 保持房间温度和湿度适宜。

另外，坐月子期间还要注意通风，根据四季气候和妈妈的体质而定，即使是冬季，房间也要定时开窗换气。开窗换气时，妈妈和宝宝可以先去其他房间休息，避免直接着风感冒。除此之外，要保持室内安静，减少噪声，不要大声喧哗。要避免过多亲友入室探望或过多的人来回走动，以免造成空气污染和影响妈妈的休息。

躺着舒服，但也需要适当运动

坐月子是新妈妈的"专属"待遇，在此期间要恢复精力，以便给宝宝更细心的关爱，所以产妇一定要充分休息。除了保证每天8～9小时的睡眠外，白天还应安排2小时的午睡。但长时间的卧床休息不利于子宫、脏器的恢复，也不利于产后恶露的排出，因此休息时要讲究一些正确的姿势和方法。

卧床的姿势有平卧、侧卧、仰卧、俯卧、半坐卧、随意卧等。我国的传统医学对产后卧床休息的姿势及其养神的方法有很多讲究，比如主张分娩完毕，不要立即上床睡卧，应先闭目养神，稍坐片刻，再上床背靠被褥，竖足屈膝，呈半坐卧状态，不可骤然睡到平卧。如此半坐卧3天（指白天）后，平卧、侧卧、仰卧皆可。也就是说，产妇在分娩后不要立即睡着，而且不要一上床就躺下，要先以半坐卧的姿势休息，而且3天以后才可以平躺或侧卧。

除了不能立即平躺，新妈妈最好不要睡弹簧床，因为弹簧床太软，容易引起骶髂关节错缝、耻骨联合分离，造成骨盆损伤。坐月子期间还要经常闭目养神，目的在于消除分娩时的紧张情绪，安定神志、解除疲劳，气机下达，有利于排除恶露、膈肌下降，使子宫及脏器恢复到原来的位置。另外，在半坐卧的同时，还需用手轻轻地揉按腹部。

具体方法是：以两手掌从心下擀至脐部，在脐部停留做旋转式揉按片刻，再下擀至小腹，又做旋转式揉按，揉按时间应比在脐部稍长。如此反复，揉按10余次，每日2~3次，可使恶露、淤血排出，还可避免产后腹痛、产后子宫出血，以帮助子宫复位。

除了要保持充足的卧床休息，产妇也需要适当地下床活动身体，帮助恢复产后腰腹肌肉的弹性。产后身体的部分肌肉和骨骼发生了变化，仅仅依靠补充营养或卧床休息是无法恢复的，需要借助于适当的体育锻炼，才能促进肌肉的收缩。产后运动时间的长短和运动项目的选择，因分娩方式而异。

自然分娩、没有产后大出血情况的妈妈：在生产后2~3天就可以下床走动，3~5天后就可做一些收缩骨盆的运动，而在产后2个星期，就可以做柔软体操或伸展运动。

剖宫产的妈妈：视伤口愈合情况而定，一般来说，产后1个月可开始做伸展运动，而产后6~8周才适合做锻炼腹肌的运动。

新妈妈身体虚弱，适合做温和的有氧运动，比如，散步、慢跑等。下面介绍一些有益健康的运动项目：

会阴收缩

目的：促进阴道恢复和预防子宫脱垂。

时间：自产后第1天开始。

方法：仰卧或侧卧吸气，紧缩阴道周围及肛门口肌肉，闭气，持续1~3秒再慢慢放松呼吸，重复5次。

胸部运动

目的：使乳房恢复弹性，预防松弛下垂。

时间：自产后第3天开始。

方法：平躺，手平放两侧，将两手向前直举，双臂向左右伸直平放，然后上举至两掌相遇，再将双臂向身后伸直平放，再回前胸后回原位，重复5～10次。

臀部运动

目的：促进臀部和大腿肌肉收缩。

时间：自产后第7天开始。

方法：平躺，将左腿弯举至脚跟触及臀部，大腿靠近腹部，然后伸直放下，左右交替同样动作5～10次。

产后运动应遵循这3个原则：

❶避免剧烈运动。产后立即进行剧烈运动减肥，很可能影响子宫的康复并引起出血，严重时还会使生产时的手术创面或外阴切口再次遭受损伤。

❷选择轻、中等强度的有氧运动。有氧运动有极佳的燃脂效果，包括慢跑、快走、游泳、有氧舞蹈等，进行的时间要持续12～15分钟以上才有效果。

❸心态平和。产后健身的信念一旦树立，一方面不能半途而废，另一方面也不要急于成功，要心态平和地面对产后恢复。

坐月子要遵守这些饮食禁忌

恰当的饮食调养可以帮助产妇尽快补充营养，补益受损的体质，防治产后病症，但是在你补充热量的同时，还要考虑尚未完全恢复的肠胃功能。那么，虚弱的新妈妈在月子里应该避免食用哪些不利健康的食品呢？

1. **忌食寒凉生冷食物** 产后身体气血亏虚，应多食用温补食物，以利于气血恢复。若产后进食生冷或寒凉食物，会不利于气血的充实，容易导致脾胃消化吸收功能障碍，并且不利于恶露的排出和淤血的去除。

2. **忌过多食用辛辣刺激性食品** 辛辣食品容易伤津、耗气、损血，加重气血虚弱，并容易导致便秘，进入乳汁后对婴儿也不利。刺激性食品，如浓茶、咖啡、酒精，会影响睡眠及肠胃功能，对婴儿也不利。

3. **忌食酸涩收敛食品** 孕妇产后，淤血内阻，不宜进食酸涩收敛类食品，如乌梅、莲子、柿子、南瓜等，以免阻滞血行，不利于恶露排出。

4. 忌食冷饮 如雪糕、冰琪琳、冰凉饮料等，不利于消化系统的恢复，还会给产妇的牙齿带来不良影响。

5. 忌食过咸食品 过咸的食物，如腌制品，其含盐分多，盐中的钠可引起水潴留，严重时会造成水肿。但也不可忌盐，因产后尿多、汗多，所以排出的盐分也增多，需要补充一定量的盐来维持水电解质的平衡。

6. 忌食过硬、不易消化的食物 产妇本身胃肠功能较弱，加上运动量又小，坚硬、油炸、油煎和肥甘厚味的食物不利于产妇消化、吸收，往往还会导致消化不良。

7. 忌食过饱 产妇胃肠功能较弱，过饱会妨碍其消化功能。产后应做到少食多餐，每天可进食5~6次。

新妈妈不仅要注意避开对自己和宝宝不健康的食物和饮食方式，还要按照一定的顺序用餐，这样才能使食物的营养更大程度地被人体消化吸收，更有利于身体的恢复。

正确的进餐顺序应为：汤→青菜→饭→肉，半小时后再进食水果。

饭前先喝汤。米饭、面食、肉食等淀粉及含蛋白质成分的食物需要在胃里停留1~2小时，甚至更长的时间。所以要先喝汤。饭后喝汤的最大问题在于冲淡食物消化所需要的胃酸。所以产妇吃饭时忌一边吃饭，一边喝汤，或以汤泡饭或吃过饭后，再来一大碗汤，这样容易阻碍正常消化。

在各类食物中，水果的主要成分是果糖，无须通过胃来消化，而是直接进入小肠就被吸收。如果先吃饭菜，再吃水果，消化慢的淀粉、蛋白质就会阻塞消化快的水果，食物在胃里会搅和在一起。饭后马上吃甜食或水果，最大的害处就是会中断、阻碍体内的消化过程。

不同季节的坐月子特点

备孕时，有最佳受孕季节，那么是不是也应该有最佳坐月子季节呢？

有的妈妈不喜欢夏天坐月子，天气太热，身体也不方便运动，觉得太难熬。这么说起来，的确有坐月子的最佳季节。

第五章
分娩，迎接最珍贵的感动

春末夏初的气候最适合坐月子了。气温适宜，母亲哺乳、婴儿沐浴均不易着凉，蔬菜、鱼、蛋等副食品供应也十分丰富，产妇食欲好，乳汁营养也丰富，妈妈和宝宝都能轻松度过月子期。然而，不是所有妈妈都能如愿控制分娩的时间，一年四季的不同气候坐月子也有不同的护理方式，一起来了解一下吧。

1. 春季坐月子 在气候适宜的春季，可以每天定时开窗换气，让早春的新鲜空气进入月子房，让大人孩子呼吸到纯净的空气，但在北方仍不能开窗睡觉，睡觉时最好把窗户关上。春季乍暖还寒，要注意保温。室温一般应保持在20℃上下，湿度在60%左右比较合适。但也要根据气候灵活掌握，妈妈感到环境很舒服，宝宝也会感到舒服的。

2. 夏季坐月子 夏日炎炎，在夏天坐月子对于产妇和家人来说都是比较辛苦的事情。老习俗认为月子里要熬着不洗澡，不能开窗通风等，新妈妈不要信以为真，自己和宝宝的健康更重要，注意保持居室卫生和个人卫生，摈弃一些传统观念。

夏天房间的温度最好保持在22~24℃，湿度保持在55%左右。房间一定要注意通风，夏天天气比较热，最好选择在上下午或早晚各通风20~30分钟。使用空调或风扇时，不要直接对着产妇和宝宝吹。另外，夏天再热也不能洗冷水澡，也不能盆浴。

3. 秋季坐月子 秋季气候温和，室内温暖宜人，但空气干燥，灰尘很多，新妈妈长期呆在室内，会感到鼻干咽燥，可以用加湿器来调节湿度。秋季风大，夜间或早晨气温比较低，在日常通风的同时要注意及时关闭窗户。妇科专家提醒，所谓产后防"风"，防的是外感风寒，并不是不能见风，更不能由于产妇怕风，而将门窗紧闭，连正常的室内通风换气也不能保证，反而会滋生病菌。阳光好时，产妇和婴儿穿暖包好，一同晒晒太阳有利健康。

4. 冬季坐月子 冬季坐月子的重点是保暖和防止感染。冬季的气候特点是干燥、寒冷，干燥的空气会加速流感的传播，引发过敏性皮炎、皮肤瘙痒不适等过敏疾病。冬季室内温度适合保持在20~25℃。可以在房间里养几盆水仙花，不仅能调节室内空气相对湿度，还会使满室生香。

产后塑身不能少

产后做这些运动

如今,大多数家庭都只生一个孩子,大多数女性一生也只有一次生孩子的机会。因此,生育是每一个家庭生活的"重中之重",对产妇从精神、生活、工作上以及物质享受方面给予特殊的照顾。过多的生活特殊照顾往往是产后肥胖的基础,因此,新妈妈从月子期开始,直到哺乳期,可以通过一些运动来帮助恢复体形。

绝大多数产科医生的观点是,产妇一定要在产后6周做完复查之后,再开始进行锻炼。但美国妇产科医师学会(ACOG)的观点是,如果你觉得身体没有问题,产妇完全可以在分娩之后随时开始锻炼。不过剖宫产的妈妈,还是应该先休息4~6周。

1. 骨盆底肌肉练习

骨盆底肌肉练习又称"凯格尔练习",如果你接受了会阴侧切或会阴部有淤血或肿胀,那么通过骨盆底肌肉练习收紧骨盆底肌肉,可以改善会阴区域的血液循环,避免诸如尿失禁等问题。这个区域的肌肉很容易感到疲劳,所以,最好每天分为几次反复进行肌肉收缩练习,不要一次完成。练习时,可将食指、中指放入阴道内,利用耻骨及尾骨的肌肉用力夹紧。还可以在排尿时,利用憋尿的方式锻练骨盆肌肉。

2. 练习步骤

❶平躺,膝盖弯曲,双脚平放床上。
❷收缩阴道肌肉,感觉就像小便时要中断尿流。

❸保持收缩，从 1 数到 4，然后放松，重复 10 遍，这是一组练习。争取每次做 3~4 组，每天做 3 次左右。

3. 俯卧撑

俯卧撑能够帮助你加强上肢力量，而这正是新妈妈抱宝宝时所需要的。如果你的锻炼时间有限，那么一定要保证坚持这项运动。

4. 练习步骤

双手双膝撑地，大腿与身体垂直，双手分开略大于肩宽。

保持背部挺直，收腹，慢慢弯曲肘部，然后再撑直双臂。在这个过程中，保持正常呼吸，撑直双臂时，不要过分挺直肘部。你不必向下俯到身体碰到地板，也能达到锻炼效果。

重复 10~12 次，可以做 3 组。

5. 半仰卧起坐

这个运动能锻炼新妈妈的腹部肌肉，不过，如果刚开始你感觉不到腹肌的收紧，也不用灰心丧气。恢复腹肌的力量可能需要好几周的时间，同时，这也取决于你怀孕前的身材状况。

6. 练习步骤

仰卧，双膝弯曲，双手抱在头后。

深吸一口气，然后呼气的同时收缩腹肌，抬起头部和双肩，后背下部仍然平放地上。慢慢将头肩放下，恢复平躺姿势。重复 8~10 次。

7. 抬髋运动

这个动作也能帮助锻炼腹部肌肉。

8. 练习步骤

平躺，双膝弯曲，双脚平放床上。

吸气，鼓起腹部。

呼气，将尾骨向肚脐的方向抬起，臀部不离开地面。

抬到最高处时，收紧臀部肌肉，然后放松。重复 8~10 次。

这几个动作都特别适合新妈妈，运动量小，而且也不需要场地，在家准备一块瑜伽垫就可以做。虽然新妈妈都急着想恢复怀孕前的身材，但还是要注意安全，循序渐进。除了上述运动外，你还可以做一些增强心脏并燃烧卡路里的运动，例如快步走、游泳等。

刚开始的时候，可以每周做 2~3 次，每次 5 分钟，然后再慢慢增加到每次 20 分钟或更长时间，注意不要运动过量。如果发现恶露的流量增加，或者颜色变成鲜红色或鲜粉色，请马上停止锻炼，并去医院检查。

产后减肥的误区

产科医生认为，产后 6 个月是新妈妈减肥的黄金期。这段时间，新妈妈的新陈代谢率仍保持较高水平，而生活习惯也尚未定型，因此减肥的效果会更好。不过，如果你没能在 6 个月内瘦身完毕也不必担心，即便超过这个时间，只要掌握摄取营养的技巧，并适度运动，照样能够恢复原有身材。

产后减肥是需要正确方法的，不能盲目节食或剧烈运动减肥。新妈妈节食会使身体的新陈代谢率降低，到最后反而减去肌肉而不是脂肪，而且体力也会因此下降。保持一定的运动量，以每周减重 0.5~1 千克为佳。如此一来，虽然不是短时间减去很多重量，但减去的总体体重反而较大，而且不易反弹。

除此之外，性急的新妈妈还容易走进以下 4 个减肥误区：

1. 分娩后做剧烈运动　分娩后立刻就做一些剧烈的减肥运动，可能会导致子宫康复放慢并引起出血，还有可能会使手术断面或外阴切口的康复放慢，一些关节特别容易受伤，剖宫产的妈妈情况会更加危险。

2. 贫血也减肥　分娩时失血过多会造成贫血，使产后恢复缓慢，在没有解决贫血的基础上瘦身势必会加重贫血。含铁丰富的食品有菠菜、红糖、鱼、肉类、动物肝脏等。

3. 便秘仍瘦身　产后水分的大量排出和肠胃失调极易引发便秘，而便秘不宜瘦身，应有意识地多喝水和多吃富含纤维的蔬菜，便秘较严重时可以多喝酸奶和牛奶。

4. 哺乳期节食　哺乳期节食可能会影响乳汁的品质，而要想瘦身，就要好好喂奶，因为哺乳是最有效的瘦身运动。如果是母乳喂养，6 个月后可以进行瘦身运动，如果未进行母乳喂养，可在产后 3 个月根据自身的健康状态着手瘦身。

5. 服用减肥药、减肥茶 减肥药主要是通过人体少吸收营养，增加排泄量，达到减肥目的。有些减肥药还会影响人体正常代谢，甚至危害人体健康，所以哺乳期不建议吃减肥药，如果妈妈服用减肥药，大部分药物就会从乳汁里排出，导致宝宝也吸收了减肥药，这对宝宝的发育非常不好。

产后减肥不能急于求成，这期间主要是通过调整饮食方式让身体自然减重，可以做一些轻微的运动。饮食上要注重粗细结合的主食，多吃蔬菜水果，最好每天食用蔬菜达到400克以上，水果量达到200克以上，脂肪和蛋白质适量。

另外，产后减肥也可以使用收腹带，有一定的作用，不仅可以调整体形，而且对于恢复期间内部器官的恢复和稳固也有好处。当然，要使用适合自己大小的收腹带，否则容易造成水肿甚至其他的身体伤害。

进补要因人而异

月子里该怎么补，该吃些什么，该怎么吃有不少讲究。产后，特别是剖宫产后，新妈妈的胃肠道功能还未恢复，不能吃太过油腻的食物。老母鸡、猪蹄等食物脂肪含量较高，不适合产后马上吃。如果乳腺管没有全部畅通，而产妇又喝了许多油腻的汤，那么分泌出的乳汁就会堵在乳腺管内，严重的还会引起炎症，导致无法进行母乳喂养。所以，月子期进补一定要因人而异。

1. 多吃生菜，补充植物活性酶 植物中含有大量的植物活性酶，能帮助分解食物中的蛋白质、脂肪、糖类，减轻胰脏负担。其中所含的超氧歧化酶则具有抗氧化的作用，能够避免肠道受到过氧化物的伤害。不过，这些活性酶不耐高温，一旦温度超过65℃就会被破坏，最好采用生食的方式，比如生菜沙拉或是蔬果汁，都是保存营养的好方法。

2. 减少蛋白质含量，增加蔬果摄取 一旦蛋白质摄取过多，最好能减少肉类的摄取，选择容易消化的优质蛋白质，比如鱼类与豆类食品，以减轻肠胃道的负担。在进食蔬果的时候，最好选择富含纤维质的叶菜类，比如芹菜、小白菜或柑橘、杨桃等，它们都含有丰富的膳食纤维，不仅可以吸附有害菌和毒素，还能够刺激肠胃蠕动，使排便顺畅，加速毒素排出。

3. 补充益生菌　益生菌是肠道中的一种非致病性微生物,这些微生物能帮助消化食物,促进肠道健康。有研究指出,很多中药如大黄、黄芩、柴胡等,都必须经过肠内益生菌的代谢,才能达到真正的疗效,因此,平时应该注意补充益生菌。

4. 善用芦荟,减少发炎反应　芦荟是一种味苦、健胃的植物,能够促进胆汁分泌,刺激肠管蠕动,帮助排便。经美国科学家研究发现,芦荟能够减少肠胃道的慢性发炎,保持肠道屏障功能的完整性,减少不良免疫反应的产生,降低过敏发生概率。不过,芦荟的刺激性较大,有时可能会引起腹泻,最好用水煮等炮制方式食用。

5. 调理脾胃的药材　产妇分娩后难免虚弱,有时甚至会发生"虚不受补"的情形,要改变这种状况,可先从脾胃着手,比如用一些调理脾胃的中药。这些中药材有陈皮、茯苓、党参、白术、枸杞等,刚开始食用时,用量不宜过多,可用上述药材各15克,与比较容易消化的肉类一起炖煮,常常食用就可改善脾胃功能。如果肠胃的适应状况良好,没有什么副作用产生,那么可以慢慢再加入黄芪、熟地、当归、红枣等滋补药材,脾胃功能自然就能日渐健旺,消化力和吸收力自然增强,"虚不受补"的问题就可获得改善。

6. 产后进补的4个阶段

产妇的进补还要分阶段进行,分个体情况,一边调理一边进补。月子里的饮食分为这4个阶段:

第一阶段(1~2周):排净恶露、愈合伤口(排净各种代谢废物及淤血等,使分娩过程中造成的撕裂损伤愈合)。

第二阶段(3~4周):修复组织、调理脏器(修复怀孕期间承受巨大压力的各个组织器官)。

第三阶段(5~6周):增强体质、滋补元气(调整人体内环境、增强体质,使机体尽量恢复到健康状态)。

第四阶段(7~8周):健体修身、美容养颜(进一步调整产后的健康状况,净化机体、增强免疫力)。

"产后进补"这个观念,源自于我们的老祖先,古代中医学认为:"产后气血暴虚,理当大补"。过去农业社会里,由于妇女平日辛勤劳动,加上营养较为不足,所以,往往利用坐月子的时候,好好休息,大补特补。

反观现代社会生活普遍富裕,女性平时不仅少运动而且肥胖率增高,怀孕期就已经开始拼命进补,至于生产后就更不用说了。但是,这种传统的坐月子方法,对产妇来说是好事吗?

例如,产前原本就有肠胃问题的妇女,产后的消化系统多半较为虚弱,不宜马上进食油腻补品,万一造成妈妈胀气、腹痛或拉肚子,肠胃消化吸收功能因此受损,形成"虚不受补"状态,这时不但无法吸收补品,还会造成肠胃的负担。

每个产妇宜由中医师依据不同的产后体质,制订个人的"产后进补计划",即使有各地风土民情之不同,只要调理的大原则不变,加上结合中、西方营养学各自的优点,补充适当的营养素及恢复子宫的机能,这就是现代最好的"坐月子"方式。

按摩帮助子宫恢复

分娩完成后,新妈妈不仅要注意身材的恢复,还要注意子宫的复原。因为在身体内部,子宫容易被忽略,但实际上,子宫的恢复比体形的恢复更重要。那么,新妈妈该如何帮助子宫恢复,又如何判断子宫的恢复状态呢?在弄明白这些之前,我们先来了解子宫的变化过程。

子宫是一个肌肉结实的器官,怀着宝宝时,它会被撑大,在月子期它便不断地收缩。大约需2周时间才能缩回到骨盆腔,6周内回到孕前大小。我们可以从这3个方面来观察子宫的恢复:

子宫:分娩后,子宫会立即收缩,在腹部可用手摸到一个圆形并且很硬的子宫体,其最高处差不多与肚脐同高。然后,每天的高度会下降一点,约2周时间,子宫会变小并进入骨盆腔内,这时,就无法在腹部摸到子宫底了。

子宫颈:分娩后,因子宫颈充血、水肿而变得非常柔软,子宫颈壁也会变得很薄,大约要到1周才会恢复到原来的形状。生产完7~10天后,子宫颈内口会关闭,一直到产后4周左右,子宫颈才会恢复到原来大小。

子宫内膜:胎盘和胎膜与子宫壁分离后,从产妇身体排出,在宫内膜的基底层,会再长出一层新的子宫内膜。产后10天左右,除原来胎盘的附着面外，其他部分的子宫腔会全部被新生的内膜所覆盖。

子宫的恢复需通过强而有力的肌肉收缩帮忙，让血管受到压迫而止血，并恢复到原来的大小。因此，产后1周内，新妈妈会感受到产后宫缩痛。若子宫肌肉力度不够，收缩不好，血管就会持续出血不止，进而出现糟糕的局面。因此，顺产的妈妈可以用一些按摩手法帮助子宫加速收缩，加快子宫的恢复。

1. 按摩小腹

按摩方法：双手相叠置于小腹中间，紧压腹部，慢慢按摩腹部，以10次/分左右的频率进行，直至小腹内有热感为宜。共操作5分钟。

2. 斜擦小腹两侧

按摩方法：双手置于侧小腹，从后向前斜擦，方向朝外生殖器。不要往返擦动，要方向一致，以摩热为度。共操作5分钟。

3. 点揉子宫

按摩方法：用双手食指、中指按压住两旁子宫穴，稍加压力，缓缓点揉，以酸胀为度，操作5分钟，以腹腔内有热感为最佳。

4. 揉太冲

按摩方法：用左手拇指指腹揉捻右脚大趾与第二趾之间的太冲穴，有酸胀感为宜，1分钟后再换右手拇指指腹揉捻左太冲穴1分钟。

新妈妈可以在分娩结束后开始按摩子宫。可以试着在肚脐周围触摸寻找子宫位置，如感觉到腹部有一个圆形硬块，就需要做环形按摩，借此加速子宫的收缩。

除了去医院复查了解子宫的恢复状况，新妈妈还可以自行查看子宫的恢复。产后半个月，可以稍微用力按压肚脐附近，如果感觉子宫硬邦邦的，就是恢复得很好，如果按压时感觉不到硬物，说明子宫正在恢复中。当然，按压时会感觉到一些疼痛，尤其是剖宫产的，因为刀口在肚脐附近，疼痛会更明显。然而如果想促进子宫恢复，每天按摩肚皮并向下稍稍用力按压肚子，在能忍受的疼痛范围，是最好的方式。不仅能加速子宫恢复，还能让肚皮恢复弹性。

几种产后健身操

专家称,产妇的盆底、肛门、阴道、腹部、臀部肌肉松弛,可以做一些有针对性的健身操锻炼特定部位的肌肉,如呼吸运动、提肛运动、臀部运动、仰卧起坐等。这些小动作能加速骨盆韧带排列的恢复,还能促进腹部和骨盆肌肉群的功能恢复,使新妈妈早日恢复窈窕。

1. **呼吸运动** 去枕平卧,双手放在腹部,吸气时腹部肌肉尽量收缩,呼气时尽量放松。

2. **提肛运动** 吸气时收缩肛门括约肌,呼气时尽量放松。

3. **臀部运动** 吸气时臀部及骨盆底肌肉收缩,呼气时放松。

4. **抬头运动** 吸气时下巴尽量上抬,呼气时下巴尽量向胸部靠拢。

5. **仰卧起坐** 两腿屈曲,双手平伸,吸气时尽量使头和上半身抬离床面,并尽量靠向双腿,呼气时身体缓缓平躺。

6. **腿部运动** 吸气时一脚底平贴床面曲腿,脚后跟尽量靠近臀部,呼气时缓缓将腿伸直。然后换腿,动作同前。

需要提醒的是,剖宫产妈妈在练习仰卧起坐这个动作时,需注意腹部伤口,量力而行,锻炼中以不累及伤口为准。顺产妈妈可在床上或瑜伽垫上做这些动作,每天2次,每节做8个8拍。

以上一组健身操比较简单,新妈妈在身体允许的情况下,可以尝试以下运动量稍大的健身操。

收紧腹肌运动:直立,屈膝,弯腰,躯干与地面平行,双手扶膝,脸朝前;吸气,呼气,同时收紧腹肌,屏住呼吸,收紧腹肌,直到需要呼吸时为止。重复3次为1组,做3~5组。

蹬车运动:仰卧,双手放在臀下,头、肩稍离地。收紧腹肌,双腿轮流用力向下做蹬自行车状。重复12次为1组,做3~5组。

躯干扭转运动:仰卧,双手抱头,左脚伸直,稍离地面,右腿屈膝,向上提起,左肘触右膝,头转向右侧;收缩腹肌,左腿屈膝,向上提起,与右腿并拢,然后右腿伸直,左腿仍保持屈膝姿势,扭转身体,向相反方向重复以上动作。重复12次为1组,做2~3组。

交替踢腿运动：仰卧，双手置臀下，双腿向上抬起，脚掌指向屋顶，膝微屈，小腿交错；收紧腹肌，缓慢放下两腿，保持背部平直，然后轻轻地交替上下踢腿，头和肩膀抬离地面，眼视腹部。上述运动进行5分钟为1组，做1~2组。

下颌抬起运动：仰卧，双手抱头，背部紧贴地面，膝稍屈，脚跟着地；收紧腹肌，尽量将下颌抵住胸部，然后抬起，再抵住胸部，再抬起。重复20次为1组，做1~2组。

举腿抬下颌运动：仰卧，两腿并拢抬起，双脚指向屋顶，头部稍离地面。举腿的同时抬下颌，收紧腹肌，下颌抵住胸部。头部还原。然后再抬起，再抵住胸部，动作进行时最好屏住呼吸。重复20次为1组，做1~2组。

除了健身操，产妇还可以练习瑜伽，以下几个动作特别适合恢复腰部曲线：

1. **婴儿卷曲式** 卧姿，双腿弯曲，双手抱双腿，用额头接触膝盖，身体如婴儿般呈卷曲状。

2. **竖式** 卧姿，双臂伸直放在体侧，双腿并拢抬升保持与身体呈90度。

3. **V字形** 坐姿，双臂与双腿尽量伸直，保持呈V字形状。

4. **坐势脊椎拧转** 坐姿，腿交叉收缩于臀下，对侧的一手抱腿，一手放在身体后侧。配合呼吸，头向后侧缓慢转向。

5. **牛面式变形** 跪式，手掌合拢置在背后，由外向内转向，指尖由下向上尽量抬升的同时，挺胸，头向后仰。同一姿势，背后手势变化，对侧的手在后背相拉。

6. **侧腰伸展** 单腿站立，一腿收缩于站立一腿一侧。对侧的手撑腰，另一手向前倾斜伸直，作侧腰运动。再换一个方向进行。

产后如何恢复"性趣"

很多产妇选择剖宫产的原因之一，就是担心产后阴道会变得松弛，影响夫妻生活。然而最新的医学研究表明，阴道的弹性远远超过我们的想象，它有很强的扩张性，并且产后阴道的解剖结构也能正常恢复。当然，这不是说

第五章
分娩，迎接最珍贵的感动

顺产不会对阴道产生任何影响。自然产时虽然会挤压阴道造成一定的松弛，但并不会影响性生活，反复多次分娩有可能会造成无法修复的损伤，但现在大多数家庭只生一个，对阴道的损伤很小。

一些已经生育过子女的女性之所以会认为顺产后阴道松弛很多，是因为怀孕期间体内激素的变化，尤其是孕激素的增多，使全身肌肉松弛造成的。而且，随着年龄的增大，阴道肌肉松弛是一种正常生理现象，并不会因为一次生产而加重。

对于"剖宫产能完整保存阴道弹性"的观点，性学专家表示，性生活的质量并不取决于女性阴道的松紧度，而是由阴道高潮时收缩的强度决定，也就是说主要取决于女性盆底肌肉的收缩力。剖宫产虽然使阴道空隙保持较小状态，但如果没有紧缩力，同样难以达到"性"福美满，相比之下，顺产能使盆底肌肉得到锻炼，是有利于产妇的。

不过，无论是新妈妈的身体真的有"松弛"还是你的心理感觉，都可以尝试一些锻炼盆底肌肉的方法，找回生产前的"性趣"。

1. 收肛提气法　每天早晚在空气清新的地方，深吸气后闭气。同时如忍大、小便状收缩肛门，如此反复100次以上。当习惯了以后，平时生活中都可以进行，不在于次数的多少，有时间就可以进行上述锻炼。经过一定时间的训练，盆腔肌肉的张力就会大大改善，阴道周围肌肉也就变得丰实、有力，阴道松弛就可以不药而愈了。

2. "中断排尿"训练可提高阴道周围肌肉张力　小便时进行排尿中断锻练，排尿一半时忍着不排让尿液中断，稍停后再继续排尿。如此反复。经过一段时间的锻练后，阴道周围肌肉张力提高，阴道肌肉更紧致。

3. 收缩运动　仰卧，放松身体，将一个手指轻轻插入阴道，后收缩阴道，夹紧阴道，持续3秒钟，后放松，重复几次。时间可以逐渐加长。

4. 站式锻炼　双腿站开，收缩两侧臀部肌肉，使之相挟，形成大腿部靠拢，膝部外转，然后收缩括约肌，使阴道往上提的方向动。类似憋尿的动作。耐心锻炼，即可学会分清阴道和肛门括约肌舒缩，改善阴道松弛状态。每天坚持15分钟，坚持一段时间，就可以看到效果。

这些日常锻炼可以改善盆腔肌肉的张力和阴道周围肌肉，帮助阴道弹性的恢复，对性生活有所帮助。在家看电视、睡前，平时生活中都可以进行，不在于次数的多少，总胜过不锻炼。

另外，无论是顺产还是剖宫产，女性至少要在6个星期后，待子宫颈关闭、裂伤修复完好、产后出血停止时，才能再次恢复性生活。事实上，如果你觉得有必要等待更长的时间，以便身体恢复得更好再开始性生活，也可以这么做。若分娩后不等身体休整就立即开始性生活，会干扰身体的恢复，还会造成其他的不适，包括疲劳、恐惧、痛苦和压力等。

别忘了产后检查

怀孕期间，为了做产检，新妈妈们三天两头地往医院跑，那生完宝宝了，是不是就万事大吉，也不要去跑医院了呢？确实是这样，你不需要频繁地往医院跑，除了产后42天的那次复查。

之所以要在产后42天去医院做复查，是为了检查产妇的恢复情况，了解产妇身体功能和盆腔器官的恢复情况，及时发现异常，防止后遗症。对于新妈妈而言，抽出一点时间去做检查是很有必要的。

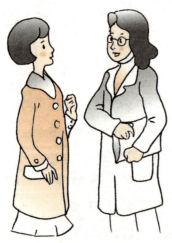

1. 产后检查项目

❶子宫。子宫的恢复期大约在半年左右，因此妈妈们要在这个时间点去医院做一个检查，观察它的恢复情况，如有异常要及时采取治疗措施。产后排出恶露自然是正常，但是倘若恶露不断就需要重视了，通过子宫检查，可找出内膜出血的病因。

❷盆底。怀孕时胎儿的增大加之分娩过程中盆骨的断裂，会导致其周围肌肉纤维断掉，很多妈妈的器官会有下垂的情况，如常见的子宫下垂、阴道松弛等。妈妈们要去医院检查一下这方面的情况，如果情况严重的话，要进行专业的治疗。

❸乳房。乳房是女性重要的器官，尤其是产后妈妈的乳房很敏感，因此乳房检查不要忽略。不少妈妈产后出现乳腺炎，刚开始会有肿胀感，继而变

得红肿，还会伴有体温升高、呕吐等异常反应，必须要到医院进行及时检查。

2. 血糖/血压检查 一些妈妈如果因产后饮食不合理，休息不好等，有可能会出现血压或者血糖过高的情况，严重影响到身体的健康，所以产后的这一块检查不可忽视。

3. 骨密度检查 孕期妈妈体内的钙质会流失，加上产后喂奶，其流失量将会加剧，部分女性会在产后出现骨质疏松的情况。如果缺乏过多，其母乳里的钙含量也满足不了宝宝的需求，会引起宝宝缺钙的情况，因此骨密度检查十分重要。

4. 伤口检查 剖宫产相对顺产而言，其对女性的腹部会带来一定的影响，所以伤口的愈合情况对妈妈们来说十分关键，一旦存在问题，将会影响消化和生殖系统的正常运转。

内诊是盆腔检查中最重要的一项检查。内诊时，需要用器械进入女性阴道，虽然令人不自在，但能保障妈妈的健康。只要放轻松检查，全程约数分钟即可结束。

内诊的目的是：
❶检查会阴伤口的愈合。
❷是否有阴道发炎的情形。
❸检查子宫颈口的愈合。
❹确认子宫收缩复原的程度。

哺乳期的避孕方法

分娩后，新手妈妈有一件重要的事情要注意——避孕。产后的头几个月很容易发生意外妊娠，自产后21天起，一些女性的卵巢功能就恢复正常，开始排出卵子。因此，新妈妈不要放松警惕，等到月经来潮后才采取避孕措施。

产后什么时候开始避孕呢？不同女性的月经恢复时间存在差异，而且哺乳方式会影响月经的恢复。产后未哺乳产妇，4周内很少排卵，6周内排卵的约占10%～15%，产后3个月内排卵的占30%。哺乳妇女排卵恢复更晚，多于产后4～6个月恢复，但也有在产后6周发生排卵者。新妈妈由于疏忽或没采取正确的避孕方法，常常在生下宝宝几个月后又再次怀孕，给身体造成很大的伤害。所以，最好在开始性生活后就做好避孕措施，避免意外怀孕。

在我国，大多数家庭都只要一个孩子，因此产后女性要面临长达超过20年的避孕期，排除高龄产妇，新手妈妈的避孕问题显得尤为重要。那么有哪些避孕方法可以选择呢？

长效避孕法。新妈妈们不必每天考虑避孕的问题，这种方便性使其成为妈妈的首选避孕方法。长效避孕法一般可选择的有：左炔诺孕酮宫内节育系统（曼月乐）、宫内节育器（俗称节育环）、皮下埋植剂。这些都是可逆的长效避孕方法，适合那些倾向于保留生育能力的女性。

短效避孕法。在选定一种长效方法之前，妈妈们也可以暂时采用短效的外用方法如避孕套、避孕栓等。对那些不适合使用长效避孕方法的妈妈，可以选择复方口服避孕药、单孕激素避孕针、屏障避孕法（男用避孕套等）等。

绝育手术。对那些希望永久提早结束生育的女性，绝育可能是更适合的选择。但绝育是一种极难恢复的永久避孕措施，夫妻双方必须慎重考虑。只有当完全确定不再想要孩子时，才考虑男性或女性绝育。最好不要在产后就决定是否要绝育。如果作了错误的决定，会给以后的生活带来悲伤和悔恨。

还处于哺乳期的妈妈要考虑到选择避孕方法不影响乳汁的质和量。含有雌激素的避孕药在哺乳期是不宜用的，因雌激素会影响乳汁，对乳儿不利。阴道药膜或药片也不适宜，因哺乳期妇女阴道分泌物相对较少，药膜、药片不易溶解，使药量不足，造成失败。

产后避孕的几个误区：

❶禁欲：成功率100%，但失去了夫妻间的乐趣，是最不可取的避孕方法。

❷经期避孕：成功率>30%，但经期也可能排卵。也许大多数人在经期不会怀孕，但有些女性即使在月经期也可能排卵，而且精子在阴道内最多可存活8天。另外，拒绝经期性爱，还有以下几个原因：

卫生问题。经期子宫内腔的裸露创面，失血，以及血液作为培养基，这样的阴道环境下，如有不洁的男性生殖器进入，容易引起局部感染。严重的可能导致阴道炎症或盆腔炎症。

子宫内膜异位。专家不赞成经期性爱的另外一个理由是，它增加了子宫内膜异位症的发病率。另外，宫外孕的发生率也与之有关。

　　贫血的可能。此外，经期性爱还可能让女性的出血量增加，这样就提高了患贫血的可能性。而且，如果性交动作过于剧烈，还可能引起腹痛。所以，经期无保护地性爱是最不健康的避孕方式。

　　❸哺乳期：成功率＞90％。据调查，约5％～10％的妇女是在哺乳期时莫明其妙受孕的。生产后，婴儿吸吮乳头的动作能反射性地使母亲的下丘脑受到抑制，从而抑制卵巢排卵。利用这种不排卵的特点是可以起到避孕作用的。但这种方法同样不可靠。因为婴儿吸吮乳头减少、乳汁分泌量减少或乳汁浓度降低等因素会影响生乳激素对促性腺激素的抑制作用，卵巢就会从哺乳期间静止状态开始恢复功能，排出成熟卵子，从此逐步恢复月经周期。

新手妈妈必知的哺乳技巧

 母乳是最好的食品

世界卫生组织提倡，新妈妈最好采用母乳喂养的方式，不但可以降低新生儿的死亡率，它对宝宝健康的益处可以延续到成人期。与配方奶粉不同，母乳中的营养比例，如脂肪酸、乳糖、水、氨基酸等含量会自动调整到适合宝宝消化系统的比例，能最大限度地促进婴儿大脑发育和身体的成长。妈妈的抗体还可以通过母乳被宝宝吸收，有助于提高婴儿免疫能力，减少患病机会。另外，与吮吸奶瓶相比，吮吸乳头要花更大的力气，这有助于宝宝下颌的发育，可以使牙床发育得更好，为将来牙齿的健康奠定良好的基础。

母乳还有以下几个优点：

1. 有利于产妇恢复身体健康 新妈妈经过生产，使身体、精神都发生了变化，产后采用母乳喂养法，能帮助产妇的子宫恢复，减少阴道流血，预防产妇产后贫血，促进身体康复。同时，还有助于推迟新妈妈再妊娠。

2. 有利于增强婴儿抵抗力、免疫力 母乳含有大量婴儿需要的抗生素，能抗感染。因此母乳能增强婴儿的抵抗力、免疫力，让婴儿少生病或不生病。

3. 有利于增进母子情感 通过婴儿吮吸母亲乳头的刺激，能增进母亲对婴儿的抚爱、疼爱之情。婴儿通过吮吸母乳，与母亲产生亲近的情感，既感到安全，又感到高兴。因此，母子之间的情感就在这微妙之中不断沟通与递进，不断增进和升华。

4. 方便快捷 母乳喂养不仅经济实惠，而且方便快捷，是名副其实的随吃随有，很方便，很适合婴儿少食多餐的需要。因为婴儿进食不像大人定时

定量，婴儿是喊吃就要吃，慢了就哭闹不止，且无规律，如果使用其他食品喂养，很难满足这些要求和条件，只有母乳喂养能适应与满足。

5. 干净、安全 母乳是喂养婴儿的最佳食品。它安全、干净，无任何副作用，这些优势是配方奶粉无论如何都无法比拟的。

6. 可减少婴儿过敏现象 由于母乳干净、安全、无任何添加剂，且拥有天然的抗生素、抗病毒素等，采用母乳喂养，可大大降低和减少婴儿的各种过敏现象的发生。如果使用其他替代品喂养，难免产生各种副作用。

7. 可减少女性患卵巢癌、乳腺癌的概率 已有科学家经过调查、统计和分析发现，将母乳喂养和非母乳喂养的新妈妈进行比对，凡使用了母乳喂养的新妈妈患卵巢癌、乳腺癌的概率要远远低于非使用母乳喂养的新妈妈们。

哺乳期的乳房护理

不少新妈妈担心母乳喂养后，会出现乳房松弛、下垂或身材变形的现象，因此而放弃母乳喂养。其实，这是错误的认识，大多数女性并不会因为母乳喂养而影响身材，确实有几种情况会影响女性的身形，比如生育多胎、年龄的增长、哺乳时间过长、让宝宝含乳入睡等，另外，胸部比较丰满的妈妈哺乳后会变得更松弛。这些导致胸部变形的因素有些是不可避免的，但有些是可以预防的，新妈妈只要在哺乳期做好乳房的护理工作，不但能防止乳房下垂、变形，可能还会让胸部变得更丰满。

❶一定要穿内衣。哺乳期乳房较大较重，需要一定的保护，内衣是必不可少的。如果感觉不舒服，可能是内衣的款式或尺寸不合适，及时更换即可。

❷要注意胸部的清洁、干燥。每次哺乳前后要用干净的毛巾蘸取清水擦洗乳房，将残留在乳头附近的乳汁清除，以免滋生细菌。如果漏乳，则需要在胸罩里垫上防漏乳的垫子，湿了就更换，预防湿疹。

❸哺乳时两侧乳房要平衡。这次先喂左侧，下次就先喂右侧，喂空一侧再喂另一侧。如果孩子吃不完，就将剩余的全部挤出。这样做可以有效预防两侧乳房大小不一的情况。

❹新妈妈可以在睡前、起床后做做健胸操，或者按摩胸部，锻炼乳房周

围肌肉并保持皮肤紧致、结实。另外，新妈妈在哺乳期千万不要节食，在身体瘦下来的时候，乳房也会一同萎缩，那就得不偿失了。

另外，新妈妈在哺乳时注意以下几点，有利于哺乳顺利进行。

❶哺乳前柔和地按摩乳房，有利于刺激排乳反射。

❷不要用肥皂或酒精之类物品清洁乳房，以免引起局部皮肤干燥、皲裂，如需要，只须用含有清洁水的揩奶布清洁乳头和乳晕。

❸哺乳中应注意宝宝含乳时，是否将大部分乳晕也吸吮住，如婴儿吸吮姿势不正确或母亲感到乳头疼痛，应重新吸吮，予以纠正。

❹哺乳结束时，不要强行用力拉出乳头，因在口腔负压情况下拉出乳头，会引起局部疼痛或皮损，应让婴儿自己张口，让乳头自然地从口中脱出。

❺新手妈妈应掌握手工挤奶和奶泵的正确方法，避免因手法与吸力不当引起乳房疼痛和损伤。

如果新妈妈因患有某种疾病或其他原因不能哺乳，应在产后24小时内开始回奶。可口服已烯雌酚5毫克，每日3次，连服3天。炒麦芽水煎服代茶饮亦可，如果乳房胀痛明显，可用芒硝500克分包敷在乳房上，尽量少饮汤水协助回奶。

正确的哺乳姿势

新妈妈给婴儿喂奶时，应选择合适、正确的哺乳姿势，才能让宝宝舒适地进食，同时还能避免新妈妈产生肩胛和脊柱疼痛。

❶将婴儿抱起斜放在怀里。上臂托住婴儿头颈，以免婴儿头部过于后仰妨碍乳汁下咽。

❷用洗净的双手轻揉乳房，再用清洁的湿布擦洗乳头，挤掉前几滴奶，用中指和食指轻轻托住乳房，防止乳房堵住婴儿的鼻孔以影响呼吸。

❸哺乳时容易犯的一个错误是身体向前倾斜，妈妈要注意避免，否则肩膀、后背容易受累而酸痛。婴儿正确的含接姿势是：张开嘴，嘴唇凸起，吸入大部分乳晕，吸吮时面颊鼓起，有节奏地吸吮和吞咽。

❹奶量不足时，可轻轻挤压乳房，以增加奶量。方法是：拇指放在乳晕上，其他手指在对侧向内挤压，手指固定，不要在皮肤上移动，挤压、松弛

反复达数分钟，沿乳头依次挤压所有乳窦。

❺奶量太急时，用中指和食指适当夹紧奶头，使乳汁不致过快流出，引起呛奶或吐奶。喂奶时，妈妈的口鼻勿与婴儿直接相对或太接近，不要边交谈边喂奶，以免分散注意力。

❻每次喂完奶后，把婴儿轻轻竖起，让他伏在妈妈肩上，轻轻拍其背部，使吞入胃内的空气排出，再将婴儿放在床上，取右侧卧位，以防溢乳。

新妈妈喂奶时应做到"三贴"：即"胸贴胸、腹贴腹、宝宝下巴贴乳房"，这样宝宝就能很容易将乳头和大部分乳晕吸入口中，能有力地吸吮并可预防乳头皲裂。需要注意的是，宝宝在吃奶的时候应该是头稍向后仰，鼻孔可以自由呼吸的。如果乳房堵住了鼻孔就说明哺乳姿势不正确。

哺乳时，妈妈可以在腰后、肘下、怀中都垫上高度适合的垫子或枕头，也可以把大腿垫高帮助手臂支撑孩子的重量，总之以身体任何一个部位都感觉不到紧张和酸痛为好。

另外，妈妈可以把手圈成"C"形，从乳房下方托住乳房，方便吮吸，也可以预防下垂。乳房较大的妈妈喂奶时，孩子的鼻孔容易被堵上，不能自由呼吸。这时可以换个姿势，把他放在身体一侧，保持腿向后、头向前的姿势就能比较顺利地吮吸了。

怎样让宝宝正确含乳

有过哺乳经验的妈妈都会发现，宝宝在吃奶的过程中，如果含乳方法不对，会对妈妈的乳房和宝宝的健康造成不良影响。

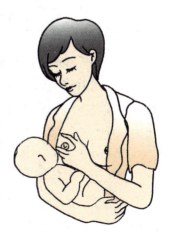

宝宝含住乳房后，如果姿势不正确，通常会有两种结果，一是通过努力吃到了乳汁，一是虽然努力了但也什么也没吃到，就像吸吮封闭的吸管一样。

正确的含乳方法是，将舌头放在乳房下侧的位置，吸吮时将乳头和乳晕一并含入嘴中，从乳房里

"舔"出乳汁,更确切地说是"按摩"出乳汁。如果宝宝在吃奶时,仅仅只是用嘴唇包住乳头进行吸吮,那么你很快就会发现:宝宝吸吮得越有力,越难吃到乳汁,同时你的乳头也会感到越难受。

新妈妈还要注意,在宝宝第一次吮吸乳头时,要调整好正确的姿势,如果第一次错误吮吸,往后要纠正则比较困难。哺乳时,宝宝的嘴应尽量张开。妈妈可以用乳头碰宝宝的嘴唇,让宝宝把嘴张开,让乳头尽可能多地放入口内。一定不要让宝宝只用嘴唇吮乳头。

如果宝宝没有顺利地喝到乳汁,妈妈的奶水没有正常地排出,时间一长就会阻碍乳汁分泌。那么如何观察宝宝是否顺利吮吸到奶水了呢?

1. 慢而深地吸吮　一开始吸吮的速度可能很快,大约一秒钟两三次,但是当宝宝吸到奶水时,吸吮的动作会变慢,大约一秒一次。

2. 有吞咽的表现　你可以看到或听到婴儿的吞咽动作或是声音。你会观察到婴儿有这样的动作循环;吸吮→放开→暂停(吞咽)。

新妈妈还可以采取以下的方法,帮助宝宝正确含乳。

1. 吸引宝宝的注意力　轻轻地挤出几滴乳汁,涂抹在你的乳头上或乳头周围,这样可以吸引宝宝的注意力并帮助宝宝快速找到乳头。

2. 刺激宝宝的寻乳反射　如果宝宝不太愿意张嘴,那么你可以尝试着轻轻抚触宝宝脸颊和嘴角之间的部位来刺激他的"寻乳反射",这种反射能使宝宝张嘴找寻乳头。

3. 协助宝宝张大嘴　如果宝宝的嘴张得不够大,你可以轻轻地向下压宝宝的下巴帮助他把嘴张大。

4. 重新再来　如果你用尽各种办法还是无法让宝宝正确含乳的话,那么也不要将错就错。如果是宝宝的嘴巴张得不够大,或者宝宝只是把乳头含在嘴里,或者当宝宝吸吮时你的乳头很疼,那么不要犹豫,把宝宝抱开,让他重来一次。

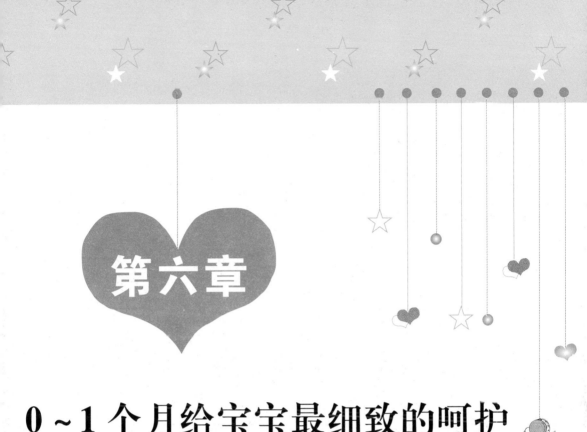

第六章

0~1个月给宝宝最细致的呵护

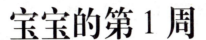

宝宝的第1周

宝宝在成长

第1周的新生儿之间没有特别明显的发育差别，身高、体重都差不太多，但是男婴通常比女婴更高、更重。由于现在的生活条件比较富裕，新生儿出生时的体重一直"水涨船高"，3.5千克以上的新生儿比例逐渐增高，4千克以上的婴儿也不少见。以下是第1周的新生儿身体发育的各项参考指数。

❶体重：男婴平均体重3.3千克，女婴平均体重3.2千克。新生儿出生后1周有体重减轻的现象，称为生理性体重下降，这是暂时的，10天内会恢复正常。

❷身长：男婴平均身长49.9厘米，女婴平均身长49.1厘米。男婴比女婴略长。有些宝宝的身高与遗传有关，当然过高或过低还要医生明确诊断。

❸头围：男婴平均为34.3厘米，女婴平均为33.9厘米。头围只要不低于33.5~33.9厘米的均值就视为正常。头围增长是否正常，反映着大脑发育是否正常。爸爸妈妈最好请有专业知识的医护人员或医生来进行测量，以保证测量数值准确，根据数值正确分析。

❹前囟：如果宝宝前囟门的测量值小于1厘米或大于3厘米，爸爸妈妈就应该引起重视。因为宝宝的前囟门过大可能是脑积水、佝偻病、呆小病等疾病，前囟门过小可能是小头畸形。新生儿前囟门的测量和体重、身高一样，最好也由专业的医护人员来测量。

1. 宝宝的视觉发育 新生儿从出生的第1天开始，就非常喜欢看各种图案，不喜欢看颜色单一的屏幕。妈妈仔细观察，可能会发现宝宝对类似人脸的图案比较感兴趣,这种兴趣的程度超过其他复杂的图案。给宝宝看妈妈的脸时,妈妈可以说话或不说话。当宝宝注视妈妈后,妈妈慢慢移动,先向宝宝的左侧或右侧移动,然后向另一侧移动;宝宝可能会不同程度地转动眼和头部,追随妈妈脸移动的方向。绝大多数宝宝都有这种能力,会追随移动东西转动眼和头部,这是大脑功能正常的表现。

2. 宝宝为什么会出现体重下降　出生第1周时,宝宝体重大多数会暂时下降,这是因为宝宝这时吃奶少,加上胎便和尿液的排出以及皮肤出汗和呼吸消耗了一部分身体水分,在出生后2~4天会出现暂时性体重下降的现象,医学上称为"生理性体重下降",一般下降不超过300克。随着吃奶量的增加,宝宝的体重从第4~5天开始回升,这一周即可恢复到出生时的体重。

育儿攻略

抱新生宝宝有技巧

刚刚出生的婴儿,脖子软绵绵的,不能自己抬起头来,新手爸妈都不敢抱,生怕伤着宝宝。抱婴儿的动作是有些学问,需要掌握一些要领,才可以放心大胆地把婴儿抱在怀中,与他进行情感沟通。

❶先把两只手插到仰卧着的婴儿脖子下面,轻轻托起头。

❷将右手移到婴儿的臀部,左手托住脖颈。

❸左侧手掌抱住婴儿的头,注意不要只抬起头。

❹将身体靠近婴儿,两只手小心地将婴儿的身体抱起。

❺若竖起抱,将婴儿贴在妈妈的身体上,分别用两手托住婴儿的脖子和臀部。

❻如果想变换成横抱姿势,让婴儿身体重量落在妈妈身体上。妈妈挪动托在脖子后面的左手,让婴儿脖颈完全靠在妈妈的左侧胳膊肘上,右手依然托着臀部。

❼当妈妈要把婴儿交给爸爸抱时，接婴儿的爸爸要靠近妈妈身体，并应将双手插到递婴儿的妈妈胳膊之上。

❽确定爸爸的双手已抱住婴儿了，妈妈才可将自己的手抽出，切不可随便交给爸爸而不小心把婴儿摔落地上。

下面给新手父母介绍一些小小的建议：

❶婴儿在出生的头3个月内脖子都不能竖起，抱时必须注意。

❷哄婴儿睡觉，或婴儿情绪不安定时，要横抱在怀里。这种抱姿使婴儿的头贴近妈妈的左胸口，可以听见妈妈的心跳声，使婴儿产生亲切感，从而安定情绪。

❸给婴儿喂奶后宜竖着抱，这样可拍出进入胃内的空气。

❹多抱婴儿进行肌肤接触增进感情固然好，但须避免时间过久，否则会让婴儿疲劳而又紧张。

关心宝宝的排便

新生儿一般在出生后12小时开始排胎便，胎便呈深、黑绿色或黑色黏稠糊状，这是胎儿在母体子宫内吞入羊水中胎毛、胎脂、产道分泌物而形成的大便。3~4天胎便可排尽，吃奶之后，大便逐渐呈黄色。吃配方奶的宝宝每天1~2次大便，吃母奶的宝宝大便次数稍多些，每天4~5次。若新生儿出生后24小时尚未见排胎便，则应立即请医生检查，看是否存在肛门等器官畸形。平常在新生儿大便后应用温水清洗，并拭干。

新生儿第1天的尿量为10~30毫升。在出生后56小时之内排尿都属正常。随着哺乳摄入水分，新生儿的尿量逐渐增加，每天可达10次以上，日总量可达100~300毫升，满月前后日总量可达250~450毫升。纯母乳喂养的新生儿如果每天排尿不足6次，可询医问诊。

什么时候"开奶"

宝宝吮吸、吞咽的能力在胎儿时期就开始锻炼，出生后就能吃奶，新妈妈可以尽早"开奶"。开奶越早,越能锻炼宝宝的吸吮能力,有利于建立亲密的母子关系。当然,也有不同的看法。以往人们为了让产妇和婴儿能得到充分的休息,主张晚些"开奶",在产后24~48小时内给孩子开奶。但近年来,国外一些学者认为,早开奶对母亲和婴儿都有好处,国内的医护人员也持同样的看法。

正常顺产的妈妈在产后半小时就可以给宝宝喂奶了。如果开奶时间太晚,母亲的垂体得不到刺激,泌乳素就不分泌,时间长了,即使婴儿再吮乳头,垂体也不会给出反应。有些妈妈因为开奶太晚,以致回了奶,想要哺乳也实现不了,这是很可惜的。

为了让宝宝顺利吃到奶,新妈妈需要掌握几个开奶技巧:

1. **树立母乳喂养的信心**　许多新妈妈不相信只靠自己的乳汁就可以喂饱宝宝,其实不论乳房形状、大小如何,都能制造出充足的奶水,树立母乳喂养的信心很重要。

2. **尽早吮吸,勤喂奶**　宝宝的吮吸反射通常在出生第1小时内最强,建议产后半小时内开始哺乳,最晚也不超过6个小时。没有乳汁也要给宝宝吸,这样才能促进乳汁的分泌。

3. **避免乳头损伤**　刚开奶的新妈妈乳头粉嫩,容易被宝宝吮破,喂奶时应该让宝宝含住乳晕,控制好单侧的吸吮时间。乳头有受伤、破皮、皲裂或流血现象时,可以挤出乳汁或用吸奶器吸出,也可以戴上乳头保护器来喂养宝宝。

4. **通畅乳管,经常排空,防止胀奶**　新妈妈在开奶时如果乳管还没通畅,可以在专业推拿按摩师帮助下通开乳腺导管,或者用吸奶器吸出。刚生完宝宝的新妈妈月子里不宜马上喝补品或汤类月子餐,最好等到奶管通畅了,再慢慢吃鱼汤和排骨汤等。

5. **母婴同室、按需哺乳**　母婴同处一室,可以保证随时哺乳,同时处于新生儿期的宝宝,在吮吸妈妈乳汁时,会时不时看着妈妈的脸庞,享受和妈妈的肌肤之亲。

第六章
0~1个月给宝宝最细致的呵护

新手妈妈"开奶"的误区

很多女性都意识到了母乳喂养的重要性，可是却不知道产后最初的几天母乳喂养同样非常重要。要知道好的开始是成功的一半，新妈妈们在开奶期容易走进的误区有4个。

1. 没下奶时用奶粉代替 疼爱宝宝是母亲的天性，新妈妈往往不舍得看着宝宝挨饿。但是自己还没有下奶，于是就用奶粉代替母乳。虽然宝宝在最初的几天里能舒舒服服地喝奶粉，但是等妈妈下奶之后发现，宝宝却再也不肯接受妈妈的乳头了。

婴儿只要吃三次奶嘴就可能造成乳头错觉，有的婴儿甚至吃一次奶嘴就会形成错觉。所以新妈妈不要因为没有下奶就让宝宝喝奶粉，吸吮乳房并不是白费力气，反而是最好的催奶方法。宝宝的吸吮最能激发妈妈的母爱并促进泌乳。

2. 奶水不够，用配方奶帮忙 因为妈妈无法确认宝宝到底吃下去多少奶，许多新手妈咪都会担心自己的奶水不够婴儿吃，担心婴儿会营养不够，于是就给婴儿加了配方奶。而更大的问题在于，一些妈妈先给宝宝吃奶粉，然后再喂母乳，更造成宝宝不努力吸母乳。

妈妈的泌乳系统很奇妙的，宝宝吸得越多，下次分泌得就越多，因为脑垂体接收到的信号是"需要更大的产量"。如果情况相反，宝宝每次都吃不掉这么多，那么大脑就会认为产量"供大于求"，以后就少分泌点。

如果婴儿不肯再吸了，或是吸几口就哇哇大哭，那么说明奶水真是吸不出来了，此时才应该给婴儿添加配方奶。添加的时候不要一次喂得太多，应该一次只加10毫升，不够再添10毫升。新生儿的胃容量仅为30毫升，不要把婴儿的胃口撑得太大。

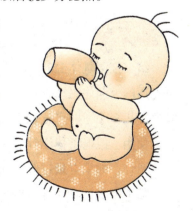

3. 宝宝吸不动，奶嘴扎大点 为了喂养时便于操作，许多新手妈咪会在自己奶水不足

的时候给婴儿用奶瓶。在使用奶瓶时，一定要使用小圆孔的奶嘴或是低流量的奶嘴。有些妈妈看到奶瓶孔很小，倒置后也只能极缓慢地滴下几滴奶，于是就自己用针去多扎几个孔。这种做法是非常不可取的。同时还要指出的是，不应该使用十字奶嘴和高流量的奶嘴。如果你让宝宝喝得太顺畅，他就不肯再卖力地去吸母亲的乳房。

4. 乳房不胀就是没奶 新妈妈觉得自己乳房不胀，就是没奶或是奶少。有时候婴儿吸了一会儿之后，胀感消失，就觉得乳汁被吸光了，急着为宝宝换一侧吸或是改喂奶粉。其实，这时候妈妈的乳汁是很充足的，完全可以让婴儿继续吸。不感觉奶胀并不代表无奶，可能有奶水只是妈妈自己并没有觉察到。

妈妈可以通过观察宝宝的吞咽来判断自己奶水是否充足。喂奶时，可以听见婴儿的吞咽声，就说明婴儿能够吃到奶水。开始哺喂时，婴儿可能吸1~2口就咽一次；到后来可能吸5~6口才咽一次，只要宝宝愿意吸吮，完全不用去打扰他。要是宝宝吸着吸着睡着了，就要想办法把他弄醒，养成吃饱了再睡的好习惯。

日常护理

给宝宝测体温的方法

给宝宝测量体温时，最简单的办法是使用体温计。现在市场上有一种儿童专用的液晶体温计，只需在宝宝的前额或颈部轻轻一压，保持15秒，液晶颜色停止变化，即可读取温度。此外，一些数字型的电子体温计也非常适合宝宝使用。但电子体温计也有一些不足之处，即精确度不够高。有些用电池的体温计，如果电量过低，也会影响数据的准确性。

除了电子体温计外，传统的水银玻璃体温计由于测量结果较准确，许多家庭还都在使用。使用水银玻璃体温计前，先将读数甩到35℃以下，用75%

的乙醇消毒。在量体温前，不要让孩子剧烈活动，以免影响测量结果。具体测量方法如下。

1. 测腋温　测量前家长先擦干孩子腋下的汗，然后将水银头那端由前方斜向后上方插入腋窝正中，紧贴皮肤，然后把孩子手臂紧靠胸廓，尽量使腋窝形成封闭的腔。

2. 测口温　测量前不要给孩子吃过烫、过冷的食物，若有进食，需隔半小时再测量。测量时让孩子把口表的水银头含在舌下，然后闭紧嘴唇，防止外界空气进入口腔而影响准确性。口温测量适合大一些、懂事的孩子，太小的孩子容易将体温计咬破。

3. 测肛温　让孩子侧卧，双腿屈起。家长可在肛表的水银头上涂些润滑剂，如凡士林、菜油等，插入肛门2~4厘米。测量时家长应握住体温计。

测量体温的时间：夏季为3分钟，冬季为5分钟。新妈妈在读数时，应将体温计与双眼平行，横持体温计缓慢旋转，读出数值，测量结束后立即用乙醇消毒。孩子的正常口温在36.2~37.2℃，肛温比口温高0.5℃，腋温比口温低0.5℃。

如果一时找不到体温计，可以通过以下方法判断宝宝是否发热：妈妈在确定自己没有发热的情况下，用额头轻触宝宝的额头，如有热感，表明宝宝可能发热；哺乳妈妈的乳头若有灼热感，也说明宝宝体温高；或者用心率估算法判断，宝宝在安静的情况下，心率每分钟加快10~12次体温即升高1℃。

如何给宝宝测身高体重

测体重时，先用被单将宝宝兜住，用秤称重，然后减去被单及包括尿布在内的一切衣物的重量，即为宝宝的体重。或者抱着宝宝站在磅秤上称体重，减去大人的体重，即为宝宝的体重。

测体重时应注意，最好空腹测量，并排去大小便，尽量给宝宝脱去衣裤、鞋帽、尿布等，仅穿单衣裤。每次测得的宝宝的体重都应做记录，要注意宝宝体重是否达到参考标准，还要注意体重增长的速度。

有的小宝宝出生时体重比较轻，但其增长速度已达到甚至超过正常水平，这样尽管测得的体重还没有达到参考标准，家长也不必担心。相反，虽然有些宝宝测得的体重符合参考数值，但增长速度比较慢，这时也要认真寻找一下原因，及时采取相应的措施。

给宝宝量身高时，先脱去鞋、袜、帽、外衣裤及尿布。让宝宝仰卧在量板的底板中线上，头接触头板，面向上。妈妈站在宝宝的右侧，用左手按直宝宝的双膝部，使两下肢伸直、并拢并紧贴量板的底板；右手移动足板，使其紧贴宝宝的足底，读取身长的刻度。

如果没有量板，也可让宝宝躺在桌上或木板床上，在桌面或床沿贴上一软尺。在宝宝的头顶和足底分别放上两块硬纸板，测量方法和医院量板的量法一样，读取头板内侧至足板内侧的长度，即为宝宝的身长。测量身长时需注意足板一定要紧贴宝宝的足底，而不能只量到脚尖处，否则会使测得的身长大于其实际身长。

宝宝的身高是家长比较关心的问题。身高受很多因素影响，如遗传、内分泌、营养、疾病以及活动锻炼等等。一般来讲，5岁以前宝宝的身高受遗传的影响不大，主要受营养、慢性疾病和内分泌因素的影响。5岁以后，遗传因素起一定的作用。父母高大的，宝宝一般也长得较高。但也有不少矮个子的父母其子女身高远超过父母的，说明除了遗传因素外，环境因素也很重要。保证宝宝合理的营养、充足的睡眠和一定的活动量，就能促使宝宝健康生长。

新生儿喂药小技巧

一提起给宝宝喂药，许多父母就犯难，如何给只会吸奶的宝宝喂药呢？下面就来介绍几种喂药方法。

1. 粉剂 将药物倒入新生儿专用的小杯中，用温开水调成稀糊状，再用小勺放到舌下处。如果宝宝吞咽较慢，可再喂一勺水，帮助药物流入咽部。

如果药品本身无特殊异味，可放入奶瓶，用温水混匀，给新生儿饮用。

如果量比较少，可将药粉沾到乳头或者橡胶奶头上面，送入宝宝口中吸吮。

2. 水剂 用新生儿专用小勺紧贴宝宝嘴角，一点点喂服，使药液沿嘴角一侧慢慢流入。用吸管吸满药液后,将管口放在宝宝口腔颊黏膜和齿龈之间慢慢挤滴,注入口腔。喂药中途若宝宝哭闹张大嘴时,不要直接将药液倒入宝宝咽喉部,可以放到舌下部,以免宝宝发生呛咳或误吸入气管。

3. **片剂** 将药片研成细粉状,喂药方法同粉剂。

4. **胶囊制剂** 目前,新生儿用的胶囊制剂主要是维生素 AD 胶囊,可将胶囊头部用清洁的剪刀剪开,直接沿嘴角或舌下挤入口腔,尽量挤压干净,以免药物残留。

哪些情况不宜母乳喂养

❶患有严重心脏病、慢性肾炎、糖尿病的母亲,为避免病情加重,都不宜喂奶。

❷患有肝炎、结核病的不宜喂奶,以免传染婴儿。

❸患精神病和癫痫病的母亲,若在喂奶时发作,会对婴儿造成伤害,而且患病母亲因为长期服用苯巴比妥、安定片等药物,药物可随乳汁进入婴儿体内,引起婴儿嗜睡、虚脱、全身淤斑等等,因此不宜喂婴儿。

❹甲状腺机能亢进的母亲,在服药期间也不要喂奶,以免引起婴儿甲状腺病变。

❺患急性感染的母亲,在服用红霉素、氯霉素、磺胺等药物治疗期间,应停止给婴儿喂奶数天,为了避免回奶,应将乳汁吸出来倒掉,待病好后再继续哺乳。

❻生下患乳糖血症或苯丙酮尿症患儿的母亲,要立即停止用母乳及其他乳类制品喂养患儿,以免患儿智力受到损害。

❼母亲乳房患病,如乳头凹陷、乳头糜烂、乳腺炎等都不宜给孩子喂奶。

❽服用避孕药或注射链霉素时,也不宜让孩子吃母乳;母亲患严重感冒或高热时,也要暂时中止喂奶,等恢复之后再喂。

不宜母乳喂养的母亲,应该努力想办法医治自己的病患,尽快尽可能地满足孩子的需要。

新生儿喂养要适当

每次喂多少。1~3天的宝宝，按需哺乳，每次喂10~15分钟（要遵循按需哺乳的原则，根据个体差异而定）。4~14天的宝宝，每2~3小时喂奶1次，每次喂20~30分钟，每次喂30~90毫升（要遵循按需哺乳的原则，根据个体差异而定）。15~30天的宝宝，每隔2~3小时喂奶1次，每次约30分钟。

每天喂几次。喂奶时间可安排在上午6时、9时、12时，下午3时、6时、9时及夜间12时、后半夜3时，每次喂奶70~100毫升（要遵循按需哺乳的原则，根据个体差异而定），每天哺乳不少于8次。

不要超过20分钟。即使奶量充足，一次喂哺时间不要超过20分钟，吸吮时间过长，乳头皮肤容易破损而继发细菌感染。其实，在最初的2分钟里，宝宝已经吸掉了乳房内总奶量的一半，而4分钟里已吸去了80%左右。但是，剩下时间内的吸吮动作也是必要的，它可以促使乳汁分泌。

夜间喂奶的方法：

夜晚乳母的哺喂姿势一般是侧身对着稍侧身的宝宝，母亲的手臂可以搂着宝宝，但这样做会较累，手臂易酸麻，所以也可只是侧身，手臂不搂宝宝进行哺喂。或者可以让宝宝仰躺着，母亲用一侧手臂支撑自己俯在宝宝上部哺喂，但这样的姿势同样较累，而且如果母亲不是很清醒时千万不要进行，以免在似睡非睡间压着宝宝，甚至导致宝宝窒息。

不要让宝宝含着乳头睡觉，以免造成乳房压住宝宝鼻孔使其窒息的危险，也容易使宝宝养成过分依恋母亲乳头的心理。

婴儿需要剃胎发吗

按照传统说法，婴儿满月时就应剃胎发，这样可以使头发增多变粗。但这种说法有科学依据吗？

露出皮肤表面的毛发是"毛干"，埋在皮肤里的是"毛根"，两者都是已经角化并且没有生命活力的物质。生长毛发的能力取决于"毛根"下端的

"毛球"，它隐藏在真皮深处。因此，无论怎样剃、刮甚至拔，触及到的只是未起作用的"毛干"和"毛根"，对起决定性作用的"毛球"却一点也未触及，根本不可能改变头发的质量。

婴儿的头皮十分娇嫩，抵抗力差，若刮伤皮肤，还会引起细菌感染。但是在夏天，婴儿出汗多，容易出痱子，满月后可以考虑把头发理短，既凉快又便于清洗，若是在冬天，头发对婴儿有保暖作用，就不必剃掉了。

一般来说，胎发生长得如何与遗传因素及妈妈孕期的营养有较大关系，有的婴儿会随着年龄的增长，头发越长越好。妈妈可在婴儿稍大些时，添加一些有利于毛发生长的食品，而不必靠剃胎毛来提高、改善发质。

宝宝的第2周

宝宝在成长

第2周的新生儿在外观上并没有发生明显的变化,男婴身高在46.9~54.0厘米之间,体重2.58~4.18千克,头围32.1~36.8厘米;女婴身高大约46.4~53.2厘米,体重2.54~4.10千克,头围31.6~36.4厘米。刚生下来时皱巴巴的皮肤变得光滑一些了,能无意识地抬抬小胳膊、蹬蹬小腿,但抬头还有些勉强。出生2周左右,会出现第1次微笑。

1. **心理发育** 宝宝喜欢看人脸,特别是饱餐后看母亲慈爱的笑容;喜欢被抱起来与其谈话、逗笑;喜欢听母亲的心跳声。常用微笑、皱鼻、伸舌或挣扎表示欢迎、讨厌、拒绝;对及时、反复的视听刺激有初步的记忆能力。即使是新生儿也会有自己独特的个性特征,活跃、紧张或是相对沉稳,面对新环境胆怯或是喜欢。

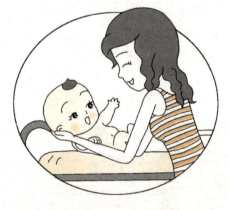

新生儿的每一个动作、表情、反应都包含有其性格特征,父母应该注意这些信号并做出相应的反应,从孩子一出生就按照他们的不同性格采用不同的养育方式。

2. **情感发育** 新生宝宝通常表现的面部表情有开心、喜悦、恐惧、悲伤、讨厌和生气,几乎显示出和成人相同的面部表情。当妈妈抱起新生宝宝,给他喂完奶后,宝宝会表现出一种满足感,甚至带着微笑而入睡。但如果给他吃些咸的或酸的液体，他会有一种不愉快的表情，如紧皱眉头、将舌头伸出来等。

3. 注意监测体温 新生儿还不能自主地调节体温，因为他们的体温中枢尚未成熟，皮下脂肪薄，体表面积相对较大而易于散热，体温会很容易随外界环境温度的变化而变化。所以针对新生儿，一定要定期测体温。每隔2～6小时测1次，做好记录（每日正常体温应波动在36～37℃），出生后常有一过度性体温下降，经8～12小时渐趋正常。室内温度应保持在22～26℃。

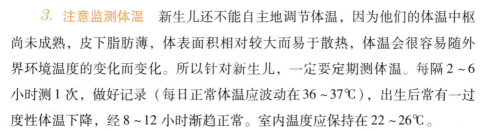

育儿攻略

给新生儿穿、脱衣服的方法

通常，小宝宝不喜欢穿衣、脱衣，他会四肢乱动，不予配合。妈妈在给宝宝穿、脱衣服时，可先给宝宝一些信号，比如先抚摸他的皮肤，和他轻轻地说："宝宝，我们来穿上衣服"或"宝宝，我们来脱衣服"等，这样可使他心情愉快，身体放松，然后就可以轻柔地给他穿、脱衣服了。

穿衣服时，让宝宝躺在床上，先将你的左手从袖口伸入袖笼，使衣袖缩在你的手上，右手握住宝宝的手臂递交给左手，然后右手放开宝宝的手臂，左手引导着宝宝的手从衣袖中出来，右手将衣袖拉上宝宝的手臂。脱衣服时，同样先用一只手在衣袖内固定住宝宝的上臂，然后另一只手拉下袖子。穿、脱裤子的方法与上类似，也是一只手在裤管内握住小腿，另一只手拉上或脱下裤子。

怎样选尿布

给宝宝使用的尿布最好是棉布类制品。棉布类制品柔软，吸水性能好，不带有化学成分，对宝宝的皮肤不会造成刺激性损伤。化纤类制品吸水性能差，容易使尿碱附着在其表面，从而刺激宝宝的皮肤，引发尿布疹及尿布皮炎。

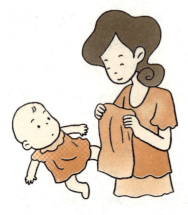

现在市场上有许多新型的一次性纸尿裤，其吸水性强，大小和厚度种类多，无须清洗，可减轻家务负担。但是长期使用这种纸尿裤，特别是夏季或者室温过高时，过厚的纸尿裤透气性能差，会使宝宝产生不适感。而且，这些纸尿裤价格较贵，一些父母为了节省纸尿裤而减少更换次数，这样就容易使宝宝发生尿布皮炎。因此，建议父母平时在家中尽量使用棉布类尿布，仅在带宝宝出门或旅行时使用纸尿裤。

健康宝宝的先天反射

所有健康的新生儿都具有一些本能的反射活动，它帮助新生儿度过离开母亲子宫的最初几周。儿科医生会测试新生儿的反射反应，它可以总体反应新生儿的机体是否健全，神经系统是否正常。

1. 觅食、吮吸和吞咽反射 用乳头或奶嘴轻触新生儿的脸颊时，他就会自动把头转向被触的一侧，并张嘴寻找，这种动作就是觅食反射。每个新生儿出生时都具有吮吸反射，这是最基本的反射行为。

将奶嘴放进新生儿口中，他就开始吸吮。有时，新生儿也会将手指头放入口中吮吸。吮吸的同时，新生儿还会吞咽，这也是一种反射。吞咽行为可以帮助新生儿清理呼吸道。

2. 握持反射 儿科医生都会检查新生儿的握持反射。测试方式是把手指放在新生儿的手心，看看他的手指会不会自动握住医生的手指。很多新生儿都会紧紧攥住手指。

3. 踏步反射 用双手托在新生儿腋下竖直抱起，使他的脚触及结实的表面，他会移动他的双腿做出走路或跨步动作。如果他的双腿轻触到硬物，他就会自动抬起一只脚做出向前跨步动作。这种反射会在3个月后消失。

4. 巴宾斯基反射　巴宾斯基反射是指轻划新生儿的脚底，其拇指会向上翘起，其余四指呈扇形张开。此举表示宝宝神经系统发育正常。该反射约在宝宝1岁学会走路以后消失。

宝宝的餐具要及时清洗和消毒

食具被细菌污染是导致宝宝腹泻的主要原因，因此，要做好食具，如奶瓶、奶嘴、水瓶、做果汁的小碗、小勺等的清洗与消毒工作，最好是每日都消毒。且按宝宝吃奶次数准备奶瓶，如每日吃5次奶，即准备5个奶瓶。

1. 食具清洗方法　洗奶瓶：喂完奶后，先把残余的奶液倒掉，然后用水冲洗奶瓶，倒入清洗液，用奶瓶刷把各个角落都清洗干净。清洗时要特别注意瓶颈和螺旋处，切不可漏掉。

洗奶嘴：先把奶嘴翻过来，用奶嘴刷仔细清洗。如果有奶渍凝结在奶嘴上，则可先用热水泡一会儿，等奶渍变软以后再用刷子刷掉。靠近奶嘴孔的地方比较薄，小心不要让其裂开。洗的时候，要注意清洗奶嘴孔里的奶垢，保证奶嘴上的出奶孔通畅。

所有清洗工作最好在宝宝喝完奶后马上进行，如果隔一会儿才洗，瓶子上会残留奶的油脂，奶瓶会变得黏腻，瓶身上看起来也会雾蒙蒙的。

2. 食具消毒方法　清洁完奶瓶后，应该进行消毒，以保证卫生、安全。将奶瓶洗干净，放入锅内，锅内放入凉水，水面要没过奶瓶，加热煮沸5分钟，用夹子夹出，盖好待用。奶嘴可在沸水中煮3分钟。

也可以采用蒸汽式消毒。目前市面上有很多电动蒸汽锅，你可以按照自己的需求来选择。遵照说明书进行操作就可以了。需要注意的是，使用蒸汽锅消毒前，要先把奶瓶、奶嘴、奶瓶盖等物品彻底清洁一遍。

在购买奶瓶的时候，要注意奶瓶上的耐温标示，如果不耐高温的话，最好使用蒸汽锅来消毒。

头垢的清洁方法

胎儿出生后头及全身皮肤常覆盖一层胎脂，这是由皮脂腺分泌物和脱落的表皮组成的，具有保护皮肤的作用。可用洁净纱布或毛巾蘸消毒植物油或温水轻轻揩去。如护理不当，头部会出现薄厚不等的灰黄色或黄褐色油腻结痂和鳞屑，重者可累及眉、鼻唇沟、耳后等处。此类患儿多属渗出性体质，护理3～4周多可自愈。可用消毒植物油或液状石蜡将结痂浸泡柔软后，用棉棒或洁净毛巾轻轻擦除。平时应注意头部卫生，避免过多出汗。症状较重或反复出现者，可口服维生素 B_2、维生素 B_6、钙剂，局部应用氟轻松、红霉素软膏等，同时妈妈应避免饮酒及过多食用辛辣刺激性食物。

宝宝私处的护理

1. 男宝宝私处的护理

❶水温要适当。阴囊是男性身体温度最低的地方，也最怕热，因为高温会伤害成熟男性睾丸中的精子，影响其生育能力。宝宝睾丸中没有精子，但也必须防止烫伤。清洗时，水温应控制在38～40℃之间，以保护宝宝皮肤及阴囊不被烫伤。

清洗时，应把宝宝的阴茎轻抬起来，轻柔地擦洗根部。阴囊多有褶皱，这里较容易藏脏东西，包括腹股沟的附近，也都是尿液和汗液常会积留的地方，因此要着重擦拭。同时，每次便后如果需要冲洗，也不要用太凉或者太热的水，温热即可。因为生殖器受热会膨胀、尿道会张开，可能会造成泌尿系统感染，出现小便不正常的现象。

❷不要挤压宝宝的阴茎和阴囊。洗澡时，新手爸妈很容易因为紧张或者慌乱，手部无意中用力，从而挤压或者捏到宝宝的这些部位，因此需要特别注意。

❸清洗包皮。右手拇指和食指轻轻捏着阴茎的中段，朝宝宝腹壁方向轻柔地向后推包皮，让龟头和冠状沟完全露出来，然后用毛巾浸着温水轻轻地洗，水温不能太高。洗后要注意把包皮回复原位。

第六章
0～1个月给宝宝最细致的呵护

男宝宝周岁前都不必刻意清洗包皮，或翻开包皮清洗龟头。因为这时宝宝的包皮和龟头还长在一起，过早翻动柔嫩的包皮会伤害宝宝的生殖器。

2. 女宝宝私处的护理

❶ 从前向后洗。因为女性的生理结构是尿道口、阴道口与肛门同处于一个相对"开放"的环境当中，因此交叉感染的机会也比较大。给女宝宝清洗阴部的时候，要从中间向两边清洗小阴唇，也就是小便的部位，再从前向后清洗阴部及肛门。注意，一定要将肛门清洗干净，大便中的细菌最容易在褶皱部位积存。

❷ 妈妈事先洗手也是极其必要的。对于周岁以内的女宝宝，不必每次都拨开阴唇清洗，清洗干净外部就可以了。用脱脂棉、棉签或柔软的纱布浸透水给宝宝擦拭，要比用毛巾好。擦一遍换一张纸巾，切忌重复使用。每次便后用温水清洗一下更好。

❸ 平时便后的清洗，用清水就可以了。洗澡时用的浴液，最好是100%不含皂质、pH值中性并且不会破坏皮肤天然酸性保护层的婴儿专用沐浴露。

有部分女宝宝阴唇间会有白色乳状物，而阴道会出现白色黏稠分泌物或类似月经般的血丝，这是因为宝宝体内突然失去母体激素所致，一般来说，会在1星期左右消失。

给新生儿挑选服饰

由于新生儿皮肤娇嫩，易受刺激，容易造成损伤，而且宝宝的手足屈曲不易穿脱衣裤，自身不易保持体温，体温易随外界温度的冷、暖而降、升等特点，新生儿的服饰就必须具备柔软、有弹性、透气性和吸水性强、无刺激性，及宽松、方便、保暖等条件。

新生儿常溢奶，易吐脏衣服，大小便易弄湿、弄脏裤子，因此衣服需勤换勤洗，故要求衣料能耐洗、耐搓，能符合上述条件的只有全棉衣料。全棉衣料质地柔软适中，有舒适感，弹性、透气性及吸水性均好，也无刺激性。

新生儿衣服应做得宽大些，还要穿脱方便，如前面开口打结的衣服就易穿脱。衣服过于窄小，穿脱不便，易损伤新生儿，甚至会造成骨折和脱臼。

另外，新生儿生长发育快，如衣服太小，也会很快穿不下。为减少对新生儿皮肤的刺激，新生儿的衣服接缝处可在外面，也可由里向外窝，不要有额外的装饰。

衣料的颜色以浅色或白色为佳，这样衣服脏了容易发现，便于换洗，如选用有颜色的衣料，也要选不易褪色的，以免刺激新生儿皮肤引起皮炎。

双胞胎喂养指南

双胞胎在出生时体重一般不超过 2.5 千克，发育不成熟，生活能力比正常单胎儿差，故要保证双胞胎婴儿的营养，应采用特殊方法喂养。

双胞胎婴儿胃容量小，胃的消化酶不足，胆酸分泌较少，消化吸收能力差，所以应采用少量多餐的喂哺方法。又因双胞胎婴儿体内糖储量不足，应在产后半小时内让母亲喂奶，否则可发生低血糖，甚至可以影响婴儿的大脑发育并危及婴儿生命。

双胞胎婴儿最好母乳喂养，但完全用母乳来喂养是不可能的，可用牛奶与水按 1∶1 或 2∶1（2 份牛奶加 1 份水）的比例相配再加 8% 的糖喂养。

母亲在怀孕期间同时孕育着两个胎儿，那么营养相对不足，胎儿体内的各种维生素、矿物质等储备均少，但小儿生长发育很快，故婴儿出生后易患佝偻病、腹泻病，所以双胎婴儿应从 1 个月后增加维生素 A、维生素 D 和钙剂的摄入；3 个月后增加水果汁；5 个月后可增加蛋黄、鱼泥、豆腐等。

第六章
0~1个月给宝宝最细致的呵护

宝宝的第 3 周

宝宝在成长

第 3 周,新宝宝逐渐适应了新环境,开始建立起自己的昼夜规律,夜晚睡觉的时间延长,新妈妈可以少一些辛苦了。这周,男宝宝的身高在 48.6~55.8 厘米之间,体重在 2.93~4.66 千克,头围大约 33.3~37.9 厘米;女宝宝的身高在 47.4~55.0 厘米之间,体重 2.85~4.65 千克,头围 32.8~37.5 厘米。宝宝的生长发育速度仍然很快,出生时体重较低的宝宝生长速度比出生体重较重的宝宝更快。

1. 生理发育 宝宝现在生长速度迅猛,几乎每天都要增长 30 克左右,如果细心的话,甚至可以看到宝宝每天都在长大。这个阶段的新生儿可能会出现脱皮现象,这让不少妈妈着急。实际上,这是正常的生理现象。因为新生儿皮肤的最外层表皮不断新陈代谢,旧的上皮细胞脱落,新的上皮细胞生成。

2. 触觉发育 新生儿从生命的一开始就已有触觉。当你抱起他时,他喜欢紧贴着你的身体,依偎着你。当宝宝哭时,父母抱起他,并且轻轻拍拍,宝宝就能逐渐停止哭泣。这一过程充分体现了满足新生儿触觉安慰的需要。新生儿对不同的温度、湿度、物体的质地和疼痛都有触觉感受能力。就是说他们有冷热和疼痛的感觉,喜欢接触质地柔软的物体。嘴唇和手是触觉最灵敏的部位,你轻轻地碰一碰,他就会立即做出反应。

3. 动作发育 新生儿动作缓慢,如蠕动样动作,动作多而肌张力高。出

生后的第1个月内,逐渐从妊娠末期宫内形成的蜷缩体位伸展开来。他开始不时地伸展上下肢和后背,他的腿和脚可持续向内旋转,呈现弓形腿外观,这种情况通常可以在随后的5~6个月期间自动矫正。快满月时上下肢运动更顺畅,看起来像在骑自行车。腹部朝下时他的下肢会做爬行运动,而且像是要撑起来的样子。

新生儿俯卧时能抬头1~2秒。在第1个月内,宝宝的手大部分时间紧握成拳,手指运动非常有限,但他可以屈伸手臂,将手放到眼睛看得见的范围或口中。

育儿攻略

新生儿的两种睡姿

新生儿一般采用仰卧或侧卧睡姿,这两种睡姿各有其优缺点。

1. 仰卧睡姿 父母都习惯于让宝宝采用仰卧的睡姿,一是便于直接观察宝宝脸部的表情;二是宝宝的脑袋睡平后,可形成所谓的"方头大脸";三是内脏器官受压较少,四肢能够自由地活动。

仰卧也存在缺点,一是对宝宝的呼吸不利,由于重力的关系,喉部会阻挡呼吸气流自由进出气管口,一旦气流阻力增大,宝宝在仰睡时呼吸就会有杂音(鼾音),造成呼吸困难;二是宝宝容易发生呕吐,由胃反流到食道的食物吐出后,会聚积在宝宝的咽喉处,不易由口排出,较易呛入气管及肺内,从而发生危险;三是宝宝身体较脆弱的一面暴露在外,容易着凉,而且心理上也有不安全感,不易睡熟。

2. 侧卧睡姿 让宝宝侧卧时最好采用右侧位,这样可以避免其心脏受压,也可以预防吐奶,特别是刚吃完奶后更应让宝宝右侧卧,这样有利于胃内食物顺利进入肠道,即使发生溢奶也不会引起窒息。

侧卧也存在缺点,一是如果总是朝一面侧睡,容易发生脸部两侧发育不对称以及歪扁头的现象,还可能造成斜视,所以侧睡时要经常换方向;二是宝宝不容易维持侧卧的姿态;三是左侧卧容易引起呕吐或溢奶。

改正宝宝的黑白睡颠倒

有的新生宝宝白天睡觉,晚上则哭闹或睡不踏实,这种情况不算是病态,而是出生后的环境给宝宝造成了时间错觉,也就是宝宝睡得黑白颠倒了。有的家长把宝宝住的屋子弄得非常昏暗,且不发出一点声音,晚上这样可以,如果白天也这样就使新生宝宝区分不出来是白天还是晚上,所以宝宝在白天吃饱后就睡了,到了晚上,宝宝的睡眠已经够了,而屋内却没有声音、没有光亮,宝宝就会烦躁或者哭闹。

遇到这种情况时,就要把宝宝的时差调整过来。白天,让宝宝的房间光线明亮,在宝宝吃饱后放点音乐,或是多跟宝宝说说话,拿一些颜色鲜艳的球及花环或带声响的玩具像拨浪鼓等逗逗宝宝。这样做有两方面好处:一是在新生宝宝睡醒时,有吸引他的东西,避免他白天总是睡觉;另一方面,对听力、视力都有良好的刺激,对宝宝的智力发育也有很大促进作用。到了晚上,要避免宝宝太兴奋,不要总是抱宝宝或跟宝宝说话,屋里的光线也不要太亮。采取上述措施后,就可以避免新生宝宝"黑白颠倒"了。

宝宝的"红屁股"怎么治

新生儿臀红又称新生儿"淹"屁股,而防治关键在于科学护理。

❶勤换洗尿布。

❷大小便后把臀部用温清水洗净,并用柔软的纱布轻轻擦干,涂上抗生素软膏如红霉素、土霉素软膏等,既可消炎保护皮肤,又可阻隔便液对皮肤的刺激,预防效果非常理想。

❸选用柔软、吸水性强且易洗涮的无色棉布做尿布,且每次排便后应清洗再用,不可仅晾干即用。

❹避免用橡胶布、塑料布、油布类等不透气、不透水的布包垫于尿布外。

❺禁止在尿布上垫卫生纸，因为卫生纸遇到尿液会发酵，对皮肤有刺激作用。

❻注意合理喂养，积极预防和治疗腹泻。

如果仅是肛门周围有弥漫性发红或有斑丘疹，可在大便后用纱布蘸清洁温水轻轻擦洗。拭干后，在患处涂擦鞣酸软膏或抗生素软膏，亦可涂香油、花生油等，然后再换上干净尿布。每日涂擦4~6次，2~4天即可治愈。应当注意的是，如果婴儿屁股已经红了，患处就不能使用爽身粉或滑石粉等粉类，因粉与尿液结合会直接刺激皮肤。若已出现糜烂或渗液，则用5~6层纱布或小毛巾浸透3%的硼酸水稍挤干外敷；亦可将患处洗净、擦干，再涂紫药水。若经上述治疗和护理仍不见好转，应到医院做进一步检查治疗。

新生儿洗头

给小宝宝洗头发需要注意的事情有很多，比如水温、洗头用品、洗头的姿势等等。下面介绍一下具体的注意事项。

❶水温保持在37~38℃。

❷选择小儿洗发水，不用成人用品。因为成人用品过强的碱性会破坏幼儿头皮皮脂，造成头皮干燥发痒，缩短头发寿命，使头发枯黄。

❸勿用手指抠挠宝宝的头皮。正确的方法是用整个手掌，轻轻按摩头皮；炎热季节可用少许小儿护发剂。

❹如果宝宝头皮上长了痂壳，不妨使用烧开后晾凉的植物油（最好是橄榄油，其次为花生油或菜油），涂敷薄薄的一层，再用温水清洗，很容易除掉头垢。

❺洗发的次数，夏季1~2天1次为宜，冬春季3~4天1次。

❻梳发。梳理头发能刺激头皮，促进头发生长。应选择齿软而呈锯齿状的梳子，以免伤及宝宝的头发与头皮。

如果洗头时护理不当，宝宝的头部可出现厚薄不等的灰黄色或黄褐色油腻结痂和鳞屑，重者可累及眉、鼻唇沟、耳后等处。治疗时，可用消毒植物油或液体石蜡将结痂浸泡柔软后，用棉棒或洁净毛巾轻轻擦除。平时应注意宝宝的头部卫生，避免过多出汗。症状较重或反复出现者，可口服维生素B_2、

维生素 B_6、钙剂，局部应用肤轻松、红霉素软膏等，同时母亲应避免饮酒及过多食用辛辣刺激性食物。

日常护理

"一哭就喂"不科学

新妈妈为了培养宝宝"定时进餐"的习惯，采取每隔 3 小时喂 1 次奶的按时喂哺法；还有的新妈妈采取"按需喂养"的方法，宝宝哭了就喂。其实这都是不科学的，婴儿不只是在饥饿时啼哭，当他（她）身体不舒服或受到各种刺激时，都会啼哭。

在母乳不足的情况下，一哭就喂容易出现这几个问题：

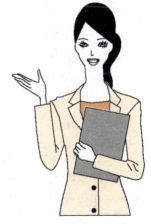

❶频繁地喂奶会使妈妈心神不定，忙忙碌碌，不能得到充分的休息，以致影响乳汁分泌，使奶水越发不足。

❷宝宝由于每次都吃不到足够的乳汁，过一会儿又饿得啼哭起来，形成恶性循环。其次，频繁喂奶易使妈妈乳头破裂，有些妈妈最终因疼痛而改喂奶粉。

如果刚刚喂过奶，宝宝又开始哭，应看一看是不是尿布湿了，若换上干净的尿布，宝宝就停止啼哭，说明宝宝现在并不饿。还有的宝宝啼哭只是想让妈妈抱抱，这样的宝宝只要抱起来就不哭了。若不管是尿布湿了或是想要抱抱，都让宝宝吃奶，反而容易造成婴儿消化功能紊乱。

宝宝在 1 个月左右就应该形成有节律的生活。空腹时间也渐渐形成一定的规律。通常，1 个月时每隔 3 小时，2 个月时每隔 3.5 小时喂奶比较符合婴儿胃排空规律。但这绝不是说要硬性按照时间表喂奶，还是应当按照母子情况决定喂奶时间。

做好保暖工作

新生儿出生后特别需要保暖。除了要给新生儿穿适量的衣服外,保持室内温度的稳定也很重要。如果房间里忽冷忽热,宝宝的体温就会不稳定,也容易导致疾病的发生。

由于新生儿的体温调节中枢发育不完善,汗腺发育不全,皮下脂肪单薄,保暖、排汗、散热能力都较差,所以体温极不稳定。若保暖过分,易发生脱水热;若保暖不好,则易引起感冒或其他疾病。给新生儿保暖应注意以下3个方面:

❶调节好室温,并保持室内空气新鲜、清洁。夏季,可在地上经常洒些冷水或放置冷水帮助降温;冬季,可通过防寒设备提高室温。无论哪个季节,都应注意通风换气,但通风换气时要避免穿堂风(即对流风)。居住条件好的卧室,最好保持恒定的温度和湿度,室温最好在18~24℃之间(早产儿的适宜温度为25~26℃),湿度在60%~65%之间。

❷根据室温的变化,调节衣服和被褥的厚度,避免因保暖过分而引起汗疱疹、脱水热等。有以下情况的新生儿应减少被服:吃奶或哭闹时都出汗者,开包换尿布时易感冒者,经常性皮肤潮湿且易发生湿疹者。

❸使用热水袋时,不能直接接触新生儿皮肤或离皮肤太近,要放置于包被外,严防烫伤。热水袋的水温不得超过60℃,如没有温度计,可将热水滴在大人手背的皮肤上试试,不感到太烫就行。冬季空气干燥,不能让新生儿靠近煤炉或暖气,最好在火炉上烧水或在暖气上放湿垫,使空气湿润。有条件者可使用空气加湿器,以防新生儿因呼吸道方面的黏膜干燥而引起呼吸道方面的疾病。

预防皮脂硬化症

新生儿皮脂硬化症的原因是外界温度过低,使新生儿全身冰冷,出现体温不升。此时,得病的新生儿动作少,哭声微弱,不吃奶,继而出现双大腿外侧皮肤变硬,以后逐渐蔓延至双颊、双臂外侧、臀部、胸背部乃至全身,皮肤局部发硬、光滑,皮肤紧贴皮下组织,僵硬不能移动,呈暗黄色或青紫色，用手指按压膨硬皮肤，一般不能出现凹陷，但是也有出现凹陷者，出现凹陷的，又称新生儿硬化症。双颊皮肤硬化影响吃奶，常常不能进食，胸部皮肤硬化影响肋间肌运动，从而影响呼吸。皮脂硬化症患儿，多数并发肺炎，还容易继发脐炎和败血症，最终常因肺出血而死亡。

在冬季生下新生儿的母亲，应注意新生儿体温不升和皮脂硬化症的预防，尤其是早产儿。关键措施是注意保暖，大人最合适的环境温度为25～28℃，在这个温度中热量的消耗处于最低水平，称为中性温度；一个出生24小时的足月新生儿，裸体放在暖箱中，所需最合适温度为31～34℃；早产或低体重儿对温度要求还要高些，为33～35℃；出生4～7天的足月儿，需要的合适温度为31～34℃。一般家庭，将新生儿包裹好，室内最适合温度不应低于25℃，早产及未成熟儿还要稍高些。北方冬季气候严寒，特别要注意保证室内的供暖。

适当游泳好处多

新生儿游泳对生长发育有很多好处，能刺激并促进新宝宝的脑神经发育，提高感觉细胞的敏感性和身体的协调性，促进食物消化吸收，减少不良睡眠习惯，促进身高和体重增长等。但是游泳虽然对宝宝很好，但要注意安全，必须在专用安全保护措施下，由经过专门培训的人员操作和看护，避免发生意外。新妈妈在家给宝宝游泳时，最好请经过培训的医务人员指导。另外，颈部游泳圈要慎用。

游泳前的准备 游泳前要看宝宝是否吃饱，应该在吃奶后半小时到1小时左右游泳，还要观察宝宝是否高兴，是否刚睡醒，有什么不舒服的地方，一定要在宝宝心情愉快的情况下游泳。

在进行婴儿游泳之前，需要准备以下用品：

❶宝宝专用浴巾。

❷一块干毛巾，另准备一块干毛巾备用。

❸脐带没有脱落的宝宝，还要准备用于清理肚脐的75%的酒精、消毒棉签等物品。

❹宝宝洗发液、沐浴露、婴儿爽身粉。

❺水温计、泳圈、可在水中漂浮的玩具。

还要注意这些事项：

❶初生（第 2 天至 10 天内）婴儿游泳的水温应在 37～38℃。

❷出生 10 天以后的水温缓慢降低。

❸宝宝第 1 次游泳的时间控制在 10 分钟以内，以后可根据情况适当延长至 15～20 分钟，最长不宜超过 30 分钟。

❹掌握好宝宝在水中的运动量，既不要漂浮着不动，也不要一刻不停地运动四肢。

❺在宝宝游泳的过程中，妈妈和宝宝的安全监护距离要保持在一臂之内。

有些宝宝不适合游泳，比如评分小于 8 分，有并发症、胎龄小于 32 周、出生体重低于 2000 克的新生儿、皮肤破裂或有感染疾病等，都不适合游泳。

第六章
0~1个月给宝宝最细致的呵护

宝宝的第4周

宝宝在成长

新宝宝即将满月,比刚出生时好看了很多,小脸变得肉嘟嘟的,身上的皮肤也更加光滑。这一周,男宝宝的身高在48.7~61.2厘米之间,体重3.09~6.33千克,头围33.3~40.7厘米;女宝宝身高47.9~59.9厘米,体重2.98~6.05千克,头围32.6~39.9厘米。

1. 听觉进步了 快满月时,宝宝听觉上也有了很大的进步,他可以注意到相似语音的区别,像"吧"和"啪"。现在宝宝已能判断声音的来源,听到不同方向传来的声音,宝宝的头就会转向这个方向。但声音的距离不能太远,应在50厘米以内。

2. 喜欢鲜艳的颜色 宝宝的眼睛现在已能看清近距离的人和物,目光也会跟随眼前的物体水平移动,特别喜欢看线条较粗、图案简单、颜色鲜明的图画,尤其是人脸的图案。宝宝更喜欢像红和绿这样明亮的颜色,当看到自己熟悉的形状和一些特殊面孔时,宝宝会特别兴奋。

3. 颈部力量加强 现在宝宝的颈部力量已有所加强,可以趴在床上或大人的胸前,以腹部为支撑,把头稍稍抬起一会儿,而且还能左右转动他(她)的小脑袋。如果你把宝宝抱起来,或靠坐在你的身上,宝宝的头已可以直立片刻,但时间不要长,以免宝宝疲劳。

4. 运动更协调 宝宝胳膊和腿的动作也协调了一些,说明他(她)控制肌肉的能力有所加强。这时的宝宝已能辨别妈妈的声音和气味,即使妈妈不在眼前,只要听到妈妈的声音,宝宝就会表现出兴奋的样子,如果宝宝正

因寂寞无聊而啼哭,听到妈妈的声音,宝宝也会很快安静下来。如果你给宝宝做过胎教,现在试试看给他(她)播放胎儿时期常听的音乐或故事,宝宝很可能会有明显反应呢。

育儿攻略

当心宝宝口腔感染

宝宝没有牙齿,也不吃辅食,新手妈妈容易忽略宝宝的口腔卫生,而对于新生儿来说,口腔卫生是需要重视的。因为刚出生的宝宝身体功能各方面都还不成熟,对于吃的要求也很高,对于疾病的抵抗力很弱,如果护理不当,很容易让孩子产生如鹅口疮类的口腔疾病,不但让孩子受罪,大人也一样难受。

对于新生儿的口腔卫生,新手爸妈该如何处理呢?

❶勤喂温开水。无论是母乳喂养的还是人工喂养的,宝宝吃完奶后,均应养成有规律的饮水习惯。尤其是当宝宝生病发热、感染时,更应勤喂温开水。这样不仅可去除口内的奶渣,避免因口腔中细菌的发酵产生异味,也有利于体内循环,防止便秘的发生。

❷喂奶前要洗手。不论是母乳喂养还是人工喂养,护理宝宝的人在给宝宝喂奶、喂水前一定要洗手。洗手时注意手上不要有残留的肥皂液,而且最好用温水洗手,因为洗手后要马上接触新生宝宝。

❸哺乳妈妈要注意清洗乳房、乳头。用母乳喂养宝宝时,妈妈的乳头是宝宝口腔接触最多的地方。而妈妈的乳头被污染的机会特别多,如妈妈产后体虚出汗,乳房、内衣会被乳液、汗液污染。有漏奶情况时,乳房、乳头被污染的概率就更大了。所以,在喂奶前一定要用温水清洗乳房和乳头。一方面,清洗乳头可以保证乳头的洁净,避免对宝宝造成感染;另一方面,用温水洗乳头能增加乳头、乳晕皮肤的柔韧度,减少宝宝吸乳时妈妈乳头的疼痛,也可避免乳头皲裂的发生。

❹凡是接触新生宝宝口腔的各种物品都必须清洗消毒后再给宝宝使用，而且不能重复使用，尤其是宝宝所用的奶瓶、奶嘴。

❺不要随便给宝宝使用抗生素。有些家长在新生宝宝患病后给他过量服用抗生素，尤其是广谱抗生素，使宝宝身体内的正常菌群被抑制或杀死，霉菌趁机迅速生长繁殖，导致宝宝患上霉菌感染性疾病。比如，霉菌中常见的白色念珠菌，会使宝宝患鹅口疮，轻者给宝宝带来痛苦，并因口腔疼痛而影响宝宝吃奶；重者可导致全身霉菌感染，如腹泻或呼吸系统感染以及皮肤霉菌感染等。

❻新生宝宝的口腔黏膜非常娇嫩，唾液腺发育尚未成熟，唾液分泌较少，口腔黏膜容易干燥，稍稍擦拭就可能将宝宝的口腔黏膜擦破。有些老人习惯用纱布蘸上茶叶水给宝宝擦舌苔和口腔，这是很不科学的，万一擦破宝宝的口腔黏膜，便很容易造成感染。如果宝宝的舌苔黄而厚，可在两次喂奶之间给宝宝喝点水，且不要给宝宝包裹得太多。如果为了去掉吃奶后口腔中残留的奶皮，喂完奶后给宝宝喝一两口水即可。

母乳喂养的常见误区

新妈妈听到宝宝啼哭，通常会认为只要给孩子喂奶就好了，会忽略喂奶时的姿势、身心状态等外在因素。这都是应该避免的，因为有些情况并不适合给宝宝喂奶。下面介绍几种不太合适的喂奶方式，供妈妈们参考。

1. 穿工作服喂奶 从事医护、实验室工作的妈妈穿着工作服喂奶对婴儿不太好，工作服上常常粘有很多肉眼看不见的病毒、细菌和其他有害物质。因此，妈妈无论多忙，都要先脱下工作服，洗净双手后再喂婴儿。

2. 生气时喂奶 研究证明，人在情绪波动较大时，会改变体内的内分泌。所以，妈妈切勿在生气时或刚生完气时喂奶。

3. 运动后喂奶 人体在运动中会产生乳酸，乳酸潴留于血液中会使乳汁变味，使婴儿不爱吃。妈妈们必须注意，若进行了剧烈的运动，一定要休息一会儿再喂奶。

4. 躺着喂奶 婴儿的胃呈水平位置，躺着喂易导致婴儿吐奶。妈妈应该取坐姿，将一只脚踩在小凳上，抱好婴儿，另一只手以拇指和食指轻轻夹着乳头喂哺，以防乳头堵住婴儿鼻孔或奶汁太急而引起婴儿呛奶、吐奶。

5. 喂奶时逗笑 婴儿吃奶时如果因逗引而发笑，会使喉部的声门打开，吸入的奶汁可能会误入气管，轻者呛奶，重者可诱发吸入性肺炎。

6. 用香皂清洁乳房 哺乳妇女为保持乳房清洁，经常清洗，这确有必要，但不可用香皂清洗。香皂类清洁物质可通过机械与化学作用除去皮肤表面的角化层，损害其保护作用，促使皮肤表面"碱化"，这有利于细菌生长，时间久了，可能会招来乳房炎症。哺乳妇女应该用温开水清洗乳房。

7. 浓妆喂奶 妈妈身体的气味对婴儿有着特殊的吸引力，并可激发其愉悦的"进餐"情绪，即使刚出生，也能将头转向妈妈气味的方向寻找奶头。因此，妈妈的体味有助于婴儿吸奶，若妈妈浓妆艳抹，则陌生的化妆品气味容易掩盖熟悉的母体气味，使婴儿难以适应从而导致情绪低落，食量下降，进而妨碍发育。

8. 穿化纤内衣 化纤内衣的危害在于其纤维可脱落而堵塞乳腺管，造成无奶的恶果。研究人员在部分无奶妈妈的乳汁中找到了大量的茧丝状物，这些茧丝状物是乳房在内衣内做圆周运动时脱落而侵入乳腺管的。所以，哺乳期的妈妈暂时不要穿化纤内衣，也不要佩戴化纤类乳罩，内衣以棉质类制品为佳。

9. 喂奶期减肥 产妇产后大多肥胖，许多女性急着减肥而限食含脂肪类的食品，而脂肪是乳汁中的重要组成成分。若来自食物中的脂肪减少，母体就会动用储存脂肪来产奶，储存脂肪多含有对婴儿健康不利的物质。为婴儿的安全起见，妈妈们待断奶以后再减肥也不迟。

宝宝吐奶怎么办

有的宝宝出生后就有吐奶的毛病，到第 2 个月还是经常吐奶，有的吃完奶一会儿就吐，有的吃完 20 分钟左右吐，这是怎么回事呢？

人的胃有两个门,上口叫贲门,下口叫幽门,贲门和食管相连接,幽门和十二指肠相连接。小儿在生长中,贲门肌发育较松弛,而幽门肌容易痉挛,孩子吐出的奶呈豆腐脑状,这是奶蛋白在胃酸作用下形成乳块的结果。

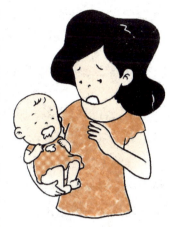

对常常吐奶的孩子要少喂一些,喂奶以后要多抱一会儿,抱孩子的时候最好让婴儿上半身立直,趴在大人肩上,然后用手轻轻拍打孩子背部,直到孩子打嗝将胃内所含空气排出为止。这时轻轻把孩子放在床上,枕部高一些,向右侧卧,可以减少吐奶。

吐奶是生理现象,不必管它,随着年龄的增长,身体不断发育会自行缓解。如果吐奶频繁且呈喷射状,吐出的除了乳块还伴有黄绿色液体及其他东西,一定不可忽视,要及时到医院检查。

区别溢奶和吐奶 宝宝呕吐有溢奶和吐奶两种情况,在照顾宝宝时应学会辨别,以便护理时区别对待。

溢奶:在宝宝出生头3个月发生最频繁,直到7个月至1岁才停止。宝宝在喂饱后无压力、无喷射性地从口边吐出少许乳汁,无面色改变,吐后不啼哭,称溢奶,是新生儿的正常现象。这多数是因为新生儿的胃呈水平位,贲门较松弛,而发生胃食道反流。宝宝吸奶前哭闹较剧烈,吸奶时吸入空气过多,也可因嗳气而溢奶。人工喂养不当,如橡皮奶嘴开孔过大,授奶过速,喂养过多、太烫、太冷,都可引起溢奶。

吐奶:是指给新生儿喂奶后发生的一种较强烈的呕吐,有时呈喷射性,可见黄绿色胆汁,甚至吐出咖啡色液体。虽然呕吐有时也可发生于喂养不当或暂时性功能失调,但也有一些疾病引起的呕吐,这样的宝宝在呕吐的同时还可能伴有恶心、出汗、面色苍白、胸腹肌的强力收缩以及腹痛、腹泻、发热等症状,应及时去医院治疗。

喂奶前,将宝宝的尿布换好,喂奶后就不要换了,以免由于活动引起溢奶。

日常护理

人工喂养要注意的问题

牛奶含蛋白质多、脂肪粒大,不易消化,含必需氨基酸、脂肪酸以及糖、维生素、微量元素也较少。因此,用牛奶喂养宝宝时应做以下调整:

❶鲜牛奶一定要煮沸后再喂,这样既可以消毒又可使牛奶中的蛋白质颗粒变小,容易吸收。一定要加糖,因为牛奶中含糖量较少,不能供给孩子足够的热量。一般来说,每100毫升牛奶需加糖6～8克,这样的牛奶每100毫升可提供热量约420千焦(100千卡)。

❷婴儿满月前喂鲜牛奶可加水稀释,满月可不再稀释。

❸增加水分。宝宝满月以后的一个特点就是容易口渴,特别是天气炎热时,除了喂奶以外,最好多喂点水。奶吃得很多,过了一两个小时还想再吃时,不妨喂点水或果汁、茶,但不能喂放有很多糖的饮料及其他清凉饮料。

❹适当喝果汁。宝宝天生喜欢吃果汁,尤其是果汁的那种甜酸味,多吃果汁可以补充维生素C,还可以习惯各种味道,习惯用匙子吃东西。

开始时可用温开水将果汁稀释1倍,第一天每次只喂1汤匙,第二天每次喂2汤匙,第三天每次喂3汤匙……这样一天天逐渐增加,满10汤匙时,也就是第10天开始,就可以用奶瓶喂,等宝宝习惯以后就可以不用温开水稀释了。

人工喂养宝宝时要注意这些

❶宝宝不愿吃或吃了就吐时,不要勉强喂,可以改变一下果汁种类和稀释办法,或稍加些糖再试试看。

❷腹泻时可暂时中止喂果汁,等身体恢复以后再喂。

❸只要孩子情绪正常,即使拉绿色大便也无妨,可以继续喂果汁。

❹在水果中,苹果和西红柿有使大便变硬的作用,柑橘、西瓜、桃子有使大便变软的功能。因此,孩子有些腹泻时,可喂苹果汁和西红柿汁,便秘

第六章
0~1个月给宝宝最细致的呵护

可喂柑橘、西瓜、桃子等果汁,很有效。

❺因为果汁能使大便变成酸性,所以吃了果汁后大便会变绿,或吃了苹果汁后大便会发黑,这些都不是病,请勿担心。

读懂宝宝的面部表情

宝宝天生就有完善的神经系统,他们可以和父母进行互动,用额头、眼睛和嘴告诉父母他们的感觉。下面有几种宝宝常见的表情,可以帮助父母很好地了解他们的需求。

1. **哭** 哭排在第一位,宝宝会用哭喊表示:"抱我!我想吃东西!安慰我一下!"不过,有时哭仅仅意味着他需要点时间发泄多余精力。一些新生儿感觉到累了也要哭上一阵,哭到适应了疲倦的感觉才能停止。

2. **恐惧** 对于不熟悉的事情,即使是只有一两天大的宝宝也会做出恐惧的反应。他们会通过转头看别处,闭上眼睛,弓起背部,双手抬到眼睛、嘴巴或耳朵的位置等等方式表现出来。再大一点的宝宝会通过抬起额头、收回嘴唇、拉紧下眼皮的方式来表达恐惧。

3. **好奇** 宝宝对某个东西感兴趣时,最初会一脸沉静、面无表情,随着兴趣越来越强,眼睛会睁得更大,脸上会露出更加好奇、困惑的表情。

4. **警惕** 警惕是通过皱眉头来表现的,这时可能他的身体会保持一动不动,脸上的表情好像在艰难地决定要不要哭。有些宝宝还会把小嘴瘪成一条线。

5. **惊吓** 受到惊吓,宝宝会抬起眉头,睁大眼睛,嘴巴张成"O"型。

6. **疼痛** 宝宝会拧紧双眉,放低眉头,上下眼皮会紧紧挤在一起,像半眯着眼,接着就开始大哭起来。

7. **饿了** 如果没有及时得到回应,饥饿的感觉在宝宝那里很快会变成疼痛,所以应该及时地响应宝宝的哭声,让宝宝尽快平复。

8. **反感** 一般不喜欢的气味或味道会引起宝宝的反感。这时他会将下嘴唇噘起,有时还可能有作呕的反应。大多数宝宝喜欢香味和妈妈的奶香味,有些宝宝刚闻到婴儿配方奶会产生反感。

9. 愤怒或伤心 千万别认为那么小的人儿不会有这种高级的情绪反应。他们也会的，这时宝宝会拧紧双眉，放低眉头，可能还会哭，如果哭了，声音会有节奏感。伤心的宝宝可能还会向下撇嘴。

夜间喂奶

新妈妈辛苦了一天，到了夜晚，特别是后半夜，当宝宝要吃奶时你睡得正香，迷迷糊糊中给孩子喂奶很容易发生危险，尤其是躺着给孩子喂奶就更容易发生意外。夜间喂奶和白天喂奶有一定的不同，不同点如下：

❶光线暗，视物不清，不易发现孩子是否溢奶。

❷妈妈困倦，容易忽视乳房是否堵住孩子的鼻孔，使孩子发生呼吸道堵塞。

❸可能会躺着给孩子喂奶，妈妈处于蒙眬状态，孩子含着乳头睡着了，这时有可能发生乳头堵住孩子的鼻孔而造成窒息，也有可能因溢乳而发生窒息。

❹妈妈怕半夜影响其他人的睡眠，孩子一哭就立即用乳头哄，结果半夜孩子吃奶的次数越来越多，养成不好的夜间吃奶习惯。

从以上几点来看，妈妈应该像白天一样坐起来喂奶，喂奶时光线不要太暗，要能够清晰地看到孩子的皮肤颜色，喂奶后仍要竖立抱起并轻轻拍背，待打嗝后再放下，观察一会儿，如安稳入睡则关掉亮灯，但是一定要保留暗一些的光线，以便当孩子出现溢乳时及时发现，这一点很重要。

宝宝发热怎么治

对于新生儿来说是，发热是一种常见症状，许多疾病都可以引起发热。由于新生儿在生理上有许多特殊之处，所以父母不要随便给孩子服药，例如给新生儿服用退热药，有时会出现周身青紫、贫血、便血、吐血等症状，严重的甚至死亡，这是吃了退热药，造成凝血机制障碍而引起的。

新生儿发热后最简便而又行之有效的办法是物理降温法。新生儿体温在

38℃以下时，一般不需要处理，只要多喂些水就可以。如果在38~39℃之间，可将襁褓打开，将包裹孩子的衣物抖一抖散去热量，然后给孩子盖上较薄些的衣物，使孩子的皮肤散去过多热量，也可以让孩子的头枕一个冷水袋来降温。对于39℃以上高热患儿，可用75%的酒精加入一半水，用纱布蘸着擦颈部、腋下、大腿根部及四肢等处，高热会很快降下来。在降温过程中要注意，体温一开始下降，就要马上停止降温措施，以免矫正过度出现低体温。在夏季降温过程中要注意给孩子饮水，白开水或糖水均可以，这是因为孩子在发热的过程中，要消耗掉一定的水分，因此要给予及时的补充。这里所介绍的只是降温的办法，还是要请医生检查孩子发热的原因，进行治疗。

早产儿护理要点

胎龄不足37周提前出生的宝宝，各器官生理功能均不完善，因此，大多数早产儿需要在医院治疗护理一段时间。出院后，早产儿身体仍然很弱，父母要非常小心地护理。

❶注意呼吸。因呼吸中枢未发育成熟，早产宝宝的呼吸不规则，常出现停止现象，如果停止时间超过20秒以上，并伴有发绀（由于局部或全身血液中缺氧，皮肤和黏膜变成青色），则是早产儿的危险信号，父母要特别留心。如有这种情况，要及时到医院就诊，千万不要耽搁。

❷注意喂奶。早产儿哭声低弱，肺的扩张受限制而面部常会青紫，喂奶后更为明显。所以，给早产宝宝喂奶一定要慢，一般喂一次奶需要40分钟左右。早产宝宝咳嗽反射弱，黏液在气管内不易咳出，容易引起呼吸道梗阻及吸入性肺炎，所以需要注意不要让宝宝呛奶。

❸防止感染。早产宝宝全身各脏器的发育不够成熟，对各种感染的抵抗力都极弱，因此，即使轻微感染也可能发展成为败血症。在护理时，除专门照看宝宝的人外，最好不要让其他人走进宝宝的房间，更不要把宝宝抱给外来的亲戚、邻居看。专门照看宝宝的人在给宝宝喂奶或做其他事情时，要换上干净清洁的衣服（或专用的消毒罩衣），洗净双手。妈妈患感冒时应戴口罩哺乳，哺乳前应用肥皂及热水洗手，避免交叉感染。

❹注意皮肤黄疸。由于肝功不健全，生后酶的发育亦慢，早产宝宝的生理性黄疸比较重且持续时间长，必要时需要进行光照治疗，以防止发生核黄疸。

❺注意保暖。早产儿因体温调节中枢发育不全，皮下脂肪少，易散热，加之基础代谢低、肌肉运动少，产热少，故体温常为低温状态。但由于汗腺发育不良，包裹过多又可因散热困难而致发热。

❻保证室温。应注意保持室内温度在24～28℃之间，相对湿度在55%～65%之间。如果室内温度达不到，可以考虑用热水袋给宝宝保温，但千万要注意安全。宝宝体温应保持在36～37℃之间。上、下午各测体温1次。

❼当宝宝体重低于2.5千克时，不要洗澡，可用温水每2～3天擦擦宝宝的脖子、腋下、大腿根部等皱褶处。若宝宝体重在3千克以上，每次吃奶达100毫升时，可与健康新生儿一样洗澡。但在寒冷季节，要注意洗澡时的室内温度和水温。

❽一定要坚持母乳喂养，根据宝宝的消化吸收情况调节喂奶时间和喂奶量，防止发生营养不良或消化道的坏死性炎症。

❾抚摸宝宝。抚摸给宝宝带来触觉上的刺激，会在宝宝大脑中形成一种反射，宝宝的眼睛、手脚会跟着活动起来，当这种脑细胞之间的联系和活动较多时，就促进了宝宝智力的发育。抚摸还有一个好处，即可以减少宝宝哭闹的次数，使宝宝得到更好的睡眠。另外，按摩腹部可以使宝宝的消化吸收功能增强。

第七章

2~12个月收获宝宝茁壮成长的喜悦

第七章
2～12个月收获宝宝茁壮成长的喜悦

2～3个月养育

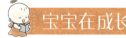
宝宝在成长

出生第 2 个月时，男宝宝平均体重为 6.1 千克，平均身长为 60.4 厘米，平均头围为 39.6 厘米，平均胸围为 39.8 厘米，最佳视距为 15～30 厘米；女宝宝平均体重为 5.74 千克，平均身长为 58.8 厘米，平均头围为 38.6 厘米，平均胸围为 38.7 厘米。

1. 体重快速增加　这个月，宝宝体重增加最多，在第 3 个月时，体重几乎达到出生时的 2 倍。体重反映了宝宝的营养和健康状况，如果体重不增反降，新爸妈最好带宝宝去医院检查。同时，宝宝的头围提示大脑的发育状况，在出生前几个月增长也比较快，如果头围不增长或过小，提示有畸形或呆小症的嫌疑。

2. 囟门开始闭合　小便时，四肢屈曲的姿势有所放松，这与脑的发育有关。前囟出生时为 1.5～2.0 厘米，随着年龄的增长，6 个月后逐渐骨化缩小，一般在 6～18 个月闭合。后囟出生时很小，有的宝宝 1～2 个月时已经闭合。

3. 大部分时间用来睡觉　2 个月的小婴儿大约每天有十分之一的时间处于清醒状态，当饥饿、受冻、大便污染时则啼哭吵闹；当身体受到束缚、活动受到限制时会大声哭叫，手脚乱动；在高兴时，或见到熟悉的面孔时可表现出微笑，此时的微笑已属于社交性感情表现。婴儿喜欢把头朝向明亮处，不喜欢黑暗，喜欢看活动的物体或人，开始对母亲表现出依恋之情。

夜里可能哭几声或发出一些声音，或吸吮自己的手指，过一会儿他又会安静入睡。这种清醒状态是正常睡眠的一部分，不要一听见孩子哭就马上抱起来，又是拍又是哄，这样反而会把他弄醒，又要费较长时间才能使他重新入睡。

4. 视力更发达　2~3个月时，孩子的视力变得更好，能看见更远处的事物了，见了人也会笑，变得更加可爱。手脚活动有力，躺在床上动来动去，不知不觉就会拱到另一边去，脑袋也经常拱得顶住床栏杆。

5. 骨骼更有力气　宝宝在2个月时，俯卧位下巴离开床的角度可达45°，但不能持久。要到3个月时，下巴和肩部才能都离开床面抬起来，胸部也能部分地离开床面，上肢支撑部分体重。宝宝俯卧时，家长要注重看护，防止因呼吸不畅而引起窒息。宝宝双脚的力量在加大，只要不是睡觉吃奶，手和脚就会不停地动。

从出生到2个月的宝宝，动作发育处于活跃阶段，蹬腿动作比较有力，经常把腿脚举高又放下。如果用双手扶着宝宝腋下，然后手松开，宝宝能在短时间内站立，之后小屁股和双膝立刻又会弯下来。

6. 熟悉妈妈的声音　孩子经过1个多月的哺育，对妈妈说话的声音很熟悉了，如果听到陌生的声音他会吃惊，如果声音很大他会感到害怕而哭起来。因此，要给孩子听一些轻柔的音乐和歌曲，对孩子说话、唱歌的声音都要悦耳。婴儿玩具的声响不要超过70分贝，生活环境的噪音不要超过100分贝。孩子很喜欢周围的人和他说话，没人理他的时候会感到寂寞而哭闹。婴儿此时的听力有了很大发展，对大人跟他说话能做出反应，对突然的响声能表现出惊恐。

7. 反射消失　宝宝的大部分反射都在2~3个月时达到高峰并逐渐消失，如摩罗反射、踏步反射。平躺时，宝宝头部可自由地转向两侧；趴着时，能自动地屈伸双肘，并能试着将前臂撑起，并抬起胸部。如果让宝宝趴在桌子上，他会抬头，而且下颌能离开桌面5~7.5厘米，并能达45°角，还可以自己将头低下。扶坐时，头能竖起，但不够稳定，微微有些摇动，并会向前倾。

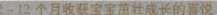

第七章 2~12个月收获宝宝茁壮成长的喜悦

育儿攻略

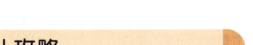
评估宝宝健康的"阿氏评分"

在新生儿体检中,宝宝最先要做的是阿氏评分,该评分的标准是:把描述新生儿基本体征的五项指标列于同一表格中,并对其给予评分(每项评分为0、1、2分),再把五项分数相加,依据其评分之和,对新生儿的状况进行评价。这是一项快速测试,能准确地反映出宝宝的身体状况。具体的检查项目如下:

❶皮肤颜色。全身皮肤红润为2分;手脚末梢呈青紫色,躯干红为1分;全身呈青紫色为0分。

❷心率。心跳有力,每分钟超过100次为2分;心跳微弱小于100次/分钟为1分;听不到心音为0分。

❸刺激后反应。哭、反应灵敏为2分;痛苦表情为1分;刺激无反应为0分。

❹肌张力。如果婴儿活跃程度正常、肌张力正常,打2分;如果只有手脚略微弯曲、肌张力低下打1分;如果婴儿松软打0分。

❺呼吸。呼吸良好、哭声响亮为2分;呼吸微弱、不规则、哭声低为1分;没有呼吸为0分。

通常来说,阿氏评分在8~10分为好;评分在7分及以下的新生儿为轻度窒息,轻度窒息的新生儿一般经清理呼吸道、吸氧等措施后会很快好转;评分很低,在3分及以下为重度窒息。

新生儿满月后的体检项目还有以下几项:

心跳:新生儿因为心脏还没有完全愈合,所以必须经常听婴儿的心跳声,以便于检查是否罹患心脏疾病。除了呼吸次数或呼吸方法之外,为了检查肠胃状态,应该用温暖的手触摸婴儿的腹部。

耳部:如果早期发现耳部异常,就能早点治愈。仔细检查耳孔是否正常,耳朵形状是否正常。除了用手检查耳朵内外，还要用眼睛观察外部形状。

检查血液：从脚后跟采集少量血液，并沾在过滤纸上检查。透过血液检查能诊断出是否罹患"先天性代谢异常"，通常出生两天后就会进行该检查。

头部：注意观察婴儿经过产道时是否受伤。头部是非常重要的部位，因此要仔细检查。从头顶开始，慢慢地抚摸头部周围，这样就能检查出是否有肿瘤或其他异常症状。

腿部：用手分开婴儿的双腿，然后检查分腿的姿势是否正常，腿部长度是否相等。如果股关节脱臼，分腿的姿势就会不自然，而且双腿长度也不会等长。

性器官：出院时，要再检查一次性器官。如果为女婴，主要检查外阴唇和内阴唇的愈合情况；如果为男婴，则要检查两侧阴囊的大小是否相等。如果一侧阴囊达到另一侧阴囊的2～3倍，就可能患有阴囊水肿或疝气。

口腔：检查婴儿的牙龈、舌头、口腔的形状，以及异常的肿瘤。通常可用手指来检查婴儿的口腔，如果舌根过于靠近口腔底部，就应该马上进行手术。

给宝宝创造运动的机会

要想让宝宝具有良好的体能，除了要提供充足的营养之外，每天还要多给宝宝创造一些运动机会。宝宝满月之后，小手、小脚的动作慢慢多了，这时，妈妈要保证宝宝的手脚不受约束，能够自由地活动。如怕受风而把宝宝的小手包起来，手指就得不到活动。宝宝不会翻身，就总是让宝宝平躺着，也不让宝宝俯卧，宝宝就不能尽早学会翻身和抬头，身体的肌肉也得不到锻炼。

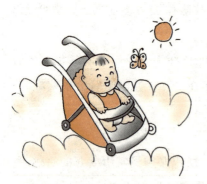

所以，爸爸妈妈每天在照顾宝宝的同时，要经常改变宝宝的姿势，无论是躺着还是抱着，都要尽可能多地给宝宝创造运动的机会。而且，如果天气好，还可以带宝宝到户外去呼吸一下新鲜的空气，让宝宝尽早认识这个世界。

第七章
2~12个月收获宝宝茁壮成长的喜悦

"手舞足蹈"促进宝宝智商发育

美国有研究证明，妈妈和宝宝说话时，若用简单的手势语言让宝宝在早期就开始模仿，他学说话会更快一点。但是，也有人认为，如果早期用手势语言，会限制宝宝声音的发育，使他懒得张嘴说话。

其实，父母不用担心，美国加州大学的儿童研究专家认为，宝宝在11个月之前学习手势语言，其智商会远远高于同龄人。手势语言可增强宝宝的脑功能，而且这种手势语言对宝宝大脑发育的优势可以一直保持到3岁。另外，到了上小学的年龄时，受过手势语言训练的宝宝，其智商也会远远高于其他宝宝。

排便更有规律

随着月龄的增加，尤其到了2~3个月的时候，宝宝的大便次数通常会慢慢变少或一下子明显减少，1~4天拉一次都是正常情况。宝宝大便是否正常，最重要的是和之前的情况比较。宝宝的大便通常含水量较多，比较稀，不成形。添加辅食前，宝宝吃的食物水分含量较多，所以大便含水量也比较多。母乳喂养的宝宝大便是不成形的，一般为糊状或水状，里面可能有奶瓣或是黏液。而人工喂养的宝宝大便质地较硬，基本成形。

添加辅食（尤其是固体食物）后，宝宝的大便会慢慢成形变硬，逐渐接近成人。添加辅食前，不管是母乳喂养还是人工喂养，大便基本都没有臭味。母乳喂养的宝宝可有一种甜酸的气味。到了7~8个月吃荤腥等辅食后，大便就会比较臭。随着之后食物的多样化，宝宝大便的气味就慢慢跟成人相同了。

不做"小胖子"

在生活水平不断提高和各种营养品不断诞生的今天，一些家长往往不注意孩子营养的均衡，因而造成"小胖子"也越来越多。这些肥胖的小儿到成年后各种疾病的隐患也就越多。

什么样的程度才叫肥胖呢？医学上通常把儿童超过同龄同身高正常体重20%的症状称为肥胖症。过多的脂肪不仅对机体是一个沉重负担，对心理也会造成一定程度的损害。

肥胖的小儿不爱户外活动，在小儿群体中易成为同伴们取笑的对象。随着年龄的增长，容易在心理上产生压力，出现自卑感，形成孤僻的不良性格特征。到成年后，还会给生理健康带来许多隐患，如高血压、糖尿病、动脉粥样硬化、冠心病、肝胆疾患及其一系列与之密切相关的疾患。

肥胖小儿由于脂肪组织过多，皮肤皱褶加深，若护理不当容易因局部潮湿引起皮肤糜烂或产生疖肿。此外，小儿肥胖与遗传有关。父母中1人肥胖，孩子出现肥胖的几率约为40%。若父母双方均为肥胖者，小儿肥胖可达70%。预防肥胖对有肥胖家族史的孩子尤其重要。

日常护理

宝宝"流口水"不是病

由于中枢神经系统和唾液腺分泌功能不完善，新生儿分泌唾液较少。出生3～4个月后，宝宝的中枢神经系统和唾液腺发育逐渐成熟，唾液分泌量增多，但宝宝此时的吞咽功能尚不完善，因此常流口水，形成了所谓的生理性流涎。6～7个月的宝宝，开始长第一颗牙齿。乳牙萌出时，小牙顶出牙龈向外长，会引起牙龈组织轻度肿胀不适，从而刺激牙龈上的神经，导致唾液腺反射性分泌增加。宝宝流口水是一种正常的生理现象，不是病态，一般1～3岁就会自然消失。

流口水虽然不是什么严重的问题，但如果不小心，还是有可能会影响宝宝健康的。建议在护理上注意以下问题：

❶经常帮宝宝擦拭不小心流出来的口水，擦时不可用力，轻轻将口水拭干即可，以免损伤局部皮肤。

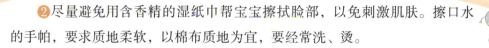

第七章
2~12个月收获宝宝茁壮成长的喜悦

❷尽量避免用含香精的湿纸巾帮宝宝擦拭脸部，以免刺激肌肤。擦口水的手帕，要求质地柔软，以棉布质地为宜，要经常洗、烫。

❸常用温水洗净口水所到之处，然后涂上油脂，以保护下巴和颈部的皮肤。

❹最好给宝宝围上围嘴。围嘴应保持整洁和干燥，这样宝宝才会感到舒服，并乐于使用。

及时预防接种

宝宝第2个月时，应该服用第1丸小儿麻痹糖丸了，这种糖丸是用来预防小儿麻痹症的，若不服用这种糖丸，孩子患小儿麻痹症的危险很大。

小儿麻痹，在医学上称为"脊髓灰质炎"，是脊髓灰质炎病毒引起的。这种病毒经口进入胃肠，可侵犯脊髓前角，引起肢体瘫痪，致终身残疾。

脊髓灰质炎疫苗即小儿麻痹糖丸，是由减毒的脊髓灰质炎病毒制成的。小儿口服糖丸后，身体内就会形成抵抗脊髓灰质炎病毒的抗体，而免于此病的发生。因此，每个小儿都应在规定的时间内按时服用。

糖丸要立即给孩子服用，不要放置，以免失效。服用的方法是：将糖丸研碎，用凉水溶化，千万不要用热水溶，以免把糖丸病毒烫死而失去免疫作用，然后用小勺给孩子喂下。服药后1小时内不能喂热开水。

有些情况下不能给宝宝服用糖丸，比如近期曾有过发热、腹泻或有先天免疫缺陷及其他严重疾病的婴儿均不能服用，以免引起不良反应或加重病情。

正确清洁宝宝的眼部

婴儿的眼睛十分娇嫩、敏感，极易受到各种侵袭，因此需要小心保护，这样孩子才能拥有一双明亮的大眼睛。保护宝宝的眼睛应做到以下几点：

❶眼部清洁，防止疾患感染。每次洗脸时，可先擦洗眼睛，如果眼屎过多，应用棉签或毛巾沾温开水轻轻擦掉。宝宝的毛巾洗后要放在太阳下晒干。

❷宝宝的手要保持清洁，不要让宝宝用手去揉眼睛。如若发现宝宝患眼

病，要及时治疗。

❸防止强烈的阳光或灯光直射宝宝眼睛。宝宝室内的灯光不宜过亮。到室外晒太阳时，要戴遮阳帽以免阳光直射眼睛。

❹防止锐利物刺伤眼睛及异物入眼的情况，宝宝的玩具要没有尖锐棱角的。要预防沙尘、小虫等进入眼睛。一旦发生异物入眼的情况，可滴1滴眼药水刺激眼睛流泪，将异物冲出来。

给宝宝清洁耳朵要谨慎

听觉功能是语言功能发展的前提。如果耳朵听不到声音，就无法模仿语音，因而也就无法学会语言。为此，必须保护好宝宝的耳朵。下面有几点需要加以注意：

❶慎用药物。链霉素、青霉素、卡那霉素、庆大霉素是能够引起听觉神经中毒的抗生素，这些药物会导致耳聋，即使非用不可时，也应按医生嘱咐少用。

❷防止疾病。发生麻疹、流脑、乙脑、中耳炎等疾病都可能损伤婴儿的听觉器官，造成听力障碍。因此，要按时接种预防这些传染病的疫苗。

❸避免噪音。宝宝听觉器官发育还没有完善，外耳道短、窄，耳膜薄，不宜接受过强的声音刺激。各种噪音对宝宝都不利，会损伤宝宝柔嫩的听觉器官，降低听力，甚至会引起噪音性耳聋。

❹不要给宝宝挖耳朵，不要让宝宝耳朵进水，以免引起耳部疾患。防止宝宝将细小物品如豆类、小珠子等塞入耳朵，这些异物容易造成外耳道黏膜的损伤，如果出现此类问题，应该去医院诊治，千万别掏挖，以免损伤耳膜耳鼓，引起感染。

挑选适合宝宝的奶粉

人工喂养是指由于各种原因而造成的主观上不愿进行母乳喂养，或者客观上不允许母乳喂养，而只好采用其他乳品进行喂哺婴儿的一种方法。人工

第七章
2～12个月收获宝宝茁壮成长的喜悦

喂养较母乳喂养的方法复杂一些，但只要细心，同样会收到较满意的喂养效果。

那么，怎样为新生儿选奶粉呢？

首先要了解新生儿生长与发育的特点，了解产品的营养配方、产品的品牌以及产品的信誉度。新生儿期及婴幼儿期是脑部发育和视神经发育最迅速、最关键的黄金阶段。对于智力和视觉的发育，全面均衡的营养是关键因素。市场上的奶粉品牌众多，家长可以根据自己的经济实力和产品的信誉度进行个体化选择，严防假冒伪劣产品。最好选用富含六大营养素（DNA、AA、亚油酸、亚麻酸、牛磺酸、胆碱）的奶粉。

DNA（视觉发育和大脑发育的基础）和AA（大脑细胞信息传递的重要物质）是宝宝智力和视觉发育的重要营养素。充足而比例均衡的亚油酸和亚麻酸（9∶1）在婴儿的体内可合成DNA和AA。

奶粉中的牛磺酸、胆碱是参与记忆储藏的乙酰胆碱（一种神经递质）的前体细胞膜的组成成分，是卵磷脂和鞘磷脂的前体，可促进脑发育和提高记忆能力，保证信息传递；奶粉中添加与母乳成分相同的免疫物质TPNA（核苷酸），72毫克/升的核苷酸可改善婴幼儿细胞免疫功能，增强婴幼儿细胞内病原体和肿瘤的清除能力，促进婴幼儿免疫系统的发育，临床观察婴幼儿腹泻的发病率明显降低。

科学研究发现，棕榈油在体内易与钙结合，生成不溶解的钙皂。因此，含棕榈油的奶粉不仅会导致宝宝粪便变硬，更重要的是还会影响宝宝对钙的吸收，不利于宝宝牙齿和骨骼的发育。而不含棕榈油的奶粉能使宝宝更好地吸收钙，使宝宝的牙齿、骨骼更健康，并且大便稀糊不上火，因此是目前比较适合婴儿发育的营养配方奶粉。

选购奶瓶、奶嘴有讲究

挑选奶瓶也有一定的方法。奶瓶的材质有玻璃和塑料两种。玻璃奶瓶材质安全，耐高温，不容易被刮伤，容易清洗，使用寿命比较长。但是由于瓶身比较重，容易碎，所以更适合在宝宝需要妈妈拿着奶瓶喂奶的阶段使用。

到了宝宝能够自己捧着喝的时候，就不适合了。

塑料奶瓶较轻便，容易携带，且抗摔，适合外出时使用。当宝宝能自己捧着奶瓶喝奶时，推荐使用塑料奶瓶。但塑料奶瓶的缺点是容易留有奶垢，清洗不方便。

市面上比较常见的奶瓶容量有125毫升、150毫升、200毫升和250毫升。也有小于100毫升的小奶瓶或者大于300毫升的超大奶瓶。奶瓶的大小可根据宝宝的食量和用途来挑选。其中，120~150毫升和250毫升的奶瓶是使用率最高的。

奶嘴的材质有乳胶和硅胶两种。乳胶是天然橡胶，富有弹性，很柔软，宝宝吸吮起来口感更接近于妈妈的乳头；缺点是奶嘴边缘软，旋紧的时候容易脱位，容易渗漏，而且有橡胶特有的气味，有的宝宝可能不喜欢。硅胶属于合成橡胶，比较硬，但不易老化，抗热，抗腐蚀，无味；虽然没有渗漏的问题，但有的宝宝吸吮时可能会产生排异感。

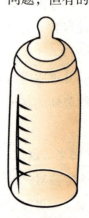

❶奶嘴形状。奶嘴形状分为圆形和大拇指形两种。大拇指形或者说扁圆形的奶嘴，是根据宝宝吸吮时妈妈乳头被挤压后的形状来设计的，接近乳头的感觉，宝宝更容易接受。

❷奶嘴孔。宝宝的吸吮力和吸吮方式各有不同，不同形状的奶嘴孔奶液的流速也不同，适合不同的宝宝。

圆孔型是最常见的类型，奶水会自动流出，宝宝吸吮起来不费力，适合无法控制奶水流出量的小宝宝。孔型大小一般分为S、M、L三种。小圆孔适合喝水，中圆孔适合喝奶，大圆孔则更适合用来喝米糊等辅食。

十字形孔型，可以根据宝宝的吸吮力来控制奶水的流量，且不容易漏奶。孔型偏大，可以用来喝果汁、米粉或其他粗颗粒饮品。

Y字形孔型，奶水流量稳定，能避免奶嘴凹陷。就算宝宝用力吸吮，吸孔也不会裂大。孔型较大，可以在添加辅食时使用，适合习惯用奶瓶喝奶2~3个月以上的宝宝使用。

奶嘴的孔既不要太大也不要太小，孔太大会呛着宝宝，孔太小宝宝吸着费劲，没吃饱就累了。奶嘴的大小，以奶嘴朝下奶液一滴一滴地滴下来为适度。喂奶前先滴几滴奶在妈妈的手腕或手背上，试一试温度，以不烫、不凉为宜。

给宝宝准备合适的玩具

2个月的婴儿俯卧时，头抬起来大约能支持30秒钟时间，眼睛已经能清楚地看东西，能追随活动的东西，对眼前的玩具或人脸也能目不转睛地注视，表情渐渐丰富起来。这时。父母可与他们做各种游戏以开发他们身体的行动能力和智力。你可为孩子挑选以下几种类型的玩具：

❶婴儿需要温暖的母爱和安全感，可以选一些手感温柔、造型朴实、体积较大的毛绒玩具，放在婴儿手边或床上。

❷当婴儿对周围环境表现出兴趣时，可选一些颜色鲜艳、图案丰富、容易抓握、能发出不同响声的玩具，如：拨浪鼓、哗铃棒、小闹钟、八音盒、可捏响的塑料玩具、颜色鲜艳的小袜子和小丝巾等。

❸可将拨浪鼓、摇棒、哗铃棒、各种环状玩具、拉串、软硬塑料和橡胶一类练手的动作的玩具放在宝宝的摇篮边，让宝宝可随时看到、抓到。

4~6个月养育

宝宝在成长

4~6个月的宝宝身体发育很迅速,每月体重平均增加600克,不过个体之间存在一定差异,如果妈妈发现自己的宝宝长得比较慢,也不必担心。

身长:第4个月,男宝宝身长59.7~69.3厘米;女宝宝身长58.5~67.7厘米。体重增加速度开始稍缓于前3个月,男宝宝体重6.8~9.2千克;女宝宝体重5.3~8.3千克。

1. 宝宝喜欢捉迷藏啦 这时的孩子喜欢和人玩藏猫咪、摇铃铛,还喜欢看电视、照镜子,对着镜子里的人笑,还会用东西对敲,宝宝的生活丰富了许多。家长可以每天陪着宝宝看周围世界丰富多彩的事物,你可以随机地看到什么就对他介绍什么,干什么就讲什么,如电灯会发光、照明,音响会唱歌、讲故事等。各种玩具的名称都可以告诉宝宝,让他看、摸,这样坚持下去,每天5~6次。

2. 不愿意自己睡觉 这个月的小宝宝,已经开始有不肯乖乖睡觉与不愿独睡的问题,这一时期如何安排好小宝宝的睡眠,是考验家长耐心的重要时期。宝宝发育不完全,容易疲劳,因此年龄越小睡眠时间越长。

3. 动作更灵活了 现在,宝宝的头部能够随自己的意愿转来转去,眼睛随着头的转动而左顾右盼。父母扶着宝宝的腋下和髋部时,宝宝能够坐着,让宝宝趴在床上时,他的头已经可以稳稳当当地抬起,前半身可以由两臂支撑起,当他独自躺在床上时,会把双手放在眼前看和玩耍。

扶着腋下把宝宝立起来，他就会抬起一条腿迈一步，再抬另一条腿迈一步，这是一种原始反射。在宝宝仰卧时，用双手抓住宝宝的两只手腕，轻轻拉起，在拉起宝宝上身的同时，宝宝的颈部撑着的头也跟着抬了起来。这个月龄的宝宝还有个特点，就是不厌其烦地重复某一动作，经常故意把手中的东西扔在地上，捡起来又扔，可反复多次。也常把一件物体拉到身边，推开，再拉回，反复动作。

4. 开始听音乐了 这段时期的宝宝，其听觉能力有了很大发展，4个月以后的宝宝已经能集中注意力倾听音乐，并且对柔和动听的音乐声表示出愉快的情绪，而对强烈的声音表示出不快。听到声音能较快转头，能区分爸爸、妈妈的声音，听见妈妈说话的声音就高兴起来，并且开始发出一些声音，似乎是对成人的回答。叫他的名字已有应答的表示，能欣赏玩具中发出的声音。

5. 认识更多的颜色 新生儿时，只能辨别红色和白色，到了三四个月时，宝宝会双眼长时间盯着黄色、红色、白色、黑色等颜色的东西看了。5个月时，宝宝头眼协调能力好，两眼随移动的物体从一侧到另一侧，移动180°，能追视物体，如小球从手中滑落掉在地上，他会用眼睛去寻找。喜欢明亮的颜色如红、橙、黄色，特别是红色的物体最能引起宝宝的兴奋与注意。这时候宝宝的视力可达到0.1，能注视较远距离的物体，如街上的行人、车辆等。

对这阶段的宝宝可以用选择观看法来检查视力发育是否正常，这是一种筛查的方法，可以早期判断宝宝的视力发育情况。家长可以带宝宝去儿童保健部门进行这方面的检查。

6. 开始学说话 这个月的宝宝，仍然不能通过说话来表达，但已经进入咿呀学语阶段，对语音感知更加清晰，发音变得主动，会不自觉发出一些不清晰的语音，如ma～ma，pa－pa，ba－ba等声音。如果宝宝发出"妈妈"的叫声，妈妈要积极回应，说"妈妈在这里"。经常用名字称呼宝宝，让宝宝把名字和自己联系起来。做什么事情之前都要说：妈妈要干什么了。看到什么也都要告诉宝宝，并让他触摸，这个阶段仍然是爸爸妈妈多说，宝宝多听，不断让宝宝感受语言，认识事物。

7. 形成排便规律 宝宝大便的排泄在这个时期已经基本形成规律。有的宝宝每天大便1～2次，有的2～3次，还有2～3天排1次的便秘型宝宝。宝宝小便的次数每天一般在10次左右。如果是阴雨天，宝宝的小便次数就会增多。小便次数少的宝宝，妈妈大多可以估计到宝宝小便的时间，因此，只要按时给宝宝把尿就可以了。但是，对于小便数多且时间不固定的宝宝，妈妈就把不准尿了。对这样的宝宝，妈妈不宜让宝宝坐在便盆上直到便出为止，否则宝宝就会渐渐开始反抗。

育儿攻略

这些技巧提升母乳质量

妈妈乳汁分泌的多少、质量的高低，与自身的营养状况、精神状况以及生活起居有着密切的关系。母乳喂养的妈妈在饮食上应该品种齐全，数量充足。只有这样，乳汁的质量才能满足婴儿的需要。

乳母要吃高蛋白质的食物，如牛奶、鸡蛋、瘦肉、鱼、动物内脏、豆制品等等，要吃富含矿物质、维生素的食物，如各种新鲜蔬菜、瓜果等。乳母的膳食要平衡，还要吃足够的谷类食物，尤其是一些粗粮。乳汁中大部分是水，喝水量不足是乳汁分泌不足的原因之一。

还要多喝开水，多喝一些营养丰富容易发奶的汤类，如猪蹄汤、排骨汤、鲫鱼汤、肉汤、鸡汤、青菜豆腐汤等等。切忌偏食或忌口，只吃自己爱吃的东西，而不考虑乳汁的质量和婴儿的需求，饮食单调，婴儿就不能从母乳中得到应有的营养，长期下去就会导致营养不良。

哺乳妈妈还要注意以下几点：

❶相信自己。做妈妈的必须要有自信心，相信自己能有足够的奶水哺育自己的宝宝。

❷加强饮食营养。产后母亲的膳食，不但要补充母体因怀孕分娩消耗所造成的损失，而且又要保证乳汁量足够高，因此乳母的营养供给要高于普通人。

❸要注意少吃过于油腻的食物，饮食内脂肪过多，则乳汁量少且浓，易引起婴儿消化不良。葱、蒜、辣椒等辛辣食品也不宜食用，以免引起婴儿肠

胃不适和大便秘结。

❹乳母的内衣不宜过紧，以免压迫乳房，影响泌乳。乳母经常让婴儿吸吮乳头，也能刺激乳汁分泌。

❺保持好的精神状态。乳母如果经常处于紧张、忧虑、焦急、烦躁、气恼的状态下，会使乳量减少甚至回奶。家庭气氛和睦，家庭成员体贴关心，会使乳母情绪稳定，保证乳汁的分泌。

❻生活要有规律。乳母睡眠充足、注意休息，会使泌乳量增加；过于操劳会使乳汁分泌减少。乳母的工作、学习、休息、家务要安排适当，劳逸结合。

❼禁用烟酒等刺激物。烟中的尼古丁能减少乳汁的分泌，酒中的酒精、茶中的咖啡因、茶碱等成分，可通过乳汁进入婴儿体内，造成兴奋不安。

别忘了给宝宝添加鱼肝油

新生宝宝很少接触阳光，加上母乳中没有足够的维生素D，因此，要靠口服或注射维生素D来补充。添加鱼肝油就是一种很好的方法。

1. 什么时候开始添加鱼肝油 从出生的第2~3周起，无论是母乳喂养还是人工喂养，最好都能给宝宝添加一定的鱼肝油。因为母乳、牛奶和一些配方奶粉（维生素A、维生素D强化的除外）中维生素A和维生素D的含量比较少，很难满足宝宝生长发育的需要，添加鱼肝油可以为宝宝补充维生素A和维生素D。

2. 添加鱼肝油的方法 维生素A、维生素D含量比例为3:1的婴儿鱼肝油是目前使用最普遍的制剂，市场上为宝宝特制的维生素A、维生素D制剂类型很多，这种浓度比例既能为宝宝补充足够的维生素D，又不会出现维生素A过量的问题，是专家们一致推荐的剂型。

3. 添加的量是多少 为宝宝添加鱼肝油一定不能过量，一般以每天1~3次，每次1滴为宜，一天最多不能超过5滴。如果妈妈经常带宝宝到户外晒太阳，宝宝就可以自己在体内合成维生素D，鱼肝油的添加量也应该相应地减少一些。

4~6个月的宝宝需要哪些营养

这个月,宝宝仍能够从母乳中获得所需的全部营养,每天所需热量仍然为每千克体重 110 千卡左右。如果宝宝的每日体重增加低于 15 克或 1 周体重增加低于 120 克,就表明母乳不足了。如果宝宝开始出现闹夜,体重低于正常体重儿,就应该及时添加配方奶粉。

3 个月以后,宝宝体内的铁储备已消耗完,而母乳或配方奶中的铁又不能满足宝宝的营养需求,此时如果不添加含铁的食物,宝宝就容易患缺铁性贫血。

母乳充足的宝宝这个月可以不添加任何辅食,仅喂些新鲜果汁就可以了。如果宝宝大便较稀且次数多,可改喂维生素片。目前宝宝对碳水化合物的消化与吸收能力还是比较弱,因此,对蛋白质、矿物质、脂肪、维生素等营养成分的需求仍主要通过母乳来满足。

一般情况下,母乳能满足 6 个月内宝宝所有营养素需要,质量合格的配方奶能提供大部分已知营养素。当确实需要为宝宝额外补充营养素时,应注意以下原则:

❶正常宝宝膳食以外添加量应低于推荐摄入量,以补充 1/3~2/3 的推荐量为宜。每日摄入某元素的总量不应超过该营养素可耐受最高摄入量,以防中毒。

❷补充单一矿物质时,最好与膳食同时食入,且每日分次服比 1 次服的吸收率高。多种矿物质同时补充时,注意各元素间的相互拮抗作用。例如给宝宝补充过多的钙,会导致宝宝体内铁、锌流失增多。

❸营养素的剂型以经过微胶囊处理的为佳,该种制剂通过微胶囊将各元素分开,使各元素能分段吸收,避免了元素间的相互作用。最后,仍然建议妈妈在医生指导下补充营养素。

辅食的添加方法

宝宝从第 5 个月起,除了喂菜汤外还应添加辅食,比如菜泥、水果泥。

1. 菜汤的喂法 取新鲜绿色蔬菜或胡萝卜 50~100 克洗净,切碎。锅内

第七章
2～12个月收获宝宝茁壮成长的喜悦

加少许水,煮沸后将蔬菜或胡萝卜加入,继续煮7～8分钟至熟烂。倒入清洁的漏瓢中,去汤后用匙背压榨成细末过瓢孔,去除粗纤维。剩下的倒入碗中即可食用。

4～6个月的婴儿初次吃菜汤可从少量开始,第1次吃20～30克菜汤,适应了再增加至40～50克。

2. 菜泥的喂法 先将新鲜的蔬菜如菠菜、小青菜、胡萝卜、空心菜等,选任何一种取50～100克,洗净,切碎。往锅内放碗水煮沸后将切碎的菜放入锅内。继续以大火煮沸6～7分钟停止,将菜及汤倒入消毒的漏瓢内,漏下的菜泥盛入碗中,加少许盐即成。

第一次给宝宝喂菜泥不要喂太多,1/2汤匙(10～15克)即可,第2天如无不良反应可以增加到1汤匙(20克),3～4天后无反应可增至2汤匙(30～40克)。

3. 水果泥的喂法 新鲜苹果50克,糖10克,将苹果去皮、切碎,以大火煮软后,加入糖,放入清洁的铁筛内,用匙压迫过小孔,即成苹果泥。也可以将苹果洗净,削去皮,以小匙慢慢地刮,刮下的即成苹果泥。开始每次喂1/2汤匙,以后渐增。小儿腹泻时吃点苹果泥有止泻作用。

宝宝发育缺陷早知道

对父母来说,观察宝宝的智力缺陷首先要仔细,第二要理智。因为有这样的情况,在外人看来已经很明显的问题父母却视而不见,即使怀疑孩子有智力缺陷,由于内心极不愿意面对这样的事实,所以加以否认。对于有出生后窒息、畸形、惊厥史、患过脑炎或脑膜炎的宝宝以及早产儿都应格外重视。观察的内容主要包括运动和语言两大部分:

1. 观察宝宝的语言 在这里,语言是广义的,包括哭、笑等。在最初的阶段是看哭,如果孩子在出生后极不爱哭,终日酣睡,应当注意;或虽然会哭却哭声尖利,声音发直,也应注意;如果5～6个月的婴儿仍不会笑,而且对外界无反应,或反应淡漠,那也不正常;婴儿从1个月起就开始有细小的喉音,以后会发出"啊、哦"等母音,到5个月会对大人咿呀作声,如果孩子不会发音或发音极小也值得注意；8个月以后到1岁虽不能说话，但已经开始理解语言的含义，比如会用拍手表示欢迎，招手再见，问孩子灯在哪里他会用手指灯。如果此时孩子对成人的话不理解，那也可能是有问题的。

2. 观察宝宝的运动　如果孩子的手总爱握拳，直到五六个月还不愿意伸开，也不能取物，就应该注意；孩子的腿如果是僵直的，似乎不能直立，不喜欢弯曲，就不太正常了；如果孩子1岁多了，双腿仍像棉花一样不能站立，那也说明孩子的智力有问题。

要注意宝宝的囟门

孩子在1岁半之内，头盖骨还没发育好，头部各块颅骨之间留有缝隙。位于头顶部中央靠前一点的地方，有一块菱形间隙，一般斜径有2.5厘米左右，医学名叫前囟。用手摸上去有跳动的感觉，这是头皮下的血管中血液在流动，不是病态。

有经验的人知道，孩子在生某些病时，囟门会发生变化，如吐泻严重、脱水的孩子会出现囟门凹隐的现象；如脑膜炎时脑压增高，囟门可凸起。囟门一般在1岁半左右闭合，如囟门闭合过早，可能是脑发育不良，小头畸形，若囟门闭合过晚，则可能是佝偻病或甲状腺功能低下（呆小病）。

日常护理

别让宝宝睡软床

随着生活水平的提高，家具不断更新换代，棕绷床、木板床等已被卧躺舒适、造型美观的沙发软床或弹簧床代替。有些父母为了让宝宝睡得好、睡得舒服，往往买上一张沙发软床或弹簧软床给宝宝，认为宝宝睡软床，不会碰伤身体。其实，这种做法是有害的，不利于宝宝的生长发育。

新生儿出生后，全身各器官都在发育成长，尤其是骨骼生长更快。新生儿骨骼中含无机盐少，有机物多，因而具有柔软、弹性大、不容易骨折等特点。但是由于新生儿脊柱周围的肌肉、韧带很弱，容易导致脊柱和肢体骨骼发生变形、弯曲，一旦脊柱或骨骼变形，往后想纠正也难。

新生儿适合睡什么材质的床呢？一般说来，家中的木板床、竹床、棕绷床或砖炕都可以。睡这类床，新生儿就完全可避免脊柱弯曲、骨骼变形，有利于健康成长。而且，最好让宝宝单独睡一张婴儿床，从小锻炼宝宝不依恋哺乳母亲睡眠的良好习惯，对宝宝的生长发育和建立独立生活能力等均有促进作用。宝宝的小床应放在哺乳母亲的床边，以方便对新生儿的照料和护理。

另外，不要给宝宝买太软的枕头和带凹的马鞍形枕头。宝宝将头侧过来的时候，如果枕头太软，容易堵住宝宝的口鼻，比较危险。现在，宝宝自己会转头了，如果用的是凹形的马鞍形枕头，宝宝转头吐出来的奶可能会堵塞自己的口鼻。

从宝宝的"屁"看健康

听到宝宝连续不断的放屁声，有的妈妈会担心地找医生，而有的妈妈则会高兴地说："这是好事！"那么，宝宝放屁到底好不好？别急，实际上，具体问题要具体分析。

崩出便便的屁：6个月以前的小宝宝常拉稀便，有时放屁会带出一点便便来，对此妈妈们不用过多担心，到便便成形后，这种现象会逐渐消失。

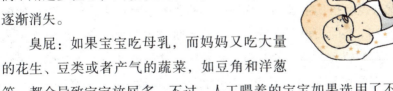

臭屁：如果宝宝吃母乳，而妈妈又吃大量的花生、豆类或者产气的蔬菜，如豆角和洋葱等，都会导致宝宝放屁多。不过，人工喂养的宝宝如果选用了不合格或超出年龄段的奶粉，也会引发消化不良，肠道内堆积未消化的食物，发酵气体就会增多，而且味臭。此外，添加辅食后，宝宝如果吃过多的淀粉类主食或过多肉类，放的屁也会很臭。

无味的正常屁：多数6个月内的宝宝放屁间隔的时间都比较短。有时候还会放"连珠炮",这其实很正常。在肠道菌群建立的过程中,肠道内会因为分解食物而产生气体,这种产气的细菌比较多时,宝宝的屁屁就会增多。这时候宝宝如果没有异常表现,有时候还会显得非常开心,就算屁屁比较多,妈妈也不用担心。

一放屁就哭:有的宝宝在放屁的时候总爱哭,身子扭动,表现出很不舒服的样子,而且放出来的屁有一股酸臭味儿。这可能是喂奶过多、过稠或选用不合适的奶粉造成的,应加喂温开水,并严格选用适龄奶粉和品牌可靠的奶粉。刚开始吃饭的宝宝应减少淀粉类食物,多吃蔬菜、水果,增加饮水量。妈妈给宝宝轻轻按摩腹部也有帮助。

无屁:有时,宝宝会几天不放屁,这其实也有隐患。如果不放屁也不拉便便,并尖声哭闹,往往提示宝宝患有肠梗阻,应尽早治疗。

小心"摇坏"宝宝的大脑

宝宝哭闹或睡眠不安时,许多妈妈便将宝宝抱在怀中或放入摇篮里摇晃,宝宝越哭越凶,妈妈摇晃得也就越猛烈,直到宝宝入睡为止。

其实这种做法对宝宝十分有害,因为摇晃动作使婴儿的大脑在颅骨腔内不断晃荡,未发育成熟的大脑会与较硬的颅骨相撞,造成脑小血管破裂,引起"脑轻微震伤综合征",发生脑震荡,颅内出血。特别是10个月内的小宝宝更危险。

摇晃宝宝还有这些危险

❶颈部易受伤。摇晃宝宝,是很容易损害到他们颈部的肌肉和韧带的,更严重的情况甚至会扭伤宝宝的颈部。宝宝的骨骼发育还未成熟,骨质比较柔软,占体重近一半的头部,重量全靠颈部的肌肉和韧带支撑。而宝宝大脑蛛网膜下腔的间隙较大,颈部的肌肉力量较弱,韧带弹性较差,颈椎也未完全骨化,难以承受较大幅度的摇晃和高抛的震荡。当被摇晃时,易受伤。

❷造成脑部暂时性充血。宝宝的大脑尚处在发育初期,当宝宝被高高抛起,体内的血液不时地冲击大脑,这样会导致脑部暂时性充血。如果不停地摇晃宝宝,或是将宝宝一次次地抛起来又接住,便容易使宝宝头颅内的脑组织随摇晃或高抛的晃动,与较硬的头颅相撞,从而引起脑损伤。宝宝可能出

现拒奶、嗜睡或容易恼怒,严重者可出现突然昏迷、呼吸困难、喷射性呕吐等颅内压增高的症状。

❸造成局部性贫血。当被摇晃时,宝宝就像成人在玩高速运转的游乐项目,其身体是无法承受巨大的离心力的,血液流向一边,容易造成局部性贫血,宝宝因此会出现脸色苍白、呼吸困难、站立不稳,甚至出现晕厥、呕吐等症状。严重的,有可能造成宝宝的智力明显下降、严重的运动障碍、失明和大脑实质性的损伤,如脑萎缩、脑软化、脑囊肿等。

宝宝出尿布疹怎么办

宝宝的皮肤特别娇嫩敏感,很多的刺激物质包括尿液、粪便或是潮湿环境,都会对宝宝的皮肤产生刺激,进而发炎、溃烂而形成尿布疹。其中尿液中的氨与粪便中的微生物被认为是尿布疹的主要元凶。如感染了尿布疹,小宝宝会很痛苦。为了预防尿布疹,专家给我们介绍了以下几个方法:

❶选择好纸尿裤。首先要全纸的或棉柔材质的,其吸汗和透气性佳,可搓一搓,听一听声音再选;其次要比较薄的,大概一块饼干厚就行,不要太厚;要有松紧搭扣的,腰围有部分加宽、或是大腿附近的剪裁有伸缩功能的,且确保不会把宝宝弄疼;要吸水量大的,这个可以倒些水进行实验;有凡士林保护层的最好。最后,需要说明的很重要一点就是,为婴儿选购纸尿裤一定要选择正规厂家生产的,符合国家安全质量标准的合格产品,确保宝宝使用时卫生、安全。

❷除了要选择好的纸尿裤外,平常妈妈们可在宝宝排泄完后,用温水轻轻冲洗宝宝的小屁股,再用纯棉布轻轻按压。等小屁股干爽后再用较油性的润肤乳涂抹,以形成保护膜。这样就可以较好地预防尿布疹了。另外,也可以在宝宝刚换下尿布后,让小屁股不包尿布,透气约1小时,这对预防尿布疹也很有好处。

❸患尿布疹的宝宝,小屁股最好保持干爽。所以要勤换尿布且用清水洗净,避免排泄物留在宝宝的皮肤上造成刺激伤害。必要时带宝宝到正规医院让医生诊断处方,千万不要自己购买药膏涂抹,以免延误治疗的黄金时间。

让宝宝养成定时排便的习惯

宝宝 2 个月左右就可以把大小便了。把大小便既培养了宝宝与大人的合作能力，又锻炼了膀胱括约肌应有的功能，让宝宝减少尿床的次数。

把便时应注意：先放好便盆，把宝宝抱成排便姿势，然后用"嘘嘘"声诱导宝宝排小便，用"嗯、嗯"声促使宝宝排大便。记得便后用温水把宝宝的臀部洗干净，之后应逐渐固定排便时间。在宝宝形成条件反射后，到时间只要将他抱成排便的姿势，听到"嘘嘘""嗯、嗯"的诱导声，宝宝就会排便了。

把便时，大人应挺胸坐正，不可压迫宝宝的背而妨碍他呼吸，当宝宝挺直身子表示不愿意把便时，应马上停止，以免宝宝过于疲劳。一般只要坚持 3 个月，在这种声音的刺激下，宝宝就会排尿了。把便时，应逐渐养成习惯，宝宝吃完奶后 10 分钟可把一次尿，以后可每隔 1～1.5 个小时再把一次尿。每次把尿时间不超过 1～2 分钟，时间太长的话，宝宝会不舒服，甚至会产生反感情绪。

如果宝宝 3 个月大还没有排便习惯，妈妈就要训练他建立起这种习惯。可以选择一个较空闲、固定的时间，每天训练宝宝。建议选择在饭后 30 分钟以后，如清晨喂奶或者晚上喂奶后，让宝宝排便。如此连续执行 15～30 天，即可让宝宝养成习惯，但注意不要随意更改训练时间。

宝宝刚出生大便次数比较多，而且较难掌握规律，尤其是母乳喂养的宝宝，大多宝宝满月后大便次数会减少，到 3～4 个月，大便次数基本上一天 1～2 次，而且时间基本固定。

4～6 个月的宝宝，可以按照自己的习惯排便了。先摸清宝宝排便的时间，发现宝宝有脸红、瞪眼、凝视等神态时，便可抱到便盆前，用嘴发出"嗯、嗯"的声音对宝宝形成条件反射。

1. 宝宝社交能力开发

❶抚摸妈妈的脸。妈妈要经常俯身面对孩子，朝他微笑，对他说话，做种种面部表情，与此同时，拉着孩子的手摸你的耳朵，摸你的脸，边拍边告诉他"这是妈妈的脸"，然后发出阵阵好玩的声音，使孩子高兴，并对你的脸感兴趣。然后，和宝宝同时照镜子，看孩子的反应。

❷做藏猫游戏。用毛巾把你的脸蒙上，俯在孩子面前，然后让他把你脸上的毛巾拉下来，并笑着对他说："喵。"玩过几次之后，宝宝会把脸藏在衣被内同大人做"藏猫"游戏。让他喜欢注视你的脸，玩时有意识地给予不同的面部表情，如笑、哭、怒等，训练小儿分辨面部表情，使他对不同表情有不同反应。

2. 宝宝动作能力开发　让宝宝趴在床上或铺有草席或地毯的地上，在宝宝头侧用不倒翁或有声音的玩具逗引。宝宝先用肘撑起，大人把玩具从地上拿起来，逗引宝宝抬起上身。宝宝会把胳臂伸直，胸脯完全离开床铺，上身与床铺成90°角。有时宝宝的一个胳臂用手撑，另一个胳臂用肘撑，身体不平衡，歪向肘撑的一侧，从肘撑的一侧翻滚成仰卧。

此时宝宝并不是有意地做180°翻身，是无意地因重心不稳而偶然翻过去的，这种过大的翻动如同跌倒一样会使宝宝感到不安。所以如果宝宝只用一只手去支撑身体时，大人可以帮助他将另一只手也撑起来，使身体重心平衡，才能巩固俯卧双手支撑的练习，使宝宝感到安稳和愉快。

宝宝俯卧用手撑起时，头可以看得更高更远，使宝宝的视觉开阔。这种姿势不但可以练习颈肌，还可以练习上肢和腰背的肌群使之强健，为以后匍行和爬行做好准备。

3. 注意要让宝宝有安全感　小儿在仰卧位时，家长握住小儿的手，将其拉坐起来，注意让小儿自己用力，家长仅用很小的力，以后逐渐减少，或仅握住家长的手指拉坐起来，宝宝的头能伸直，不向前倾。每日训练数次，目的在于训练运动能力。注意拉起时动作不要太快以免拉伤婴儿韧带。

关注宝宝的睡眠

正常情况下，宝宝睡眠时应该是安静、舒坦、呼吸均匀无声的。但当宝宝身患疾病时，睡眠就会出现异常变化。妈妈细心观察并早期发现有助于宝宝的健康成长。

1. 睡眠异常是生病的征兆

婴幼儿患病通常夜间不好好睡觉，表现为啼哭或烦躁不安，例如出现发热、腹痛、肛周瘙痒等状况时，由于不能用言语表达，只能哭闹。有时哭声尖锐，呈阵发性，哭闹时伴有面色发青，手足蹬动，头部后仰，腰部挺伸等。如果婴幼儿患有脑膜炎或中毒，又会出现嗜睡，即睡眠时间突然延长，整天昏昏欲睡，严重者入睡后不易被叫醒。

2. 异常睡眠与疾病

❶入睡后，撩衣蹬被，同时伴有两颧和口唇发红、口渴喜饮或手足心发热等症状，中医认为是阴虚肺热所致。

❷入睡后，脸孔朝下，屁股高抬，同时伴有口舌溃疡、烦躁、惊恐不安等症状，中医认为是"心经热则伏卧"。这常常是宝宝患了各种急性热病后，余热未净导致。

❸入睡后，翻来覆去，反复折腾，同时伴有口臭、气促，腹部胀满、口干、口唇发红、舌苔黄厚、大便干燥等症状，中医认为这是胃有宿食的缘故，应消食导滞。

❹睡眠时，哭闹不停，时常摇头，用手抓耳，可能是患有外耳道炎。

❺入睡后，用手去抓挠屁股。在宝宝睡沉了之后，家长可以在肛门周围见到白线头样小虫爬动，这是患有蛲虫病。

❻熟睡时，特别是仰卧睡眠时，鼾声隆隆不止，并张口呼吸，这是因为扁桃体肥大影响呼吸所致。

❼入睡后，烦躁、啼哭、易惊醒，入睡后全身干涩，面红，呼吸粗、重、急促，脉搏快，预示着宝宝即将发热。

第七章
2~12个月收获宝宝茁壮成长的喜悦

7~9个月养育

宝宝在成长

宝宝从第6个月开始,身高、体重的增长速度会逐渐放缓。妈妈们这时会发现宝宝的头变小了,其实不是头变小,而是宝宝的胸围增加了。7~9个月的宝宝,身体会发育得越来越协调,妈妈不要因为孩子的生长速度变慢而增加食量,或随意添加保健品。这样有可能会影响孩子的健康。

1. 宝宝出牙了 9个月时,绝大部分婴儿已长齐2颗下中切牙,有的已开始长出2颗上中切牙。

这个月的宝宝每天仍需睡15~16个小时,白天睡2~3次。如果宝宝睡得不好,家长要找找原因,看宝宝是否病了,给他量量体温,观察一下面色和精神状态。

2. 宝宝会自己坐立了 到7个月时,大部分宝宝都会坐了,但坐的时间不同。这个月常常可以看到婴儿坐着,两手各拿一个玩具,互相敲打着。婴儿会把玩具由右手拿到左手,然后再由左手拿回右手重复进行。拿东西的时候,拇指与其他四指可相对合起,紧紧地握住东西。这段时间,婴儿最感兴趣的是毛线、豆子等小东西,手部的活动已渐趋成熟。

婴儿多半在这个月开始学爬,其中也有许多婴儿根本不爬,只是偶尔弯下腰去抓东西。在会爬以前,婴儿最初往往是向后退。这时,婴儿的腿也有劲了,可以小心地让他学站,拉住婴儿的两只手,他会站一会儿。

站得早点的婴儿,8个月时会偶然抓住一样东西就能站起来。无论是翻身、向前爬,还是向后退以及坐着挪动,都说明婴儿在这个月里活动能力增强了。为此，坠落、烫伤、吞食异物等事故常会多起来。

3. 越来越活泼 宝宝的运动机能在这一时期发育非常迅速，腰变得硬朗起来，坐得很稳，手也能运用自如，对周围事物的兴趣越来越浓，只要能拿得到，就要摸摸，敲敲打打，甚至塞到嘴里舔舔咬咬。此时的小儿已有点力气了，非常活泼可爱。8个多月婴儿体重增长已经趋缓，同样月龄的孩子体重的差异也加大。男婴体重平均约为8.8千克，女婴体重平均约为8千克。如果孩子太瘦，如婴儿只有6千克多，应请医生检查。

4. 视觉范围增加 宝宝的视觉范围越来越广了，视线能随移动的物体上下左右地移动，能追随落下的物体，寻找掉下的玩具，并能辨别物体大小、形状及移动的速度。能看到小物体，能开始区别简单的几何图形，观察物体的不同形状。开始出现视深度感觉，实际上这是一种立体知觉。

5. 听力也更好了 听觉也越来越灵敏，能确定声音发出的方向，能区别语言的意义，能辨别各种声音，对严厉或和蔼的声调会做出不同的反应。随着婴儿坐、爬动作的发展，婴儿的视野也越来越开阔。他能灵活地转动上半身，上下左右地环视，注视环境中一切感兴趣的事物。家长可以走出家门带他出去看蓝天白云、鲜花青草、来往人群、汽车等等，促进他的视听能力的发展，同时又可以培养他的观察能力。

育儿攻略

警惕婴儿脑瘫

脑瘫是由于缺氧、外伤、感染等原因，导致神经细胞受损，从而产生智力低下、失语、走路不稳等症状。不过，脑瘫患儿并非无法治愈，早期的训练有助于他们的康复，即在其异常姿势没有固化之前，进行调节与纠正，就可以防止患儿出现肢体挛缩、变形等继发性损伤。

第七章
2～12个月收获宝宝苗壮成长的喜悦

如果刚出生不久的宝宝很长时间不会吃奶、吸吮无力，出生后不爱哭或特别容易哭，哭声小而尖，睡眠时间特别长，睡觉时稍有动静就爱惊醒，这些都可能是脑瘫的早期症状。

此外父母还应注意观察孩子是否能达到相应年龄应该具备的能力标准。一旦宝宝出现以下问题，就要及时到医院神经内科进行检查。

❶ 出生后1～2个月，身体特别僵硬，穿衣或活动其身体时感到困难。

❷ 3个月时双腿僵硬，不能抬头，双手不能支撑。

❸ 6个月时不会坐，不能抬头，上肢僵硬，将其推向坐位时，头后仰或背向后伸。

❹ 9个月时用手玩东西的能力较差，脚尖着地，下肢不能负重。

❺ 12个月时不能扶物站立。

❻ 18个月时站立行走的平衡性差。

脑性瘫痪一般恢复较困难，所以重要的问题是预防。应加强怀孕期间和围产期的保健工作，孕妇要按时到医院检查，遇到不正常情况必须及时治疗，必要时及时中止妊娠。

脑瘫的治疗重点在于护理。要合理喂养，使小儿营养丰富，增强抵抗力，减少疾病。要积极帮助病孩进行功能训练，越早开始越好。肌肉功能的锻炼包括理疗、推拿、针灸和按摩等。推拿和按摩可以在自己家里做，要经常按摩有病一侧的肢体，帮助肢体向各个方向活动，使痉挛的肌肉放松。对于肌张力低下的肌肉，进行按摩后可以增强肌张力。足尖下垂的小儿，应多做腿、脚的按摩，特别是多做些踝关节的活动，使双脚能平放地面。

父母应有耐心，长期、反复地对小儿进行训练。语言训练也不能放松。

经过长期训练，多数病孩或多或少可以获得进步。伴有癫痫发作的小孩应进行正规抗癫痫治疗。

因此，新妈妈最好能多懂点育儿知识，知道宝宝几个月时该会什么，同时在婴儿出生后定期去医院检查，早期发现发育迟缓的症状，及时进行治疗。

别错过麻疹疫苗

麻疹疫苗是麻疹病毒活疫苗的简称，接种后可预防婴儿发生麻疹。接种时间为出生后 8 个月。之所以要在宝宝满 8 个月后才接种麻疹疫苗,是因为新生儿可通过胎盘从母体中获得麻疹抗体,使婴儿具有暂时的抗麻疹能力,但出生后 8 个月左右麻疹抗体逐渐消失,为了预防麻疹的发生,必须在母体抗体消失后,进行麻疹疫苗的接种,才可使免疫获得成功。否则,在抗体消失前接种麻疹疫苗,母体抗体可将疫苗病毒中和,使疫苗产生的抗体减少,影响免疫效果。因此,心急的妈妈千万不要认为疫苗接种越早越好,提前接种反而会适得其反。

如果婴儿在接种疫苗之前已患过麻疹,就不需要再接种麻疹疫苗了,但千万不能将婴儿得的风疹或宝宝湿疹或药物疹等误认为是麻疹,因为导致婴儿出疹子的疾病很多,出疹子不一定都是麻疹,这时应请医生诊断一下。

麻疹疫苗的免疫效果好,持续时间也长,在婴儿 7 周岁时应再加强免疫一针。接种麻疹疫苗后一般反应轻微,只有 5%~10% 的婴儿于接种后 6~12 天发生短暂的发热,但体温不超过 38.5℃,并出现皮疹,持续 2 天即消退,往往不易被发现,婴儿的精神、食欲均不受影响,也不会出现流泪、咳嗽等症状。皮疹仅见于胸、腹、背部,皮疹消退后无脱屑,皮肤上也不留褐色斑。因此,也不必进行处理。

对鸡蛋蛋白有过敏史的婴儿应慎重使用麻疹疫苗,以防止发生接种后的过敏反应,在发热、疾病的急性期应暂缓接种。注射丙种球蛋白后至少 1 个月才可接种麻疹疫苗,而接种麻疹疫苗后 2 周才可注射丙种球蛋白,以防止丙种球蛋白中的抗体减轻麻疹疫苗的作用。

8 种营养素帮助宝宝发育

0~1 岁是人一生中大脑发育的黄金时期。因此,想要让宝宝的大脑发育良好,就要在黄金期抓紧给他补充各种相关营养素。作为父母,有必要了解一下有利于宝宝大脑发育的 8 种营养素。

1. DHA 学名二十二碳六烯酸,俗称"脑黄金"。它是中枢神经系统的重要组成成分,人的脑干中主要是脂类,占脑组织的 50%,DHA 在大脑中占脂肪总含量的 35%~45%,它在促进宝宝智力和视觉发育方面发挥着关键作

用。研究证明，在孩子处于婴儿期时，及早补充DHA，会使孩子的智力领先于同龄人。

2. 胆碱 是人脑中主管记忆力的主要物质，又被称为"记忆因子"，是母乳中的重要营养成分之一。由胆碱合成的乙酰胆碱是一种非常重要的传递介质，在细胞信号传导、神经冲动传导、髓鞘形成和大脑记忆中都起着非常重要的作用。当宝宝大脑中的乙酰胆碱增加时，信息传递速度就会加快，大脑思维也会更加活跃，进而可有效地提升记忆力。

3. 蛋白质 是构成生命的物质基础，是细胞增殖，细胞膜、髓鞘形成轴突和树突的重要食材，对促进智力发育起着重要作用。宝宝缺乏蛋白质的直接反应就是智力发育差、视力差。

4. 牛磺酸 在胎儿和新生儿的大脑中含量丰富，分布广泛，不仅是形成轴突和树突的特殊成分，还与中枢神经及视网膜等的发育关系密切。随着宝宝的成长，爸爸妈妈要及时给宝宝补充这种营养素，以便促进宝宝的智力发育。如果补充不足，就会使得宝宝智力发育迟缓。

5. 碘 是宝宝大脑发育中甲状腺素的重要组成元素，可以促进大脑接收外界信息，使宝宝的大脑存在一定的兴奋性。

6. 铁 在胎儿的大脑中就已经存在，它是髓鞘、神经递质形成以及能量代谢的重要元素。宝宝缺铁可能会对认知发育产生不可逆的影响。

7. 锌 是宝宝体格、免疫能力和神经行为互动发育所必需的元素，主要影响宝宝身体免疫能力和体格的发育，尤其会影响宝宝行为能力和心理的发育。给宝宝补充充足的锌，能促进宝宝运动能力和神经及心理功能的发育。

8. 维生素B_6 是合成神经递质GABA、5-羟色胺和多巴胺的重要物质，是围产期中枢神经系统发育所必需的一种元素。

许多父母因担心奶粉质量有问题，会选择用豆奶或豆浆代替配方奶粉，作为母乳以外的主要辅食给宝宝吃。儿童医学专家提醒家长，豆浆并不是促进婴幼儿时期大脑发育的最佳食物，更不能作为宝宝体内营养的主要来源，而母乳或含有DHA的配方奶粉才是满足宝宝大脑发育所需的理想食物。

宝宝"吃手指头"是为什么

宝宝喜欢吃手指、咬东西并不一定是他想吃东西，有人说"婴儿的手是甜的"，那就更没有道理了。吃手指或咬东西，是婴儿想了解自己及对外界积极探索的表现，说明婴儿支配自己行动的能力有了很大的提高。

婴儿能用自己的力量把物体送到嘴里是不容易的，这标志着婴儿具备能使手、口动作互相协调的智力发育水平，而且对稳定婴儿自身的情绪也起到一定作用。当婴儿肚子饿了、疲劳、生气的时候，吸吮自己的手指头情绪就会稳定下来。因此，做父母的要认识到婴儿吃手指、咬东西的意义，不要强行制止婴儿的行为，只要婴儿不把手弄破，在不影响安全的情况下，尽可能让他去吃，否则会妨碍婴儿手眼协调能力及抓握能力的发展，打击婴儿特有的自信心。

要注意的是，这种行为在整个婴儿时期是一个过程性的，一般到8~9个月以后就不再吃手指或咬东西了，如果婴儿长到这么大还是这样，就必须引起注意，要帮助他纠正，防止今后形成吃手指的不良习惯。另外，婴儿吃手指或咬东西时，还要注意卫生，要保持手的清洁，玩具要经常清洗消毒、保持干净，还要注意硬的、锐利的东西及小的东西如纽扣、别针、豆子等不能让婴儿放进嘴里，防止发生危险。

宝宝奶粉不要常更换

有些宝宝之前一直吃某一个品牌的奶粉，但妈妈感觉宝宝的大便有点干，就想换个牌子试一试。谁知这一换可惹了大麻烦。宝宝本来好好的，换了奶粉却又吐又哭闹。这是怎么回事呢？

育儿专家认为，宝宝在婴儿期是不适合频繁转奶（转换奶粉）的。由于宝宝的消化系统发育尚不充分，对于不同食物的消化需要一段时间来适应，因此，父母千万不可让宝宝频繁转奶。也许有的父母以为转奶就是在不同牌子的奶粉间互相转换，其实相同的牌子，不同的阶段之间的奶粉或同一牌子，相同阶段，但不同产地的奶粉的变化也属于转奶。父母需要特别小心。

转奶需要一个过程，需要循序渐进。那么如何确定宝宝是否转奶成功了呢？转奶不适会表现出什么症状呢？据了解，宝宝出现转奶不适通常会腹泻、呕吐、不爱吃奶、便秘、哭闹、过敏等。其中腹泻最为严重，而过敏则表现为皮肤痒、出现红疹，父母要边给宝宝转奶边观察宝宝的适应状况。

给宝宝转奶应注意：转奶要循序渐进，不要过于心急，整个过程可历时1~2周，要让宝宝有个适应的过程。父母要注意观察，如果宝宝没有不良反应，才可以增加，如果不能适应，就要缓慢改变。此外，转奶应在宝宝健康正常情况时进行，没有腹泻、发热、感冒等，接种疫苗期间也最好不要转奶。

转奶的方法最好是"新旧混合"，父母要将预备替换的奶粉和宝宝先前饮用的奶粉在转奶时掺和饮用，尽可能在原先使用的奶粉中适当添加新的奶粉，开始可以量少一点，慢慢适当增加比例，直到完全更换。比如：先在以前的奶粉里添加 1/3 的新奶粉，这样吃了两三天没什么不适后，再老的、新的奶粉各 1/2 吃两三天，再老的 1/3、新的 2/3 吃两三天，最后过渡到完全用新的奶粉取代以前的奶粉。

日常护理

出牙期别忘了补钙

宝宝出牙了，为了让宝宝能有一口洁白整齐的牙齿，爸爸妈妈应注意及时提供宝宝牙齿生长的"食材"，如豆腐、奶粉等富含钙质，水果等能促进钙的吸收和利用的食物。

1. 补钙可多吃豆腐 豆腐是最常用的补钙食品，市场上常见的豆腐有南豆腐、北豆腐、内酯豆腐等，其补钙的功效却略有不同。南豆腐和北豆腐因为在制作时需要添加硫酸钙、氯化钙等含钙制剂，因此钙含量较高；而内酯豆腐主要采用葡萄糖酸内酯作为凝固剂，且水分含量较高，因此钙含量仅为北豆腐的 1/10，补钙效果不及南北豆腐。

2. 钙剂补充有讲究 宝宝每天需要 400~600 毫克的钙。按照正常的饮食，宝宝每天从食物中摄取的钙质只有需要量的 2/3，所以每天必须额外补钙。钙剂的补充应当注意方法，以免食用不当影响效果。

钙剂不可与奶混吃。奶制品本身含钙量丰富，例如每 100 毫升奶粉中就含有钙质约 120 毫克。如果宝宝每天喝大量的奶粉，钙的吸收可能已经达到或接近饱和的范围了，再将钙剂与奶粉同时服用，就是在增加钙的摄入量，可能导致胃肠道对钙的吸收下降，造成浪费。而且钙剂与奶粉混合后，可能形成絮状物，机体对奶粉的吸收也会受影响。

饭后是补充钙剂最好的时机。但不同钙的服用方法有所区别，有的钙是要在饭后 1～2 个小时后服用。吃钙剂的宝宝不宜吃过多的肉蛋，它们会产生过多的磷酸盐，影响钙的吸收。

钙剂不宜与植物性食物同吃。有些植物性食物，如谷类尤其是全麦片、全麦、麸皮等，因含植酸高，影响钙的吸收；又如菠菜、芫荽、苋菜等多种蔬菜，都含草酸盐、碳酸盐、磷酸盐等，也不宜与钙一同食用。

呵护宝宝的乳牙

4～6 个月的宝宝开始出牙了。人的一生有两副牙齿，出生后长出的第一副称乳牙，到 6 岁左右换牙，换牙时生长的牙齿是恒牙。

乳牙长出的时间因人而异，有早有晚。一般 6 个月开始出牙，也有的宝宝 4 个月就开始出牙，或 9～10 个月才开始出牙。通常最先长出的是下切牙（下门牙），然后长出 4 颗上切牙，多数小儿到 1 岁时即已长出 4 上 2 下 6 颗切牙和上下 4 颗乳磨牙（板牙），乳磨牙长得离切牙稍远，为将来长出的尖牙（虎牙）留下空位。

第 1 乳磨牙长出后，中间又有几个月停顿，接着长出位置紧靠第 1 乳磨牙的上下 4 颗尖牙，一般是于 2～2.5 岁时长出，最后长出第二乳磨牙。出牙的数目一般是月龄减 4～6。

如何护理宝宝的乳牙 第一，要从小培养孩子的好习惯，在睡眠前不要吃带糖分的食物，因为糖类食物在口腔细菌作用下，发酵产生酸性物质，这种物质腐蚀乳牙，使其脱钙形成龋齿。

第二，要从小培养孩子的正确睡眠姿势，有的孩子睡眠喜欢偏向一侧，这样会使正常颌骨发育受到影响，会形成一侧大一侧小，影响牙齿的发育。此外孩子叼奶头睡、吮手指等坏习惯，都会引起牙齿排列不齐，从而影响牙齿的正常发育。

这时期的口腔保健主要由母亲来完成。中午喂奶以后和晚上睡觉以前，母亲用纱布蘸温水轻轻地擦洗孩子的口腔黏膜、牙龈和舌面，除去附着于这些部位的乳凝块，达到清洁口腔的目的。当然，这种哺乳时的口内刺激，可以使母亲对孩子口腔内乳牙萌出的情况有及时的了解，对小儿的牙龈的形态有所认识，同时也可增强小儿大脑的感受性。

第三，利于乳牙生长的食物。五六个月的宝宝正是开始出牙的时期，这时宝宝口腔内分泌的唾液中已含有淀粉酶，可以消化固体食物，可以给孩子一些手指饼干、面包干、烤馒头片等食品，让孩子自己拿着吃。刚开始时，婴儿往往是用唾液把食物泡软后再咽下去，几天后，就会用牙龈磨碎食物，尝试咀嚼。此时的孩子多数还未长牙，牙龈会发痒，很喜欢咬一些硬东西，这有利于乳牙的萌出。如果没有硬食物可咬，他会咬玩具、咬衣服等。

不要错过这一时机，及时给婴儿添加一些固体食物，会使孩子将来断奶后更容易接受其他食物，避免影响身体发育。这时给孩子添加的固体食物必须是易咬、易碎、易消化的，使婴儿初步养成咀嚼的习惯，不能单纯只喂糊类食品。多咀嚼还有利于孩子牙龈的发育，有助于将来长出一口整齐的牙齿，并能促进唾液的分泌，帮助孩子的肠胃消化吸收。

如何顺利度过断奶期

这里所说的断奶过渡期并非指马上就要断奶，改喂其他食品。而是指给婴儿吃些半流质的糊状辅助食物，以逐渐过渡到吃较硬的各种食物的适应期。

让婴儿从吃母乳或牛奶转成吃饭需要半年左右的时间，逐渐让婴儿从吃母乳或牛奶转成习惯于吃饭，这个过程应有一个喂易消化的软食的时期，即半断奶期。

断奶应遵循的原则：

❶确定适宜的开始断奶的时间。

❷要选择婴儿健康的时候开始断奶。

❸让婴儿在空腹时先吃断奶食品,然后再喂奶。开始吃断奶食品时,要选择婴儿消化功能好而母亲时间又比较充裕时进行。

❹开始一天一种食品,逐步增加断奶食物的种类,不要强迫婴儿吃。

❺调味品按成人一半以下的量为好,如果味道太浓会造成婴儿偏食的习惯。

❻要全面考虑食物的营养,补充一些奶里缺少的营养成分,还要注意各种营养素的配比,应该供给含不饱和脂肪酸(为神经发育、髓鞘形成的必需成分)和磷脂的食物,如蛋黄(含卵磷脂)、海鱼类(含不饱和脂肪酸和钙、磷、碘)、动物内脏(含磷脂和维生素B_{12})等,还要考虑补充碘。

❼婴儿的手和食具等要求清洗干净,食品要新鲜、卫生。

❽不要过多地给婴儿吃甜食。

❾食品不要太热或太凉。

妈妈要考虑婴儿的具体情况,不要生搬硬套。从开始断奶至完全断奶需经过一段适应过程,也就是用辅助饮食代替母乳,逐渐进行断奶。有些妈妈平时不做好给孩子断奶的准备,不逐渐改变孩子的饮食结构,而是用在乳头上抹黄连、清凉油等方法突然不给孩子吃奶,致使婴儿因突然改变饮食而适应不了,连续多天又哭又闹,精神不振,不愿吃饭,体弱消瘦,从而影响其发育,甚至发生疾病。给孩子断奶前要打好基础,慢慢改变孩子的饮食结构,让孩子养成吃辅食的习惯,最好从 2 个月起添加些辅食,使胃肠道消化功能逐渐与辅食相适应。

宝宝不吃辅食怎么办

宝宝从完全吃奶到要接受其他食物,是一个较大的变化,宝宝可能会拒绝吃,或因食之不当出现问题。妈妈对这样的宝宝要有耐心,不可操之过急。

首先,在加辅食时一定要选宝宝身体没有疾病,食欲较好时开始。其次,可在喂奶前先吃辅食,重复多次,直至接受。家长吃饭时,把宝宝抱到饭桌旁,用筷子蘸点菜汁,让宝宝自然接受辅食。

1. 不宜嚼食喂宝宝 有的妈妈在给宝宝喂食时,喜欢先用自己的嘴把食物嚼烂，然后口对口地喂宝宝，或把嚼过的食物放在手上，再用手指一点一点地抿到宝宝嘴里。她们认为这样可帮助宝宝消化吸收。其实，这样往往事与愿违，因为人的口腔和手上细菌很多。

如果口对口或用手指抿着食物喂宝宝，宝宝极易发病，这是由于宝宝体内抵抗疾病的免疫系统发育还不成熟，抗病能力较弱，细菌一旦进入宝宝体内，很容易致病。

一些患有传染病的成年人，如果用口嚼食物喂宝宝，发病的可能性更大。即便是健康人，如果长期这样喂，宝宝唾液的分泌也将受到抑制，消化功能也会受到很大影响。因此，千万不可用口嚼食物或用手指抿着食物喂宝宝。

2. 汤汁类辅食的添加方法　添加汤汁类辅食主要是为了给宝宝补充水分、少量矿物质、维生素和食物粗纤维，让宝宝品尝食物的多种味道，给宝宝多种感知觉的刺激。对于6个月以内的宝宝来说，鲜榨的蔬菜汁和果汁一定要用温开水稀释，否则宝宝不容易消化吸收，易导致胀气或腹泻。另外，每天添加的量不要超过120~180毫升，以免影响奶及其他食物的摄入。

漂亮头形这样睡出来

刚出生的新生儿自己无能力控制和调整睡眠的姿势，他们的睡眠姿势是由别人来决定的。新生儿初生时保持着胎内的姿势，四肢仍屈曲，为使在产道咽进的羊水和黏液流出，出生后24小时内，可采取头低右侧卧位，在颈下垫块小手巾，并定时改换另一侧卧位，否则由于新生儿的头颅骨骨缝没有完全闭合，长期睡向一边，头颅可能变形。如果新生儿吃完奶经常吐奶，在刚喂完奶后，要取右侧卧位，以减少溢奶。

1. 趴着睡　这种睡姿可以锻炼宝宝的颈部肌肉，并帮助宝宝练习抬头动作，为以后学习匍行和爬行打下基础，但要注意的是在宝宝不能支撑自己的头部前不宜采取趴睡的姿势，如果需要趴睡，一定要在大人的监护下进行。由于宝宝无法抬头、转头、翻身，尚无保护自己的能力，趴着时容易压着鼻子而窒息。此外趴睡时间不可太久，1小时内应换姿势，不然容易压迫到宝宝的内脏，不利于宝宝的生长发育。

2. 侧着睡 宝宝侧睡可以最大限度地保持宝宝的头形，一般来说，宝宝侧着睡有难度，可以在他背部放一个枕头，帮助撑住他的背部，这样可以维持侧睡的姿势。侧睡时应该把宝宝的手放在前面，这样宝宝翻身时就不会变成趴睡。

3. 仰着睡 这是宝宝最舒服、最自然的睡姿，可使宝宝全身肌肉放松，对内脏的压迫最少，但长期这种睡姿会让宝宝的头形变扁。可以增加宝宝侧睡的概率，有的爸爸妈妈担心宝宝不能适应太多的睡姿，事实上宝宝的适应能力很强，只要让他多几种睡姿的体验，他会很快适应，并做出相应的调整。

宝宝的头形与宝宝的睡姿有关，如果宝宝只习惯一种睡姿，容易把头形睡偏，应该每2～3个小时给宝宝更换一次睡眠姿势，保证宝宝头部正常发育，睡出漂亮的头形。

宝宝为什么"夜啼"

在宝宝还不会说话的时候，哭是宝宝向外界表达自己感情的唯一方式，宝宝哭的原因有很多种，饿了、尿了、身体不舒服了、受到惊吓了……家长要找到宝宝哭的原因，对症解决问题。很多宝宝白天睡觉睡得好好的，可是到了晚上就开始哭，搅得一家人都跟着手忙脚乱，不知道该怎么办。

宝宝夜啼表现为白天安静如常，入夜就啼哭。一夜哭两三次的宝宝是很多的。对于夜啼不止的宝宝，很多家长担心宝宝是不是生病造成的。其实，小儿夜啼有生理性和病理性两种。

1. 生理性夜啼 哭声响亮，宝宝精神状态和面色正常，食欲良好，无发热等。

如果是生理性夜啼，那么要想避免宝宝夜啼，就要给宝宝培养一个好的睡眠习惯。

2. 病理性夜啼 由于宝宝患有某些疾病造成身体不适所引起的，表现为突然啼哭、哭声剧烈、尖锐或嘶哑，呈惊恐状，四肢屈曲，两手握拳，哭闹不休。还有的宝宝会有烦躁、精神萎靡、面色苍白、吸吮无力甚至不吃奶的症状。如果是病理性的夜啼，家长就要及时带宝宝到医院进行诊治。

宝宝夜啼，妈妈和宝宝都得不到充分休息，一定要及时解决。要把室温、被温、体温调节适当，最好在宝宝2个月以后，逐渐养成夜里不喂奶、不含乳头睡觉的好习惯，这是解决夜哭的好办法。

3. **宝宝安睡小良方**　室温以 18～25℃ 为宜，并保持室内空气流通。睡觉时不要穿得太厚，衣服以宽松柔软为佳。不要让宝宝在白天玩得太疲劳，睡前也不要让宝宝过于兴奋。宝宝的被子要随季节更换。

10~12个月养育

宝宝在成长

10个月至1岁的孩子已有明显的记忆力了，能认识自己的玩具、衣物，还能指出鼻子、眼睛、口、头等自己身上的器官，成人问他某件物品在哪儿时他能用手指出来。1岁左右的婴儿已开始有回忆能力，如孩子非常喜欢玩捉迷藏的游戏，就是利用回忆能力。

这个年龄的婴儿虽然已比较容易记住事物了，但记忆保持的时间很短，只有几天，时间一长就会忘记。婴儿的记忆力与后天的培养训练有很大关系。受到良好训练的婴儿记忆力就强，否则相反。婴儿的记忆同兴趣也有很大关系，婴儿对有兴趣的事物就容易记住，没有兴趣的事物就容易忘记。

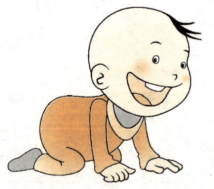

1. 会爬会走了 宝宝一旦学会爬行、扶着东西站起来后就不断地四处活动，有时甚至到了令人心烦的地步，尤其喜欢上上下下地爬。爸爸妈妈跟在身边防止意外事故的同时，也可教婴儿屁股朝后下床等动作，以满足他的好奇与冒险心理。此外再配合音乐的节奏，让发育较快的婴儿开始学习走路。运动发育的快慢除了有个人差异之外，还会因季节而不同。温暖的季节婴儿容易活动身体，到了冬天，因为穿得太多或天气寒冷行动就变迟缓了。

2. 仍然要睡16个小时 这个时期的宝宝每天仍需睡眠12～16小时，白天要睡2次，每次1.5～2小时。有规律地安排宝宝睡和醒的时间，这是保证良好睡眠形成的基本方法。所以，必须让宝宝按时睡觉，按时起床。

睡前不要让宝宝吃得过饱，不要玩得太过兴奋，睡觉时不要蒙头睡，也不要抱着摇晃着入睡。

3. 语言更复杂 9～10个月的宝宝，"咿呀学语"变得更复杂了，他已经能够将不同的音节组合起来发音，虽然这些音节组合没有固定的模式，但已经可表达一些意思了。宝宝开始有明显高低音调出现，会用声音加强情绪的表达。他能模仿爸爸妈妈咳嗽，用舌头发出"嗒嗒"声或发出"嘶嘶"声。还能模仿大人说一些简单的词，还能够理解常用词语的意思，并会一些表示词义的动作。这说明宝宝的语言能力也有了很大的进步。

4. 认知能力增强 此时的宝宝也许已经学会随着音乐有节奏地摇晃，能够认识五官。能够认识一些图片上的物品，例如他可以从一大堆图片中找出他熟悉的几张。能够有意识地模仿一些动作，如：喝水、拿勺子在水中搅动等。可能他已经知道大人在谈论自己，懂得害羞；会配合穿衣；会与大人一起做游戏，如大人将自己的脸藏在纸后面，然后露出脸让宝宝看见，宝宝会高兴，而且能主动参与游戏。

5. 情感更丰富 宝宝能分辨出镜子中的妈妈和自己。他会在家人面前表演，受到表扬和鼓励时会重复表演。当与爸爸妈妈玩捉迷藏时，他会主动参与游戏。他对其他宝宝比较敏感，看到别的宝宝哭，自己也会跟着哭。

6. 能自己站立 现在宝宝能在没有任何依靠的情况下站立，并能在短时间内保持平衡。爸爸妈妈牵着宝宝的一只手，宝宝就能移动双腿向前走。有的宝宝已经会走，但还是比较喜欢爬，有时会一边走一边做别的动作。他还会在澡盆里做出游泳的动作。

7. 手指更灵活 宝宝的拇指与其他四指已经能很好地配合，能把容器上的盖子拿下来。他会用拇指与食指或中指的指端捏小物件，并用食指指东西。一般来说，宝宝会用一只手拿着物品，用另一只手玩弄物品。他还能学着爸爸妈妈的样子拿着笔在纸上涂鸦，也会模仿着推东西。

育儿攻略

有助于宝宝智力发育的食物

❶鱼肉中富含多种蛋白质,还含有不饱和脂肪酸以及钙、铁等成分,是脑细胞发育的必需营养物质。

❷蛋黄中的卵磷脂经肠道消化酶的作用,释放出来的胆碱直接进入脑部,与醋酸结合生成乙酰胆碱。乙酰胆碱是神经传递介质,有利于智力发育,改善记忆力。

❸大豆及其制品富含优质的植物蛋白质。大豆油还含有多种不饱和脂肪酸及磷脂,对脑发育有益。所以,父母应该让宝宝多进食一些大豆制品如豆奶、豆腐以及其他豆制品。

❹牛肉、猪肝、鸡肉、鸡蛋、鱼、黑木耳、蘑菇、海带等,这些物质富含锌、碘、铜、铁、硒等微量元素,它们是构成大脑所必需的营养成分,是提高幼儿智商必不可少的物质。

❺蔬菜、水果及干果富含多种维生素,对促进大脑的发育、大脑功能的开发等均有一定的作用。家长要注意适当给宝宝补充维生素,不但能很好地帮助宝宝获得全面均衡的营养,还能帮助宝宝提高食欲。

对宝宝智力不利的食物 以下食物宝宝如果吃多了,会影响大脑的发育,使宝宝智力出现问题。

❶含铝食物:世界卫生组织提出,人体每天摄铝量不应超过60毫克,如果一天吃50~100克油条便会超过这个允许摄入量,导致记忆力下降、思维能力迟钝,所以,早餐不能以油条为主食。经常使用铝锅炒菜、铝壶烧开水也应注意摄铝量增大的问题。

❷含过氧脂质的食物:过氧脂质对人体有害,如果长期从饮食中摄入过氧化脂并在体内积聚,可使人体内某些代谢酶系统遭受损伤,促进大脑早衰

或痴呆，如熏鱼、烤鸭、烧鹅等。还有炸过鱼、虾的油会很快氧化并产生过氧脂质。其他如鱼干、腌肉及含油脂较多的食物在空气中都会被氧化而产生过氧脂质。

❸过咸食物：人体对食盐的生理需要极低，大人每天摄入6克以下，儿童每天摄入3克以下。习惯吃过咸食物的人，不仅会引起高血压、动脉硬化等症，还会损伤动脉血管，影响脑组织的血液供应，使脑细胞长期处于缺血缺氧状态而导致智力迟钝、记忆力下降，甚至过早老化。

宝宝缺维生素D的症状

维生素D属脂溶性维生素，主要能调节体内钙、磷代谢，增加肠壁对钙、磷的吸收并沉积于骨质。因此，维生素D能促进小儿骨骼的正常生长，防治佝偻病。

当小儿缺乏维生素D时，会引起机体钙、磷代谢紊乱，使骨脱钙而患佝偻病，并产生异常症状和骨骼畸形。患儿常因血钙降低引起神经兴奋性增高，临床表现为：夜惊、多汗、烦躁不安、枕秃、肌肉松弛、抵抗力降低、呼吸道反复感染、易腹泻、生长发育迟缓。同时患儿有骨骼改变，如颅骨软化、乒乓头、方颅、出牙延迟、前囟迟闭、鸡胸、漏斗胸、"手镯"、"脚镯"、"O"形或"X"形腿等。

维生素D可通过皮肤自行合成，但形成的量与阳光强度、皮肤裸露的面积和照射时间成正相关关系。因此，多做户外活动，尤其是夏秋季，衣服穿得少，皮肤裸露部位多，可使体内蓄积较多的维生素D，有利于钙的吸收。

在防治小儿佝偻病使用维生素D时，千万不能过量，一般小儿每天需要量为400~800国际单位，大剂量1次肌注时，应停服鱼肝油1个月，如滥用、超量或长期服用多种含维生素D的药物会引起体内积蓄，导致维生素D中毒，严重的可因高钙血症和肾功能衰竭而死亡。

维生素D缺乏或过多均会危害小儿的身体健康。因此，特别提醒家长在使用维生素D时，一定要按需补充，在医生指导下使用，千万不要滥用。

预防克汀病

克汀病是由于小儿体内缺少甲状腺素而引起的一种病。甲状腺素是人体生长发育必不可少的内分泌激素，小儿缺乏这种激素，就会影响小儿脑细胞和骨骼的发育，若在出生后到1岁以内不能早期发现与治疗，则会造成孩子终身智能低下和矮小。

克汀病主要病因有两种，一是某些地区缺乏微量元素碘，缺碘的妇女怀孕后，供给胎儿的碘就不足，导致胎儿期缺乏甲状腺素；二是孩子先天甲状腺功能发育不良。

怎样早期发现克汀病呢？母亲应注意，在新生儿期，如果孩子黄疸持续不退，吃奶不好，反应迟钝，爱睡觉，很少哭闹，经常便秘，哭声与正常孩子不一样，声音嘶哑，便应请医生检查。

如果延误诊断，到2~3个月时会发现更多的症状，例如舌大且常伸出口外，鼻梁塌平，脖子短，头发又干又黄，而且稀疏，皮肤干燥粗糙，肚子相对较大，这时便不可再耽误，一定要尽早请医生诊治。

治疗克汀病，必须争分夺秒，早一天给孩子用上甲状腺素治疗，孩子的智力发育就要好一些。

开发宝宝的语言能力

这个时期的宝宝认知能力越来越强，爸爸妈妈可以给宝宝读些朗朗上口的古诗来培养宝宝的语言能力。比如，"床前明月光，疑是地上霜，举头望明月，低头思故乡"；"春眠不觉晓，处处闻啼鸟，夜来风雨声，花落知多少？"等著名的诗句。

此外，爸爸妈妈还可以给宝宝读一些精彩的小故事。但在给宝宝讲故事的时候，要选择一些色彩鲜艳、内容有趣、情节较为简单的故事。当宝宝很有兴趣的时候，可以一边慢慢讲给他听，一边指着书上的画让宝宝看。妈妈在讲故事的过程中，语气一定要清晰且语速一定要缓慢。

讲故事是培养宝宝语言发展能力和智力的好方法，不管宝宝现在是否能听懂，妈妈在讲的时候都要绘声绘色，以培养宝宝听故事、讲故事的兴趣。

第七章
2~12个月收获宝宝茁壮成长的喜悦

需要爸爸妈妈注意的是，如果宝宝不爱听故事，就不要勉强讲给他听，可以先放一放，过一段时间再试试，千万不要强迫宝宝听。否则，宝宝会对读书产生厌恶感。

引导宝宝学走路

1. 借助学步带 学步带是一种系住宝宝双肩和前胸的宽带子，父母可以将另一端捏住，并且可以自由调整和宝宝之间的距离，不用时拉着宝宝的手臂，父母也会由此轻松解脱一只手。只是有时候，需要注意学步带的松紧。父母也可以用牢固的长布条或窄长毛巾代替学步带。

2. 扶着行走 可千万不要小看宝宝扶墙、扶家具慢慢移动身体的行为，它是宝宝行走的开始。虽然独自站立还不够稳，但通过脚步的挪移，手脚和身体的配合，宝宝的平衡感正不断得到提升。

3. 推小车走路 让宝宝站在小推车的后面，两只小手抓稳推车扶手，开始时父母可以带着宝宝一起通过掌控推车扶手来控制小推车前进的速度，等宝宝熟练以后，父母就可以放手让宝宝自己推小车了。父母还可以教宝宝在碰到障碍物的时候将小推车朝后拉，再进行转弯以避开障碍物。

帮宝宝顺利学步的九条建议：

1. 蹬蹬腿脚 平时，爸爸或妈妈可以经常用双手托住宝宝的腋下，托起宝宝，让他做蹬腿弹跳动作，练习宝宝腿部的伸展能力。

2. 做仰卧起坐 要练习宝宝的肌力，爸爸妈妈还可以与宝宝做仰卧起坐运动。宝宝仰卧，爸爸拉着宝宝的双手做以下动作：坐起—站立—坐下—躺下，如此反复几次。注意拉宝宝的双手不能太用力，以防用力不当造成宝宝脱臼。

3. 从爬行开始 爬行可以锻炼宝宝腿部肌肉的张力和力量，有利于学步。因此，爸爸妈妈可以经常让宝宝在地板或硬的垫子上爬行，可利用玩具进行诱导。

4. 抓拿玩具 站立是走的前提，爸爸妈妈可以将宝宝喜欢的玩具放在与宝宝高度差不多的沙发或茶几上，鼓励他扶着站起来抓取玩具，还可以把玩具放在沙发上或拿在爸爸妈妈的手里，鼓励宝宝攀爬。

5. 营养储备 　宝宝在学走路，骨骼发育要跟得上，更要有足够的体能，这个时期要多给宝宝吃含钙食物，保证宝宝骨骼的正常发育，为学步加分。

6. 练习放手站立 　宝宝开始会因为害怕不愿意放手站立，爸爸妈妈可以递给宝宝单手拿不住的玩具，如皮球、布娃娃等，让宝宝不知不觉放开双手，独自站立。也可以把玩具放在另一边，逗引宝宝转动身体，独自站立。

7. 蹲在宝宝的前方 　当宝宝扶着会走后，爸爸妈妈可以蹲在宝宝的前方，展开双臂或者用玩具，鼓励宝宝过来，先是一两步，再一点点增加距离。等宝宝敢走后，爸爸妈妈可以分别站在两头，让宝宝在中间来回走。

8. 扶走训练 　培养宝宝的学步能力，爸爸妈妈可以让宝宝多在扶走的环境里活动，比如让宝宝扶着墙面、沙发、茶几、小床、栏杆、学步的推车、轻巧的凳子移步。

9. 多鼓励 　宝宝学走路时，摔倒是不可避免的。这时，爸爸妈妈不宜过度紧张，过度紧张反而会加剧宝宝对学步的恐惧。因此，当宝宝学步跌倒时，爸爸妈妈应给予安抚和鼓励，让宝宝有安全感，并有继续迈步的信心。

学步期要做好安全措施

在地面铺上软地毯：宝宝学步时，摔跤是常有的事。在地面铺上一层地毯或泡沫地垫，这样，即使宝宝摔跤也不容易摔伤或摔疼了。

注意家具的安全：宝宝刚开始学步时，很难控制自己的重心，一不小心就有可能被碰伤。需给家具的尖角套上专用的防护套，以防宝宝受伤。也可以将家具都靠边摆放，从而为宝宝营造一个比较安全和宽敞的空间。

给插座盖上安全防护盖：宝宝学步后，活动的范围一下增大了，再加上宝宝总是充满了好奇心，看到新奇的事物总爱伸手触摸一下。为防止宝宝伸手碰触插座，一定要给插座盖上专用的安全防护盖，以防宝宝触电。

收拾好危险物品：宝宝总是顽皮好动，一些由玻璃等易碎材料做成的小物件或是如打火机、火柴、刀片之类的危险物品，以及易被宝宝误食的小药丸、小弹珠和易被宝宝拉扯下来的桌布等东西都要收起来，以防宝宝发生危险。

为宝宝穿上防滑的鞋袜：父母可以为宝宝购买学步的专用鞋，这样既能够保护宝宝的双脚，保证足部的正常发育，又能很好地防止滑跤。

若是需要室内脱鞋的家庭，要为宝宝穿上防滑的袜子，以防宝宝在地板上滑倒。

列出救援电话：紧急救援的电话号码要贴在明显处或电话机旁，一旦发生紧急情况，家人，尤其是家中独自带宝宝的老人，可以立刻寻求到帮助。

保证维生素的摄入

维生素对宝宝来说非常重要，这是因为宝宝的生长发育离不开各种营养物质，维生素就是其中比较重要的一种。如果宝宝缺乏维生素 D 就会出现佝偻病；缺乏维生素 A，轻者会出现眼睛角膜病变，重者会导致失明；缺乏维生素 C 会导致坏血病；缺乏 B 族维生素会出现代谢障碍等。

宝宝摄取维生素有两种途径，一是来自母乳；二是为宝宝添加维生素制剂，以及富含维生素的食物，如果汁、菜汁等。因此，处于哺乳期的妈妈们，一定要注意营养，不仅是为自己，也是为宝宝摄取足够的维生素。

首先，妈妈在主食方面不要过多地进食精米精面，应粗细粮搭配食用，以增加乳汁中的维生素 B；其次，妈妈需每天喝一定量的牛奶，这样无论是对下奶还是提高奶水质量都有好处。此外，妈妈还应多吃含蛋白质、钙、磷、铁丰富的食品（比如鸡蛋、瘦肉、鱼、豆制品等），并多吃含维生素丰富的各种蔬菜（比如青菜、菠菜、胡萝卜等）。另外，汤能够使乳汁的量多且营养好，妈妈可多喝些汤，如鸡汤、鱼汤、排骨汤等。

而且，妈妈要远离烟、酒以及辛辣刺激性的食物。为了保证乳汁的分泌，在营养丰富的前提下，妈妈还需要有规律地作息，保证充足的睡眠，并保持情绪饱满，心情愉快。这样，宝宝的饮食就有了可靠的保证。

如果用牛奶或配方奶粉喂养宝宝，也要及时给宝宝添加维生素制剂以及含维生素丰富的食物，如鱼肝油、果汁、菜汁、鲜水果泥等。这些食品中均含有丰富的维生素 C。而维生素 C 在接触氧、高温、碱或铜器时，容易被破坏，所以，给宝宝制作这些食物时要用新鲜的水果、蔬菜，并现做现吃，这样，既营养又避免了过多地破坏维生素 C。

宝宝一般每天补充维生素 D 300～400 国际单位。人工喂养的宝宝，可每天补充20~40毫升鲜果汁。母乳喂养儿，如果出现大便干燥，也可以适当地补充些果汁。

这个时期的宝宝对一切都充满了好奇，看见爸爸妈妈手中或口中有吃的东西，就会口手并用地强烈表达自己想吃的欲望。父母不能为了让宝宝高兴，就把食物任意喂给宝宝吃，特别是以下几种食物：

1. **小而滑、坚而硬的食物** 比如瓜子、花生米、炒豆等食物，由于宝宝的咀嚼功能还没有发育好，因此，对此类食物不容易消化。而且，宝宝吃下这些食物后，有可能会引起呛咳，甚至容易使食物进入气管而发生危险。

2. **不易消化的食物** 一些糯米制品，比如元宵、粽子、年糕等食物比较黏，因宝宝的肠胃功能还不健全，所以不适合食用。

3. **含糖过多的食物** 比如糖果、加糖的果汁等食物，这些都可能会引起宝宝龋齿，并且还会影响宝宝的食欲。

4. **冷饮** 冷饮中不仅含有很高的糖，而且还含有食用色素，很容易降低宝宝的食欲，甚至还会引起宝宝消化功能的紊乱。

5. **含刺激性的食物** 比如可乐、辣椒和巧克力等食物，会刺激宝宝的神经系统和消化系统，所以，爸爸妈妈应尽量避免给宝宝食用。

日常护理

迎来断奶过渡期

11~12个月的宝宝，已经完全适应以一日三餐为主、早晚配方奶为辅的饮食模式。米粥、面条等主食是宝宝补充热量的主要来源，肉泥、菜泥、蛋黄等含有丰富的维生素、无机盐，能促进新陈代谢，有助于消化。

第12个月的宝宝即将断母乳了，食物结构有较大的变化，这时食物营养应该更全面和充分，每天的膳食应含有碳水化合物、蛋白质、脂肪、维生素、矿物质和水等营养素，应避免食物种类单一，注意营养均衡。

这个月的宝宝最省事的喂养方式是每日三餐都和大人一起吃，加2次配方奶。有条件的话,加两次点心、水果,如果没有这样的时间,就把水果放在三餐主食以后。有母乳的,可在早起后、午睡前、晚睡前、夜间醒来时喂奶,尽量不在三餐前后喂,以免影响进餐。

1岁以内依然是以奶类为主食,过了1岁之后就要让宝宝逐渐向以谷类为主食过渡。所以现在就要开始给宝宝做些米饭、小包子、小馄饨之类的辅食。需要强调的是,1岁以后虽然是要逐渐过渡到以谷类为主食,但是奶粉还是要继续喝。

宝宝现在的喝奶量逐渐减少,辅食量逐渐增加,如果辅食中含蛋白质、脂肪比较多,含膳食纤维比较少的话,宝宝就很容易出现便秘。因此要鼓励宝宝多吃蔬菜水果。胡萝卜、油菜、菠菜、番茄等都是很好的选择。

宝宝该放弃安抚奶嘴

安抚奶嘴在宝宝的成长过程中可能确实帮过你大忙,它能给宝宝带来安全感,能暂时让宝宝安静下来,以使你脱身。可是,如果你的宝宝已经开始学走路了,还离不开安抚奶嘴,那就要想点办法,让他逐渐忘掉这个习惯,因为除了影响牙齿排列等生理因素,宝宝还可能会在心理上越来越依赖这个小小的奶嘴。让宝宝离开安抚奶嘴后,应注意以下几点:

1. 让宝宝有安全感 在帮助宝宝戒除安抚奶嘴期间,父母需要对宝宝付出更多的关爱,多花时间来满足宝宝的需求,多陪陪他,不让他缺乏安全感。当宝宝做得很好时给予充分的鼓励和奖励,及时与他沟通,了解他需要安抚奶嘴的原因,因为宝宝有时会因生活中缺乏安全感才对安抚奶嘴表现出依赖。另外,在奶嘴上涂抹一些辣味或有异味的东西以及用处罚或强制的手段,这些方式只会"欲速不达",带来负面效果。

2. 减少宝宝无聊时间 许多宝宝喜欢安抚奶嘴,是因为他们太无聊了。如果每天的生活都充满了游戏的乐趣,他们可能就想不起来自己还有这样的爱好了。当宝宝的小嘴闲着想吮奶嘴时,可以让他唱一支"啦啦"歌,或者和妈妈说故事,最简单的方法是让他吻吻你。

3. 满足宝宝的其他需求 别让安抚奶嘴成为替你看管宝宝的保姆,一到想让他安静时就想起这个救星。如果宝宝哭闹或缠着你,想一想其他的解决

办法，看看他到底需要什么，而不是一味地拿安抚奶嘴堵住他的嘴。

另外，宝宝嘴里含着奶嘴时，说话含糊不清，你就不能准确地理解他的意思，时间长了，他可能就习惯于用手去指想要的东西或嘟嘟囔囔说不清楚，这样会影响他语言交流能力的发展。告诉宝宝，他得把奶嘴拿开再说话，这样你才能听清楚。

4. 建立新的安睡模式　依靠安抚奶嘴让宝宝睡个好觉不是长久之计。如果他已经习惯了中途醒来找奶嘴，就需要你来帮他慢慢放弃这种做法。不过这样一来，或许会有几个晚上你们都睡不好，但只要你付出更多的爱和关怀，或是帮他建立一个新的夜间安睡模式，你和他就会享受一整夜美好的睡眠了。

5. 寻求援助　如果对宝宝讲过多次而宝宝还不改，可以带他到医生那里，请医生配合。医生一边给宝宝做检查，一边告诉宝宝安抚奶嘴有些什么不好的效果，如会让他变得不好看了；如果宝宝已经上幼儿园，就请老师帮他做做思想工作。

对宝宝来说，他使用的许多东西都具有典型的阶段性，安抚奶嘴也是如此，当宝宝逐渐长大，它的阶段性任务完成后，记得让奶嘴功成身退。

防止宝宝缺铁

缺铁性贫血是由于体内铁缺乏致使血红蛋白减少而引起的，在婴幼儿期发病率最高，因此对宝宝的健康和智能发育危害较大。导致宝宝缺铁性贫血的因素主要有以下3种：

1. 生长发育快　婴幼儿期生长发育最快，3~5个月时便为初生体重的2倍，1岁时体重为初生时的3倍。早产儿的体重增加更快。随体重的增加，血容量也在快速增加，如不添加含铁丰富的食物，婴儿尤其是早产儿很容易缺铁。

2. 铁摄入不足　引起缺铁的主要原因是婴儿铁摄入量不足。人乳、牛乳中含铁均很低，但人乳中50%的铁可被吸收，而牛乳中铁的吸收率约为10%。正常婴儿从母体储存的铁中就可足够供应出生后3~4个月的造血需要。从母体中吸收铁最多的时期是在胎儿期最后3个月，所以早产儿体内储铁较少。如果出生后不及时补充，缺铁是不可避免的。

3. 铁丢失过多 正常婴儿每天排泄铁比成人多。用未经处理的鲜牛奶喂养婴儿，可能会造成婴儿因蛋白过敏而产生少量肠出血的问题，这样每天失血约0.7毫升。此外，慢性腹泻也会影响铁的吸收、利用以及消耗，促进贫血的发生。

在贫血出现前，缺铁就可危害宝宝的健康。缺铁除影响血红蛋白生成外，还影响肌红蛋白合成，使体内某些酶活性降低，从而影响全身各器官的功能。缺铁性贫血表现为面色苍白、乏力、不爱活动、食欲下降、常呕吐、腹泻，可能还会出现口腔炎、舌炎、胃炎和消化不良等症状。缺铁会影响婴儿的智力发育，且表现为烦躁不安，精神不振，较大点的儿童会表现为精神不集中、记忆力减退、机体抵抗力下降，并容易感染疾病。

为了防止缺铁性贫血，应提倡母乳喂养，并及时添加含铁丰富且容易吸收的辅助食品，如肝、瘦肉、鱼等，还应注意膳食合理搭配。对于早产儿，从生后2个月开始便需用铁剂预防。6个月以后应定时查血红蛋白，如血红蛋白在11克/升以下即为贫血。明显贫血应及时找医生治疗。

冬季预防呼吸道传染病

宝宝由于发育不健全，体温调节功能差，对寒冷气候的适应能力低，所以在冬季常易患流感、流行性腮腺炎、麻疹、百日咳等呼吸道传染病。这些传染病早期酷似感冒，极易被误诊，如治疗不及时，不仅会造成疾病流行，还很容易发展为肺炎。宝宝一旦得了呼吸道传染病，再合并感染上肺炎，就会增加治愈的难度，出现呼吸急促、鼻翼翕动、喘憋、烦躁等症状，严重的可出现抽搐、昏迷，甚至危及生命。

那么，在冬季该怎样预防宝宝患呼吸道传染病呢？首先，要加强锻炼，注意增加营养，让宝宝多在户外活动，常晒太阳，呼吸新鲜空气，以增强身体的抵抗能力和对寒冷气候的适应能力。其次，在疾病流行期间，不要带宝宝去公共场所，外出时要戴口罩，以减少被传染的机会。应注意室内通风，定期用食醋熏蒸消毒。

此外，应适时接种流感、麻疹等疫苗，提高宝宝的免疫力。宝宝患了呼吸道传染病应及时去医院诊治。在家要加强护理，室内空气要新鲜，不要在宝宝的居室里吸烟，室温最好保持在 18～20℃ 之间，相对湿度保持在 55%，空气过于干燥会刺激气管黏膜，加重咳嗽和呼吸困难。

室内要保持安静，保证宝宝睡眠。家长要遵医嘱按时给宝宝用药。鼻腔及咽喉分泌物过多时要及时清除，并随时密切观察宝宝的病情变化，一旦出现口唇发紫、出汗、四肢发凉等病状，要及时请医生处理。

蛋黄和菠菜不要过多食用

血色素在 0.10～0.11 克/毫升轻度贫血的婴幼儿，医生通常采用食物纠正，即让妈妈给婴幼儿多吃一些含铁丰富的食物，鸡蛋和菠菜总是被妈妈认为是最佳补血品，于是一个劲儿地让幼儿吃，但现今发现，它们的补血效果并不是最为理想的。

鸡蛋中含有少量的铁，每个鸡蛋大约为 2 毫克，但它在肠道往往与含磷的有机物结合，吸收率较低，仅为 3%；菠菜中含铁量也并不是植物中最高的，低于豆类、韭菜、芹菜的含铁量。

菠菜中还含有大量的草酸，容易和铁结合而生成肠道不好吸收的草酸铁，因而吸收率仅为 1%，因而，只用蛋黄和菠菜补血并不够。动物食品中猪肝、鱼、瘦猪肉、牛肉、羊肉等，以及植物食品中的豆类、韭菜、芹菜、桃子、香蕉、核桃、红枣的含铁量都很高，并且动物性食品和豆类在肠道的吸收率也较高。妈妈在为幼儿补血时，应选择含铁量既丰富吸收率又高的食物，如果单吃蛋黄和菠菜不会得到最好的疗效。

判断宝宝的腹泻种类

判断婴儿是否腹泻不能单凭大便次数是否增多，还要看大便量是否增加和大便性质是否改变。仅排便次数增多，大便依然是成形的，称假性腹泻。根据引起腹泻的原因，腹泻大致分成 3 类：

❶生理性腹泻。有的婴儿出生不久就出现黄绿色的稀便，大便次数也多，但精神很好，没有呕吐，食欲始终很好。随着年龄增长，于添加辅食后腹泻

自然消失，此为生理性腹泻。有生理性腹泻的婴儿，通常在摄取牛奶或鸡蛋等异体蛋白质后，甚至在受到日晒、风吹或衣服的摩擦后，易发生皮肤湿疹、体温升高等现象。

❷消化不良性腹泻。在婴儿期引起的腹泻最常见的原因是由于喂养不当，不是吃得太多便是吃得太少；天气太热，突然受凉；频繁调换新的食品等。这些因素均可因消化不良而引起腹泻。消化不良性腹泻有发热、呕吐、食欲不振等症状。大便呈稀糊状、蛋花汤样或水样，甚至带有黏液。

❸感染性腹泻。由于细菌、病毒或霉菌侵入胃肠道引起的腹泻称感染性腹泻。患有这类腹泻的婴儿多数有发热，呕吐不一定是主要症状，粪便有异常臭味，含有黏液或脓血，如不及时治疗，则腹泻会持续或加重。

由于引起腹泻的病原体不同，腹泻又各有其特点：

❶细菌性痢疾，简称菌痢，轻的常无发热或仅有低热，大便次数增加，混有脓血；重的可突发高热，面色苍白，抽搐，四肢发冷，摸不到脉搏，甚至昏迷不醒。因为发病很急，肠道的病变还未形成，患儿不但没有腹泻，有时还可便秘。这种疾病和脑膜炎、败血症很难区别，我们称它为中毒型菌痢。1岁以内的婴儿患菌痢症状往往不典型，表现无热或低热，每天排3~5次水样大便，易误诊为消化不良。

❷空肠弯曲菌导致的腹泻。这是婴儿感染性腹泻的重要致病菌之一，几乎占感染性腹泻病例的第二位，仅次于菌痢。全年均可发生，夏秋季为发病高峰。尤以2岁以下最多，潜伏期3~5天，全身中毒症状明显，有高热、呕吐和腹痛。接着出现黄色带有奇特恶臭的水样便，也有少数为黏液或脓血样便。

❸病毒性腹泻。病毒（多为轮状病毒）引起的腹泻。大多发生在每年的8~11月份，9月份是发病高峰，又称秋季腹泻，多见于营养良好的6~18个月的婴幼儿。秋季腹泻起病急，体温升高在38~40℃之间，同时有感冒症状，在发病当天就有腹泻。大便像米汤或蛋花汤一样，有少量黏液。由于大便量多，常像水一样冲出来，因此患儿很快就出现眼眶凹陷、口唇干燥等脱水症状。婴儿有严重口渴感和哭闹不安等现象。

❹霉菌性腹泻。霉菌引起的腹泻大便黄色稀薄或绿色，多泡沫，不呈黏液，而呈豆渣样，平时体弱、营养不良或长期服用抗生素的小儿容易发生。

周岁宝宝的养育

宝宝在成长

这时期的宝宝度过了婴儿期，进入了幼儿期。无论是在体格和神经发育上，还是在心理和智能发育上，都出现了新的发展。将近1岁的宝宝已能模仿和说出一些词音。这些模糊不清的"音"有一定的具体意义，这是这个阶段婴儿语言发展的特点。

满周岁的宝宝能认识人了，除了爸妈和亲人，就连经常串门的客人，也能一眼认出来。如果是从来没见过的生人，或很长时间没有见过面的熟人，会瞪大眼睛看着他们。会拒绝让生人抱，如果勉强抱过去，可能会使劲挣扎，或许会哭。

1. 肢体运动更协调 宝宝的平衡能力增强，比原来站得更稳了，走路也有进步了。弯腰捡东西，能站起来不摔倒。摔倒时能自己爬起来。宝宝肢体运动能力逐渐增强，会借助小凳子、小桌子、沙发等物体往高处上。宝宝可能会独自爬上6~10个台阶，如果妈妈牵着宝宝的手，宝宝可能站立着走上好几级台阶。

2. 手指开始配合运动 宝宝的拇指与其他四指已经能很好地配合，能把容器上的盖子拿下来。他会用拇指与食指或中指的指端捏小物件，并用食指指东西。一般来说，宝宝会用一只手拿着物品，用另一只手玩弄物品。他还能学着爸爸妈妈的样子拿着笔在纸上涂鸦，也会模仿着推东西。

3. 具备沟通的能力 这时的宝宝已能听懂一些常见的最基本的日常用品名称。当父母说出某个事物的名称时，他能从周围环境中或图画中认出这个

物体；当父母说出身体的某一部位时，他能认出被称呼的那个部分；他还能执行某些简单的命令，如"把球放在桌上""把鞋给我"等等。由此可见，这一阶段的宝宝能听懂的话比他能说的话要多得多。

4. 认知能力有进步 相对于1岁以前的宝宝而言，这时的宝宝开始对外界的人或事物变得更加敏感和警觉。宝宝对外界的人或事物的敏感程度越高，潜能越容易被开发出来，学习的能力也越强。

能分清物体的形状，最先会认圆形，但很快就能确认方形和三角形。能指认出哪些生活用品是自己的。宝宝的用品要放在固定位置，让宝宝找自己的毛巾、水杯、帽子等，也可进一步让宝宝指认妈妈的一两种物品。同宝宝一起看书时边看边问，你会发现宝宝有心领神会的能力，能用声音和表情回答。

育儿攻略

进行周岁体检

满周岁后，妈妈最好带宝宝做一次体检，因为有些发育异常是不容易发现的，比如微量元素的缺乏、某些身体缺陷等，早诊断可以早治疗。体检是医生和父母沟通的最佳时机，有些重要问题家长一定要及时向医生问清楚，以便了解宝宝的发育情况。

周岁宝宝体检有哪些检查项目呢？

❶体重。健康宝宝的体重无论增长或减少均不应超过正常体重的10%，超过20%就是肥胖症，低于平均指标15%以上，应考虑是否营养不良或其他原因，需尽早在医生的指导下纠正。

❷身长。宝宝在1岁内生长最快，喂养的方法不正确，会耽误生长，不容易赶上同龄儿。

❸头围。1岁以内是宝宝一生中大脑发育最快的时期。头围的增长，标志着脑和颅骨的发育程度。测量头围的方法是用塑料软尺从头后部后脑勺突出

的部位绕到前额眼眉上边。

❹动作发育。周岁宝宝能自行站立，能扶着东西行走，能手足并用爬台阶，能用蜡笔在纸上戳出点或道道。

❺视力。宝宝可拿手指指鼻子、头发或眼睛，人多会抚弄玩具或注视近物。

❻听力。这时候的宝宝能分辨父母的呼唤，喊他时能转身或抬头。

❼牙齿。满周岁的宝宝一般长出6~8颗牙齿。

以上这些都是一般检查，有时还需给宝宝进行微量元素检测、血常规或生殖器检查等。

宝宝的周岁体检报告应该让医生分析，让其给家长分析宝宝目前的情况，有针对性地对症下药，父母更要清楚了解宝宝的具体情况，接受医生建议并提出自己的疑问。

宝宝的几种错误入睡方法

对小宝宝来说，睡眠是否健康关系着身体的生长发育。在睡眠中，体内会分泌一定的生长激素，促使宝宝长高，所有的爸爸妈妈都希望宝宝每天都能拥有好睡眠，但有些错误的睡眠方式需要避免。

1. 吓唬宝宝入睡　有时为了让宝宝尽快入睡，妈妈常常采用吓唬的办法，"如果不睡觉，大灰狼就会来"等等。其实，这样做反而会让宝宝的神经系统受到强烈刺激，影响睡眠质量，因为宝宝受到恐吓后，即便是睡着了也有可能做噩梦。

2. 入睡太晚　一些家长有晚睡的习惯，受其影响，宝宝也养成了晚睡的习惯。但是，由于生长激素的分泌高峰是在夜间22~24点，睡得太晚，体内的生长激素的分泌势必减低，身高便会受到影响。因此，爸妈应该以身作则，培养宝宝早睡早起的好习惯。

3. 俯卧入睡　宝宝的睡姿是否正确，直接影响其生长发育和身体健康。一些妈妈喜欢让宝宝俯卧睡，但这种睡姿并不安全；因为宝宝的口鼻易被阻塞，会引起呼吸困难。最初一些发达国家也主张宝宝采用俯卧睡姿，但后来发现这种睡姿导致宝宝发生窒息的概率增加，因此现在提倡采用侧卧睡姿。

4. 蒙头入睡 天冷的时候，怕宝宝受凉，妈妈会把被子蒙得严严实实的，甚至会让宝宝蒙头入睡。然而，婴幼儿新陈代谢远比成人旺盛，被子内的湿度又高，宝宝大汗淋漓，容易发生虚脱和呼吸不畅，引发"焐热综合征"。

5. 让宝宝睡电热毯 为了不让宝宝着凉，妈妈有时会让宝宝睡在电热毯上。但这对宝宝来说却不是正确的入睡方法，因为电热毯加热的速度很快，温度过高会使宝宝体内水分丧失，引起宝宝烦躁不安、哭闹不停。让宝宝睡在通宵加热的电热毯上则更不可取。如果确实需要，可先将电热毯预热，待宝宝上床时就应及时切断电源，切忌通宵不断电。

宝宝的方位感如何训练

成年人当中，存在很多"路痴"，出门时经常坐反方向的车，同一条路走了几次仍然没有方向感等等，这不仅浪费不必要的时间，也浪费了精力。"路痴"的养成与小时候缺乏方向感训练有很大的关系。作为年轻一代父母的你，可以利用平时的一些小游戏来训练宝宝的方向感。

1. 让宝宝尝试整理物品 让宝宝自己把玩具放回原来的位置，完成这个任务，需要爸爸妈妈正确的语言提示，比如"记住动物园里小动物的家在门边衣橱最下边的一层"。宝宝只有当听到规范的、细致的描述时，才能理解这些词汇的意义。

2. 跟宝宝玩捉迷藏游戏 有意识地创造可以让宝宝藏身的"设备"，比如宝宝可以钻进去的大盒子等。四处走着找宝宝时，要将走过的地方高声向宝宝说明，包括找到宝宝的地方。

3. 教宝宝绘制地图 用讲故事的方法，能激发宝宝绘制过程地图。可以读一则著名的安徒生童话故事，如《一个小姜饼人》，让宝宝画一幅图，表现事件的顺序。当宝宝描述每个事件发生的过程时，要向宝宝强调正确的词汇用法。

多参加户外活动

一般家长很容易把宝宝智力的发展同看图识字、数数、背诗等联系在一起，但却很少会与运动联系起来，而事实上运动对宝宝的智力发展非常重要。

运动锻炼了宝宝的骨骼和肌肉，促进了身体各部分器官及其功能的发育，锻炼了身体平衡能力和灵活性，从而促进大脑和小脑之间的功能联系，促进脑的发育，为智力的发展提供了生理基础。所以宝宝的运动能力又常被当做测量智力发展的主要指标。

宝宝满周岁后，运动能力明显提高，爬得更灵活，站得更稳，能迈步行走、转弯、下蹲、后退等。宝宝这时不仅会在运动中探索认识周围的环境，而且对周围的环境开始产生一定的影响，宝宝从学会使用工具逐渐发展到了制造工具，主动性、创造性都得到了发展。宝宝在各种运动中不断尝试到了成功的喜悦，情绪会非常愉快兴奋，自信心也得到加强，比如宝宝兴奋地享受着被大人追逐的感觉，大笑大叫地从滑梯上滑下来等。

此外在运动中，宝宝接触其他的小朋友，并在大人的指导下逐渐学会了与人交往的点点滴滴，这将促进宝宝的社会性的发展，而社会性的发展又可促进宝宝独立性的发展，共同为宝宝进入幼儿园，加入儿童集体做好准备。

父母应提供机会让宝宝多运动，同时应注意运动内容和方式的丰富多样，充分调动宝宝的兴趣，并可在运动中加强宝宝对语言的理解，激发宝宝的想象力。

日常护理

宝宝厌食的纠正方法

厌食是指较长时期的食欲减退或消失。表现为精神、体力欠佳，疲乏无力，面色苍白，体重逐渐减轻，皮下脂肪逐渐消失，肌肉松弛，头发干枯，抵抗力差，易受各种感染。

宝宝发生厌食与父母的喂养存在一定关系。有的父母片面地追求宝宝的营养，凡是认为有营养的东西都给孩子吃，孩子不知道调节自己的饮食，这样甜、黏、腻的食品吃得过多，使血液中的糖、脂肪酸、氨基酸等过多，刺激饱和中枢，从而抑制进食中枢，造成食欲下降。

有的宝宝整天零食不断，胃肠得不到休息，负担太重，引起消化功能紊乱。另外，其他如家庭不和、父母责骂、环境改变、气候炎热等原因，都会影响孩子的情绪，进而影响饮食。但比较起来，不正确的喂养方法是导致宝宝厌食的主要原因。

如何纠正宝宝的厌食 发现宝宝厌食，父母应及时带宝宝到医院请医生检查，排除器质性病变。如果不是由疾病引起的厌食，可用下列方法进行纠正。

❶科学喂养。从婴儿添加辅食起，做到科学、合理地喂养，使孩子养成良好的饮食习惯。家长不要把所有的营养食品都给孩子吃，更不能孩子要吃什么就给什么，使饮食没有节制。应该科学喂养，使食物品种多样化，粗细粮搭配，荤素搭配。

❷少让孩子吃零食。孩子饮食应定时、定量，少吃零食，少吃甜食以及肥腻、油煎食品。让孩子轻松愉快地进食，孩子有了缺点不要在吃饭时管教，以免使孩子情绪紧张，影响消化系统的功能。孩子进食时应该有愉快、安静的环境。

❸不要过分迁就孩子。不要在孩子面前谈论他的饭量，以及爱吃什么不爱吃什么。该吃饭时，把饭菜端上桌，耐心喂，如果孩子不吃，也不要打骂，应该把饭菜端走。下顿如还不吃再照样办，使他饿上一两顿，适当的饥饿就会改善孩子的食欲。

❹适当服用保健食品或药物。轻度厌食的患儿可服保健食品，大些的孩子可吃山楂糕或单味鸡内金。较严重的患儿可服中药调解合剂、健脾丸等。

学步车的优劣对比

关于幼儿学步车的使用，一直有一些不同意见，学步车的使用，有利也有弊,一起来了解一下。

1. 学步车的益处 学步车为宝宝学走路提供了方便,使宝宝能克服胆怯心理,放心大胆地练习走路,为宝宝日后独立行走打下良好的基础。比宝宝扶桌腿或其他东西学走路更容易,更不易摔跤,并且在某种程度上解放了家长。

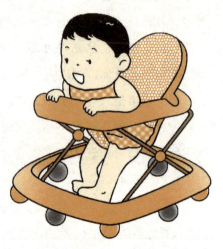

2. 学步车的弊端 第一,把宝宝束缚在狭小的学步车里,限制了他的自由活动空间,减少了宝宝锻炼的机会。在正常的学步过程中,宝宝是在摔跤和爬起中学会走路的,这样有利于提高宝宝身体的协调性,并让他在挫折中走向成功,使宝宝有一种自豪感,对增强其自信心也很有好处,而学步车没有这一功能。

第二,增加了宝宝学步的危险性。一些爸妈常将宝宝搁置在学步车中,而去忙其他的事情,这样容易使宝宝发生意外,如撞伤或接触危险物品等。

第三,不利于宝宝正常的生长发育。宝宝的骨骼中含胶质多、钙质少,骨骼柔软,而学步车的滑动速度过快,宝宝不得不两腿蹬地用力向前走,时间长了,容易使腿部骨骼变弯,形成罗圈腿。此外,许多宝宝不具备使用学步车的协调、反应能力,容易对身体造成损害。另外,在快速滑动的学步车中,宝宝会感到紧张,这也不利于宝宝的智力发育和性格形成。

3. 正确使用学步车

❶不能过早使用学步车。在宝宝满 10 个月之前,最好不要尝试使用学步车。

❷尽量购买正规厂家生产的学步车。并且,使用前仔细阅读装配使用方法。

❸宝宝使用学步车时,爸妈一定要在旁边看护,避免发生意外。

❹不同宝宝对学步车的适应能力是不同的,是否选择学步车要因人而异。

第七章
2～12个月收获宝宝茁壮成长的喜悦

呵护宝宝的头发

拥有一头好发，不仅对宝宝的外表极为重要，也是宝宝健康成长的标志。要想宝宝头发长得好，父母应该从哪些方面做起呢？

1. 营养均衡 要保证肉类、鱼、蛋、水果和各种蔬菜的摄入和搭配，而含碘丰富的紫菜、海带也要经常给宝宝食用。如果宝宝有挑食、偏食的不良饮食习惯，应及时纠正，以保证丰富、充足的营养能通过血液循环供给发根，促进头发生长。

2. 清洁头发 通常2～3天就应给宝宝清洗一次头发，使头皮得到良性刺激，促进头发的生长，还可避免头皮上的油脂、汗液以及污染物刺激头皮，引起头皮发痒、起疱，甚至发生感染，导致头发脱落。给宝宝洗发时，要选用无刺激、易起泡沫的儿童专用洗发液，洗头发时要轻轻用手指肚按摩宝宝的头皮。每次清洗后，最好用柔软而有弹性的儿童专用发梳为宝宝梳理头发，这样可刺激头皮，促进局部血液循环，促使头发生长。

3. 睡眠充足 充足的睡眠对宝宝头发的生长也很重要，睡眠不足容易导致宝宝食欲不佳、哭闹、生病，从而间接地影响头发生长。

4. 适当的阳光照射 适当地接受阳光照射对宝宝的头发生长也非常有益，紫外线可促进头皮的血液循环，改善头发质量。需要提醒的是，在阳光强烈时不可让宝宝的头皮暴晒，最好戴上一顶遮阳帽，以防晒伤头皮。

有必要准备一个安全座椅

越来越多的家庭都有汽车，在享受带宝宝方便出行的同时，一定要注意宝宝的安全。宝宝的身体很脆弱，行驶中任何的意外动作，都可能对宝宝造成伤害。因此，父母一定要为宝宝准备一个质量可靠的安全座椅，保证宝宝的安全。给宝宝选购汽车安全座椅要考虑以下几个因素。

1. 头枕要舒适 宝宝的大脑处在生长发育的重要时期，需要特别加以保护。因此，座椅的头枕不仅要使宝宝舒适，还要具有良好的防撞功能。

2. 设计要安全 特别是对月龄小的宝宝来说，汽车安全座椅的设计非常重要，它关系着安全性能的发挥，更保障了平时使用的舒适度。汽车的安全座椅有通用的标准：座椅后向45度的角度设计可以最平均地分散冲击力，正确地安装好后，发生碰撞时幼儿产生的惯性力将会被背部和"怀抱"性的座椅背均匀分散。

3. 椅背要可调 椅背最好可以调节成不同的倾斜角度，来适应宝宝睡眠、玩耍等不同的状态。弧度深的靠背可有效防止侧撞。内层要有防撞层，以减轻碰撞时的冲击力。安全带及锁扣（包括肩垫、胯垫、护裆）等部件的细节处理都要考虑到宝宝的舒适和安全。有些锁扣还能显示安全带是否已经安装牢固，防止成人因一时疏忽造成安全隐患。

4. 可反向安装 1岁以内的宝宝要使用反向安装的座椅，1到3岁的宝宝也应尽可能久地坐在反向安装的安全座椅内，直至他们超过座椅生产商所允许的身高或体重限制。这是保护宝宝安全的最佳方式，因为在出现事故的时候，冲击力总是朝向车头，反向安装的安全座椅可以让宝宝的背部与安全座椅靠背充分接触，最大限度地分散冲击力，保护好宝宝的脊椎和头颈。

5. 不选择二手座椅 尽量不要选择二手的安全座椅，因为很难了解其过去的使用情况。这些座椅的有些部件可能已经丢失、损坏或已被召回，还有可能有塑料老化、长期受压造成裂痕等问题，万一出现交通事故，可能起不到保护的作用。

6. 按宝宝年龄选择 出生至6周岁的宝宝，在很多国家都是法定必须使用安全座椅的年龄。当然，为了更好地保护宝宝，提供舒适乘坐，安全座椅通常分年龄段设计。未满周岁的新生儿应选择新生儿专用座椅，周岁以上的孩子需要根据体重选择适合的座椅。当然在保证适用的前提下，我们可以考虑往后的使用要求，达到不浪费的目的。

别对宝宝说这6句话

迎接新生命的时刻固然令人激动，然而当宝宝出生后，换尿布、宝宝啼

第七章
2~12个月收获宝宝茁壮成长的喜悦

哭、宝宝对家庭的破坏等烦琐的事情却往往把家长弄得筋疲力尽,即使忍耐度再好的家长都或多或少会对宝宝出言不逊。然而,无论对宝宝有多大的怒气,有些话也不要对宝宝说,在责备孩子时出口一定要三思。在日常生活中,妈妈要避免以下6种最常见的牢骚。

1. 否定宝宝人格 "烦!"妈妈正在做家务或手上有活,宝宝还是缠着不放的时候,妈妈就会不耐烦地说:"烦死了,自己去玩。"

"没用!"妈妈带着宝宝到亲戚或邻居家玩,宝宝不愿叫"阿姨",妈妈就会责怪说:"你这孩子怎么这么没用,叫一声阿姨都不会。"也有的妈妈会笑着对别人说:"你看,我的孩子真是没用,不会叫人。"虽然是对别人说的,可是宝宝都听在心里。

如果宝宝有能力而没有做好,妈妈也须耐心指导,而不是责骂。

2. 不顾宝宝需求下命令 "不准吃饭时说话""不准抱着玩具睡觉"……太多的"不准"容易限制宝宝个性的发展。也许同样的问题换个方式解决,可以达到更好的效果。

3. 吓唬宝宝,导致他不安 "宝宝再不听话就叫医生来打针""快躲到妈妈这里来,医生打针来了"……无论是责怪宝宝还是和宝宝玩,妈妈让宝宝听话的厉害办法就是医生打针,因为所有的宝宝都怕打针时的疼痛。妈妈经常用这种方法教育宝宝,反而使他见到穿白大褂的人就害怕。

4. 给宝宝压力 宝宝对老师很敬重,不敢像对妈妈一样对老师撒娇。妈妈喜欢利用宝宝这一害怕心理对宝宝施压,出口就是:"不好好看书,明天告诉你老师去,看他(她)到时候怎样惩罚你。"

"叫警察叔叔来把你带走",警察叔叔抓坏人,这是妈妈从小教给宝宝的概念。宝宝怕警察叔叔带走也就是怕自己是个坏孩子。孩子一做错事就说"叫警察叔叔把你带走",孩子

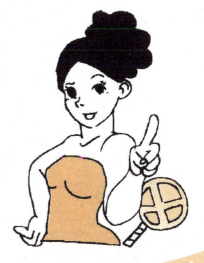

会怀疑自己是个坏孩子，在别人面前不敢抬头。宝宝做错事情，妈妈应及时帮他纠正，并称赞他是个好孩子。

5. 不顾小孩的能力，做太过分的要求　"快一点！""动作快一点，妈妈还要上班呢。"其实宝宝动作慢不是他的错，他不知道为什么要快，也不知道怎样快，最关键的是平时妈妈的教导，怎样让宝宝有一个时间观念。

"连这个也不会！"宝宝不是天才，不是一生下来什么都会，成人会的东西宝宝不一定要会。说多了，宝宝会的事情他也不敢做了。妈妈用时间去了解宝宝的能力，让宝宝做之前，把事情与宝宝的能力进行对照，如果宝宝能做而不做，妈妈应进行劝导；如果超出宝宝的能力范围，就要量力而行，千万不要勉强，小心适得其反。

6. 影响小孩对妈妈的信赖　有时妈妈故意要宝宝手上的东西，可宝宝不愿意给，过一会儿宝宝要妈妈抱，妈妈就会故作生气样说："我才不要你呢。"如果经常这样，宝宝会很伤心的。

"把你送给别人！""再不好好吃饭，妈妈就不要你了，把你送给别人做儿子。"这类话会让宝宝怀疑妈妈为什么不爱我。

"不用再回来了！"宝宝被妈妈骂了几句，一气之下跑出家门，妈妈追到家门口，生气地对着宝宝喊："你给我回来，不回来是吧，那以后都不要回来了。"这类话听多了，宝宝心理会产生阴影，以后可能真的要离家出走。

第八章

新生儿的安全常识

宝宝的常见烦恼

 蚊虫叮咬

一般情况下，蚊虫叮咬只会在皮肤上起个肿包，有点痒而已，但对皮肤敏感的宝宝来说，蚊虫叮咬的后果比较严重，甚至会感染发炎，更重要的是传播一些疾病，引起孩子高热、惊厥、呕吐等症状。

春夏季傍晚、水多的地方蚊子最活跃，尽量不要让孩子呆在这些地方。如果需要外出，就穿上长袖衣服和长裤，尽量减少皮肤暴露在外的面积。暴露在外的皮肤擦上婴儿专用的防蚊药水或贴上驱蚊贴。蚊香和杀虫剂有一定毒性，不建议使用。睡觉时可以给小床挂上蚊帐。另外，草地上小虫子较多，若让孩子在草地上玩耍，最好铺上野餐布。

一旦被蚊虫叮咬，可以在叮咬处涂抹一些止痒的药膏，如虫咬水、复方炉甘石洗剂。当叮咬处症状较重，或者发生感染，需要看医生进行消毒、消炎处理。另外，男孩的阴茎被叮咬后容易出现水肿，可以先用毛巾冷敷，然后涂少许花露水。如果不见效，需要看医生。

要注意的是，蚊虫叮咬后，出现由于抓挠引起的红肿过敏症状。诸如皮炎平、艾洛松一类的激素性药物都不适合使用，一旦使用将会给创面带来色素沉淀，并可能导致创面出现皮肤萎缩、继发感染等症状。

以下这些方法可以减少宝宝被蚊虫叮咬的机会。

❶穿浅色衣服。花斑蚊最喜欢在黑色的衣物上停留。所以，家长尽量在炎热的夏天给宝宝穿一些颜色比较浅的衣服。

❷尽量穿袜子。袜子能保护身体的皮肤湿度不会降低，减少皮表挥发物，也就减少了吸引蚊虫的概率。

❸被叮咬后不能抓。被蚊子叮到，我们会马上去抓。可是抓挠后，皮肤里的组织液、淋巴液等渗出，肿成一个包，就会越抓越痒，而且还不易消退，长满红包的"赤豆腿"就是这样被抓出来的。

❹蚊子黄昏前喜欢停息在窗台附近，入夜后喜欢停息在房中表面色泽较深的物体上，按此规律拍打蚊子，事半功倍。

❺家庭水生植物要定期换水。

❻在使用驱蚊药时，一个品牌在连续使用2个月后，换一种药物驱蚊，效果更好。

摔伤、擦伤

婴幼儿正处于体格快速发育期，神经运动发育尚不协调，且生性好动，好奇心强，造成意外伤害的概率明显高于成人。那么宝宝摔倒后该怎么处理呢？

如果宝宝摔倒后能马上哭出声来，一般没有什么问题。即便摔倒时可能会因为受到惊吓而嘴角苍白，但抱起来后会很快恢复正常，爸爸妈妈也不用过分担心。若还是不放心，可在宝宝睡觉时，注意观察宝宝的呼吸是否匀畅，并24小时观察宝宝的精神状态，若精神饱满、能玩、吃喝都没问题，就算无大碍了。

如果有擦伤，爸爸妈妈先用清水洗净宝宝的伤口，确保没有脏东西留在里面，然后擦干伤处，涂上抗菌药膏，防止细菌侵入。如果擦伤处经常与衣服摩擦，可以用纱布包扎伤口，并做及时更换，保持伤口的清爽。

另外，宝宝难免会撞到桌角或其他物体，撞伤后，磕碰的地方会出现红肿，可涂抹茶油、香油或万花油以消肿。撞伤时，可用冰块冷敷肿胀患处，或者用鸡蛋在患处圆圈式按摩，减轻疼痛。第3天起采用热敷，每天2~3次直至消肿。

早期肺炎的症状

孩子患上感冒2~3天后出现持续性咳嗽、喘憋、呼吸困难、发热、吃奶不好，以至烦躁不安、鼻翼翕动、口周发青，这都是肺炎的症状。

轻度小儿肺炎治疗效果很好，用抗生素治疗7～10天基本上就痊愈了。也有小儿在冬春季节得了腺病毒肺炎，临床症状较重，高热39～40℃持续不退，由于肺部大片炎症病变，呼吸面积减少，呼吸快而表浅，精神萎靡不进饮食、四肢凉、嗜睡，病情危重可合并中毒性脑病。危重情况可持续10天至3周，如有这种情况必须住院治疗。

还有一种支原体肺炎，是由一种比细菌小比病毒大的微生物引起的肺炎，临床症状一般较轻。患病初期表现为频繁干咳，痰量逐渐增多，发热可低可高，稍大点儿的孩子能诉说头痛、嗓子痛，查血白细胞多数不高，用抗生素治疗效果比较好。

心脏病早期症状

小儿患有心脏病，一般多在周岁以内便能发现。烦躁不安、哭声高尖、吮奶无力、呼吸急促、哭闹和活动时容易气喘、口唇发青等，这些都是先天性心脏病的主要表现，稍大点儿的孩子能诉说胸闷、心区痛、心慌，在活动时更为明显，病情严重的还可出现指甲、口唇、面颊呈暗紫色，医学上叫做"青紫"或"发绀"，有的孩子还可出现下肢水肿、杵状指（也叫"鼓槌指"，手指指端变粗，像打鼓的槌子）。另外，心脏病患儿还常有几种特殊的姿势：抱着时双腿不伸直，而是屈曲在大人的腹部；坐着时，爱把腿抬到桌面；站立时，下肢常保持弯曲姿势；走路时，走一段就想蹲下来休息片刻。因为这些姿势都有利于减轻心脏负担，改善缺氧状况。

发热

发热是每一个妈妈都会遇到的常见问题，有时候看着宝宝好好的，可是不一会儿额头就好像有点热了，很让年轻的妈妈着急，不知道该怎么办才好。

宝宝的正常体温应该在35.5～37.5℃之间，但是不能说宝宝过了37.5℃就是发热了，因为有的宝宝基础体温可能会高一点，有的时候可能会超过37.5℃，所以一定要因人而异。一般情况下，超过37.5℃就可以判断宝宝是发热了。

很多妈妈将宝宝发热看成是洪水猛兽,唯恐避之不及,其实,宝宝发热并不是完全没有好处,只要是在一定的范围内,妈妈就不要过度担心。

宝宝发热的弊端:持续的高热,会造成人体内的器官、组织调节功能的异常。而且高热还会造成大脑皮层处于过度兴奋或者是高度抑制状态,让身体防御疾病的能力下降,增加其他疾病感染的风险。

宝宝发热的好处:可以让免疫系统启动起来,尽可能消灭侵犯健康的有害病菌,促进人体的免疫系统更加成熟。

有的妈妈在发现宝宝有发热的症状之后就赶紧采取退热的措施,使用退热药,让宝宝的体温尽快降到37℃以下,这样就无法促成免疫系统的启动。其实,只要是保持体温不高过38.5℃,尽量减少宝宝的不适感,多饮水就行。

发现宝宝发热后,有两种应对方法:

物理降温:当宝宝的体温在38.5℃以下的时候,适宜采用物理降温的方法帮助宝宝进行退热。所以,要想帮助宝宝退热,就要从以下几个途径当中入手。首先,是要保证宝宝有足够的水分摄入,因为退热主要是通过皮肤蒸发水分来实现的,如果体内水分不足,退热效果就会受到限制。其次,要在室温合适的情况下,尽量减少衣物以利于皮肤的散热。再次,洗温水澡、敷热毛巾都是比较不错的物理降温的方法。

药物降温:宝宝发热之后,如果没有超过38.5℃,最好的方法就是采取物理降温。如果超过了38.5℃,就要使用退热药了。在选择退热药物的时候,要注意其中的药物成分,建议选择成分有"对乙酰氨基酚"和"布洛芬"的药物。

有毒的花草

现在的生活条件好了,人们经常在家里养一些花草,美化环境,也试图给宝宝创造一个美好的生活空间。殊不知,一些花草是含有毒素的,稍有不慎,淘气的宝宝就会闯祸。父母应向宝宝讲清楚,以免发生意外。

1. 夹竹桃 茎、叶乃至花朵都有毒。它分泌的乳白色汁液含有一种夹竹桃甙,误食会中毒。观赏这种花时,不要接触花、茎、叶中分泌出的白色汁液。

第八章 新生儿的安全常识

2. 万年青 其枝叶中的液体内含有毒生物碱，触及皮肤会引起奇痒、皮炎。误食后则会引起口腔、咽喉、食道、胃肠肿痛，甚至伤害声带，使人变哑。

3. 南天竹 又名天竺，全株有毒，主要含天竹碱、天竹甙等，误食后会引起全身抽搐、痉挛、昏迷等中毒症状。

4. 水仙花 雅号"凌波仙子"，它含有对人体有毒的石蒜碱。花和叶的汁液能使皮肤红肿，误食会引起呕吐、下泻、手脚发冷、休克，严重时可因中枢麻醉而死亡。

5. 郁金香 花中含有毒碱。人在这种花丛中呆上2小时就会头昏脑涨，出现中毒症状，接触的时间越长中毒越深，严重者可有毛发脱落。

6. 杜鹃花 黄色杜鹃的植株和花内均含有毒素，误食后会引起中毒。白色杜鹃的花中含有四环二萜类毒素，中毒后引起呕吐、呼吸困难、四肢麻木等。

7. 一品红 全株有毒，其白色乳汁能刺激皮肤红肿，引起过敏性反应，误食茎、叶有中毒死亡的危险。

8. 虞美人 全株有毒，内含有毒生物碱，尤以果实毒性最大。误食后会引起抑制中枢神经系列中毒，严重的还可能导致生命危险。

9. 仙人掌 刺内含有毒汁，人体被刺后容易引起皮肤红肿疼痛、瘙痒等过敏性症状。

10. 阔叶蝎子草 叶面上有毛刺，人的皮肤碰到这种刺后，就会红肿疼痛，痛苦难忍。

此外，虎刺、冬珊瑚、马蹄莲、龟背竹、五色梅以及石蒜等花草，都含有不同的有毒物质，年轻父母要让宝宝少接触，更不能误食。

吞食异物

孩子有时玩耍时喜欢把玩具放在嘴里，不小心可滑入咽喉，吞咽下去。异物可卡在食管中，被卡的食管发生疼痛，吞咽时疼痛明显，特别是咽下困难，甚至滴水不进。大的异物可压迫气管，引起呼吸困难。异物在食管内存留时间过长，可引起局部水肿和炎症。尖锐的异物容易刺破食管黏膜，引起周围器官发炎。

1. 食管异物 孩子发生食管异物后，必须立即送医院治疗，医生会通过食管镜检查，取出异物。如果异物已滑入胃，医生会在X线观察下，促使异物排出。

例如发现别针不见了，可带孩子做X线检查，以明确别针是否被吞进，在什么位置。如果别针停留在食管中，医生可用专用设备取出。如果到了胃里，需要2~7天才能通过肠道，不会有什么损害。可每日仔细地检查大便，如果没有检查到别针，1周时应再次透视。

别针在胃中停留几个星期的情况很少见，如果在胃中久不排出，医生可用胃镜将其取出。

2. 异物卡在咽部 孩子在玩耍时可将小玩物、纽扣、硬币等放在嘴里，一不小心，这些东西就会滑下去卡在咽部。另外，家长给孩子的饭里有小骨头或鱼刺没挑干净，也可卡在咽部。

发生咽部异物后，吞咽疼痛加重，可引起不同程度的吞咽困难。异物较大时，可压迫喉头和气管，引起呼吸困难。如果异物刺破咽壁，局部可发生感染。

鱼刺卡住后，不要给孩子吃馒头、饭团等，因为这样做有时不仅不能带走刺，反而会将刺压得扎入更深，更不易取出。如果是硬而尖的异物，这样硬压危险更大。

烫伤

儿童意外伤害的受伤程度大多为轻微伤，占总体的94%。但是，烧烫伤引起的中度受伤率为11.7%。对于孩子来说，烫伤是非常可怕的事情。孩子年龄越小，烫伤的全身反应越重。严重的还可能造成脱水、败血症等。

防止过敏：如果宝宝被烫伤，爸爸妈妈应立刻用凉水冲洗烫伤处，持续3~5分钟，以缓解皮肤的疼痛。然后擦干皮肤，在患处涂上抗生素软膏，再用纱布轻轻包扎，要注意及时更换。但千万不要用冰块敷伤处，过冷的刺激会对皮肤造成更大的伤害，也不要涂润肤霜，防止引起进一步的过敏症状。如果烫伤的程度较深，范围较大，或部位重要，就应在紧急处理后立即送医院做进一步处理。

烫伤后，不能用酱油、碱面、牙膏等涂抹，以免发生感染。较严重的烫伤不可随意喝水，小儿烫伤后出现不同程度的口渴，烧烫面积越大，口渴越明显。这是因为烧伤部位的毛细血管通透性增高，渗出增加，引起组织水肿和大量渗液，血浆消耗较多，以致口渴。但需注意，这种脱水失去水分不单纯是水，而有许多电解质。如果大量的饮水，会适得其反，加重休克。

寄生虫

蛔虫是人体中最常见的一种肠道寄生虫，儿童感染率最高。蛔虫病的主要表现是食欲不好、腹痛、腹泻或便秘，甚至可以造成幼儿营养不良、贫血、智力发育差等症状。由于毒素的刺激，幼儿可出现不安、易怒、易惊、磨牙等症，甚至引起蛔虫性肠梗阻、胆道蛔虫症、蛔虫性阑尾炎、腹膜炎、过敏性肺炎等严重的并发症。因此，幼儿蛔虫病要及时检查治疗。

对于幼儿蛔虫病，应以预防为主，方法是阻止虫卵进入人体。蛔虫寄生在人体内一般多在1～2年内即死亡，也就是说，如果感染了蛔虫病，不经任何治疗，只要做到不再重复感染，过1～2年虫体可自行排出。另一方面，蛔虫病虽经有效的治疗，但如果不注意卫生，虫卵再次进入人体，2个月后在肠道内又会发育为成虫。因此，预防初次感染和再次感染是非常重要的。

教育幼儿养成良好的卫生习惯，不生吃瓜果，蔬菜要洗干净，饭前便后要洗手，要常剪指甲，不吮手指头。另外还要消灭苍蝇、蟑螂，做好粪便和水源管理。搞好环境卫生，就能避免虫卵进入人体内。

窒息

儿童了解世界，除了用眼看、用手摸，还喜欢用嘴尝，因此误服而导致窒息是意外伤害的重要原因之一。导致窒息最常见的原因就是误食，由于误吸黄豆、碎花生米、腰果、豆芽，硬币、玩具零件、纽扣和笔帽等而导致窒息的意外事件可谓是五花八门。

与此同时，由于蒙被、捂热而造成窒息的意外伤害也是窒息死亡的另一主要原因。由于气管受到刺激，突然出现剧烈呛咳、哮鸣、憋气、声嘶、面色苍白或青紫、呼吸困难等窒息表现。

宝宝容易发生窒息与自身有着直接的关系。小儿喉部较向前和向上，会倾斜近45度且比较软，呼吸道最窄处在环状软骨处，成人则在声带处。而且，小儿吞咽功能尚不协调。

出现危险时的急救手法：

❶拍背法：让小儿趴在救护者膝盖上，头朝下，托其胸，拍其背部4下，使小儿咯出异物。也可将患儿倒提拍背。

❷催吐法：用手指伸进口腔，刺激舌根催吐，适用于较靠近喉部的气管异物。

❸迫挤胃部法：救护者抱住患儿腰部，用双手食指、中指、无名指顶压其上腹部，用力向后上方挤压，压后放松，3～5次用力重复而有节奏进行，以形成冲击气流，把异物冲出。

❹上述方法未奏效时，应分秒必争尽快送医院耳鼻喉科，在喉镜或气管镜下取出异物，切不可拖延。呼吸停止时给予口对口人工呼吸。

晒伤

宝宝的肌肤很娇嫩，强烈的阳光直射容易造成晒伤。妈妈最好不要在夏天的上午10点到下午4点之间带宝宝外出，这一时间段里紫外线很强。外出时应选择在树荫下活动，并使用防晒伞、遮阳帽等。最好给宝宝穿上透气性良好的长袖薄衫或长裤，以免皮肤直接暴露在日光下。

每次外出时间不可过长，在夏天外出时间一般以每次30～40分钟为宜，其间一定要注意补充水分。当宝宝六七个月大的时候就可以使用防晒品了。外出前30分钟，应把防晒品涂抹在宝宝会暴露的皮肤部位，每隔2小时左右补擦一次。日光强烈或在外面暴露时间比较长时，可选择防晒系数为25的防晒产品，平常用防晒系数为15的产品即可。

发现宝宝晒伤后，要立即去看医生。同时，妈妈也应尽快采取以下措施减轻宝宝的痛苦：

❶用冰牛奶或凉茶浸泡过的纱布，在晒伤处冷敷10～15分钟左右，再涂些清凉的润肤油。

❷晒伤后的皮肤可能会出现蜕皮现象，不要直接用手剥，等它自己慢慢脱落。

❸晒伤后宝宝如果出现不适症状，可以用红豆15克，薏米30克，玉米须（用布包好），洗净后加适量水煮粥给宝宝吃。

❹用黄瓜汁滴在疼痛的皮肤上，10分钟后疼痛就会自然消减。

肚子痛不要乱揉

宝宝腹痛，妈妈一般都喜欢帮宝宝揉一揉，觉得一定能缓解宝宝的疼痛，这种方法对胃肠道痉挛引起的胃肠绞痛有一定效果，但是下面这些情况可不能随便揉肚子。

1. 肠套叠 多见于年幼儿童，特别是肥胖儿童。由于被套入的肠管血液供应受到阻碍，引起疼痛，时间长了发生坏死。如果盲目按揉，可能造成套入部位加深，加重病情。

2. 蛔虫病 是引起宝宝腹痛的常见原因，某种因素刺激虫体时，会使蛔虫窜上窜下地蠕动，刺激肠道引起更加剧烈的痉挛疼痛，此时按揉宝宝肚子，只会更加刺激蛔虫，甚至引发胆道蛔虫症。蛔虫还可能穿破宝宝娇嫩的肠壁，引起腹膜炎。

3. 急性阑尾炎 幼儿阑尾炎早期并无典型症状，可能肚脐周围有轻微疼痛，时有呕吐、腹泻的症状，按压肚子时疼痛并不明显，宝宝的免疫功能较差，患阑尾炎时很容易发生穿孔。如果在此时按揉宝宝的肚子或做局部热敷，可能会促进炎症化脓处破溃穿孔，形成弥漫性腹膜炎。

宝宝腹痛时，父母不要过于紧张，一旦觉得自己解决不了，最好尽早带宝宝去医院。

婴幼儿的常见病

婴幼儿应尽量少用药

孩子身体机能较差,对药物耐受性也差,用药时尽量遵守能不用药就不用、能用轻药不用重药的原则,以免加重身体负担。

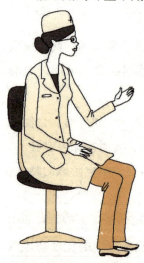

能不用药尽量不用,能用轻药不用重药。如果孩子病症初起,情况不严重,完全可以不用药,让孩子多喝水、多休息,观察2~3天后,如果症状未减轻,再用药不迟。很少生病或以前生病并没有用过重药的孩子完全没有必要用重药,只要对症,稍微有效果的药都可以让孩子痊愈。

用法用量精准。药物的使用次数、频率、用量都要严格遵医嘱,不要擅自改变。多或少都不好,多容易引起中毒,少则治不了病。

尽量不自行用药。同样的症状,隐藏的病因并不一定相同,所以父母不要看表面现象自行购药给孩子用。若用只能少量用一些药量较小的非处方药,而且其不良反应要有详细说明和表述。如果是处方药,一律不要自行使用,即使是孩子上次治同样的病剩下的也不要用。

婴幼儿禁用药物 婴儿身体机能发育不全,用药不当有可能导致严重后果,所以给孩子用药前一定要看说明,注明婴儿慎用或者禁用的药物一定要剔除。链霉素、新霉素、卡那霉素、妥布霉素、庆大霉素等氨基糖苷类药物,婴儿服用容易引起耳聋和肾脏功能损伤,不能用。

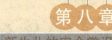

第八章 新生儿的安全常识

诺氟沙星、环丙沙星、加替沙星等喹诺酮类药物婴儿服用可引起软骨发育障碍，不能服用。磺胺类药物对婴儿的肾脏功能损害较大，严重时还会导致消化道出血和药物中毒，一定要慎用。新生儿和早产儿要禁用。

氯霉素可引起灰婴综合征和粒细胞减少症，不能用。

成人感冒药如感康、康必得、速效感冒胶囊，孩子服用可引起骨髓造血功能或神经损害，即使少量也不要用，否则后果严重。

解热镇痛药、抑酸药、泻药不能给婴儿用；氯霉素滴眼液、滴鼻净等也不能长期使用。

 黄疸的区别

❶生理性黄疸。黄疸色不深，妈妈会发现宝宝的食欲依然很好，精神也不错，没有过多的吵闹现象。在7~10天的时候就会自然消退。

❷病理性黄疸。黄疸出现早，可在出生后24小时内出现，且程度重，发展快。不仅面黄、白眼球黄，可能手心、足心都出现黄疸，并伴有宝宝精神差、嗜睡、不吃奶，甚至有高热、惊厥、尖叫等。

生理性黄疸与病理性黄疸的护理

❶生理性黄疸。生理性黄疸通常是由于新生儿的肝脏功能不成熟而造成的。随着新生儿肝脏处理胆红素的能力加强，黄疸会自然消退。所以生理性的黄疸，家长一般不需要额外的护理，在宝宝黄疸期间可以适量多喂温开水或葡萄糖水利尿。

❷病理性黄疸。严重的病理性黄疸可并发脑核性黄疸，通常称"核黄疸"，造成神经系统损害，导致儿童智力低下等严重后遗症，甚至死亡。父母需要仔细观察宝宝的黄疸变化，当出现特殊情况时，应及时送往医院，请求医生的帮助。病情严重者，如果延误治疗就会对脑神经系统造成不可逆转的损害。针对此病，重在预防。对黄疸出现早的、胆红素高的应及时治疗，疑有溶血病的做好换血准备，防止核黄疸的发生。

新妈妈一定要让宝宝多吃些初乳，不但能够满足新生儿生长发育的所有需要，增强免疫力，还有促脂类排泄的作用，能减少黄疸的发生。

咳嗽

咳嗽可能发生于任何时候，宝宝可能出现干咳或有黏液的湿咳，咳嗽通常伴随着感冒或病毒感染。

1. 正确认识咳嗽 咳嗽是人体的一种保护性反射，咳嗽能帮助清洁呼吸道，并使其保持通畅。咳嗽往往伴有咳痰，痰就是呼吸道中被清理出来的垃圾，与痰一起排出体外的还有病菌。咳嗽也是机体对外界环境的防御反应，空气干燥，有寒冷刺激或辣味、烟味等都可引起咳嗽，提醒人们做出防御。

2. 不可盲目用药 宝宝咳嗽比成人的反应严重，多数会咳嗽不止。爸爸妈妈看到宝宝有点咳嗽，就会很紧张地马上去找医生给宝宝吃药、打点滴。用药的结果是宝宝的胃口差了，而食欲不好，营养也就会跟不上，宝宝的抵抗力就随之降低，这样一来，宝宝更容易感冒、咳嗽，甚至会引起哮喘。宝宝一旦陷入这样的恶性循环，往往会变得身形瘦小、面色焦黄。

3. 咳嗽的护理 如果宝宝咳嗽次数频繁的话，可使用凉雾加湿器。当他睡觉时，将加湿器放在宝宝房内。调整喷雾口，别直接吹到宝宝或弄湿他的床单。加湿器要放在宝宝够不着的地方。

有些咳嗽，例如和哮喘有关的咳嗽，在冷空气中约待10分钟会有较好的治疗作用。冬天时，当宝宝患有和哮喘有关的咳嗽时，医生会建议你为宝宝穿着温暖后，带他到外面散一会儿步。假如他的穿着够温暖，而且室外并不是非常寒冷时，到外面走一走，通过冷空气刺激孩子的呼吸道。

除了使用加湿器以外，你可以让宝宝多摄取流质食物，帮助稀释分泌物，减少他的活动量，因为活动会使他咳得更严重。

淋巴结肿大的治疗法

淋巴结是网状内皮系统的一个重要组成部分，分布在全身各处。正常淋巴结质地软、光滑、无压痛，能活动，大小约为直径0.1~0.2厘米。除在颌下、腋下、腹股沟等处偶能触及1~2个外，一般不易触及。由于某些病理刺激产生的过多的淋巴细胞、浆细胞、单核细胞及组织吞噬细胞，都会使局部或全身多处淋巴结肿大，有时枕后、耳周围、滑车等处淋巴结也可肿大。

在局部发生炎症时，淋巴结常因细菌及其毒素刺激而肿大。在某些全身性感染时，可由于机体对感染的反应引起淋巴结肿大。孩子淋巴结肿大，最常见的原因是感染。肿大的部位取决于感染的位置，喉和耳朵感染可能会引起颈部淋巴结肿大；头部感染会使耳朵后的淋巴结肿大；手或手臂感染会使腋窝下淋巴结肿大；脚和腿部感染会引起腹股沟淋巴结肿大。

孩子最常见的是颈部淋巴结肿大。以大多数人来说，咽喉痛、感冒、牙齿发炎（脓肿）、耳朵感染或昆虫叮咬都是引起淋巴结肿大的原因。不过假如淋巴结肿大出现在颈部前面正中间或是正好在锁骨上方，你就必须考虑感染之外的原因，如肿瘤、囊肿或甲状腺功能紊乱。

大多数母亲一看到孩子颈部淋巴结肿大，首先想到的是肿瘤，这是自然反应，肿瘤的确也是引起孩子淋巴结肿大的一个原因，不过感染是更为多见的原因。对此，进行血和尿的化验、X线检查、皮试以及活体切片检查等，可以证实医生的诊断。

湿疹

湿疹的发病原因很多，主要是宝宝的过敏性体质所致，也有认为与母亲在怀孕期间饮食单调有关。一般说，湿疹是在婴儿出生2～3个月时开始发病，一般发生在面颊、前额、头颈，严重的可蔓延到躯干、四肢和臀部，有时还可继发细菌感染，痒是婴儿患湿疹时的主要症状。

婴儿患湿疹，父母不要过于着急，如果是母乳喂养，母亲应多吃些蔬菜、水果、豆制品和肉类等食物，少吃鱼、虾、蟹等水产品；如果婴儿是用牛奶喂哺的，可适当延长牛奶的烧煮时间，以利蛋白质变性，减轻致敏作用，也可改用羊奶或市售的多维乳儿粉喂哺婴儿。不论是采用哪种喂养法，都应注意不要给婴儿喂得过饱，因为消化不良会使湿疹加重。

患湿疹的孩子在护理上更应重视一些，洗脸洗身都应用温开水，少接触肥皂，以免婴儿皮肤受到肥皂的碱性刺激，必要时可用淡盐水浸泡纱布敷在湿疹处止痒。

婴儿的衣服要宽大，经常更换，保持清洁，避免接触鸭绒等容易引起过敏的物品。患湿疹较严重的婴儿，应禁止接种多种疫苗，不能注射预防针。一般在1~2岁以后，湿疹会自然减轻消退。

防治"鹅口疮"

"鹅口疮"又名雪口疮，俗称"白口糊"，是由白色念球菌（霉菌）引起的，多发生于新生儿及营养不良的宝宝，抵抗力弱的宝宝也容易发生。鹅口疮易引起交叉感染，在婴儿室中，可因消毒不严的奶具引起流行。鹅口疮表现为口腔黏膜附着有一片片白苔，其病变可见于宝宝舌面、颊黏膜、齿龈、上腭或唇部黏膜等处，也可扩散到咽部，偶尔涉及食道、气管或鼻腔，甚至还可波及肺或肠道。

发病初期，黏膜的病变呈点状或块状，以后逐渐融合成大片，不易擦掉。如用力剥脱白膜，可发现下面黏膜粗糙且容易出血。病轻时，一般不影响食欲；重时，患儿不思饮食，有时伴有发热、烦躁不安。如果病变累及食道、气管、支气管甚至肺泡，患儿可能会出现呕吐、吞咽困难、呼吸困难、声音嘶哑等症状。

患鹅口疮时，一般不用抗生素治疗，可用消毒药棉蘸2%的小苏打水轻轻擦洗口腔，或用龙胆紫、冰硼散等涂口腔患处，一日3~4次。当病情严重，出现声音嘶哑、呼吸困难及吞咽困难时，应去医院就诊，千万不要用毛巾、手帕擦拭病变处，如损伤黏膜引起出血，容易继发细菌感染，甚至引起败血症。一般涂药不要在吃奶后或进食后马上进行，否则会引起恶心、呕吐。注意多给孩子饮水，这样有利于将病菌排出体外。

疝气的防治

小儿疝气在男宝宝中较为多见，包括脐疝和腹股沟疝。因为男宝宝的睾丸是在出生前才通过腹股沟管降至阴囊的，随之下移的腹膜则形成鞘状突。若鞘状突在宝宝出生后还没有闭锁，或闭锁不全，反而会成为较大的腔隙，腹腔内容物就会从这里突向体表，而形成疝气。当然，女宝宝也可因腹壁薄弱形成疝气，只是发病率相对低一些。

第八章 新生儿的安全常识

发现宝宝腹压增高时，如哭闹、咳嗽、打喷嚏，腹部出现一个突出表面的肿块，就有可能是形成了疝气。除少数宝宝疝气外，大部分腹股沟疝气不能自愈。随着病情的拖延，疝气包块逐渐增大，会给治疗带来难度，因此一旦发生疝气，应立刻去医院进行诊治。

选对宝宝的贴身用品

选购合适的牙刷

宝宝的牙齿比较脆弱，很容易受到伤害，所以给宝宝选牙刷要特别注意。一般不要给宝宝选择猪鬃毛的牙刷。因为这种牙刷的毛中间是空的，很容易保存细菌，也不利于清洁。应该为宝宝选择尼龙牙刷比较好，这种牙刷弹性好，不容易长细菌，只是要注意选择毛柔软一些的就可以了。

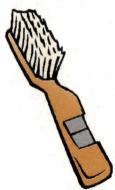

最好选择儿童专用的小牙刷。这种牙刷的一般设置为刷头2厘米左右，毛束为两排，每排4~6束。在使用的时候要注意，平均每3个月要换1次牙刷，如果牙刷的毛变形了则要马上更换，以免伤着宝宝。

一些父母在为宝宝选择含氟牙膏的时候很矛盾。因为有的专家说含氟牙膏可以预防龋齿，有的专家又说含氟牙膏对牙齿有不良反应。那么含氟牙膏到底对宝宝的牙齿是好还是坏呢？如果有不良反应，又该如何预防呢？

一方面，2~3岁的宝宝正处于牙齿发育的敏感期，含氟牙膏可以帮助宝宝远离龋齿，拥有一口健康、漂亮的牙齿；另一方面，氟也的确是一把"双刃剑"，含氟量适当的话不会对人体产生影响，但如果含量太高就会产生毒性作用。它会引起骨头和关节的病变，导致氟骨症和关节炎。若是摄入过量的氟化物时间较长，则可能会引起氟牙症，使牙齿的釉质变色，轻者呈白垩色横纹或斑块，重者呈黄褐色，并出现凹凸缺损。

据科学调查发现，引起幼儿氟牙症的重要原因之一，便是误咽含氟牙膏。

这主要因为宝宝的神经尚未发育完全,咽喉的活动不能得到很好的控制,刷牙时会吞咽部分含氟牙膏。而刷牙方法不正确、刷牙次数太频繁,漱口又不够干净,往往在口腔内残留部分牙膏,长期如此,氟的摄入量就会过多。

婴儿枕头、被褥

刚出生的婴儿平躺睡觉时,背和后脑勺在同一平面上,颈、背部肌肉自然松弛。婴儿头大,几乎与肩同宽,侧卧时头与身体也在同一平面。因此,原则上没有必要使用枕头。但是1岁之前的孩子们身体差异也是非常大的,需要根据孩子们的不同身体区别对待,一般认为宝宝们3个月后开始使用枕头,这个标准是要看颈椎是否悬空,或者说颈椎和身体是否在一条直线上。

实际上,3个月前宝宝身体差别就非常大,部分宝宝仅仅1个月之后,肩部宽度明显超过头部,侧睡时头部开始偏低;另外考虑到儿童床铺软垫过多,而宝宝头部压力较大,也容易出现头部过低。这时候,家长可以自己观察,侧睡时只要宝宝出现头部偏低,可以给宝宝用低一些的折叠毛巾或宝宝专用枕头,厚度根据情况从2~4公分不等,另外要根据发育情况逐渐调整枕芯高度、长度与婴儿的肩宽适合最为适宜。

儿童枕头用什么材料好 儿童枕头的枕芯质地应柔软、轻便、透气、吸湿性好,建议枕芯不宜采用过软的材料,因为儿童俯卧姿势多,而且不容易自我调整,太软的枕头会有安全问题。枕头与头部接触区可尽量做成与头颅后部相似的形状,枕套应选用纯棉布制作。

新生儿的被褥应单独准备1~2套,适合于小床使用,被子应选用浅色全棉布或薄绒布来制作,棉胎应用新棉花,因旧棉花不保暖也不卫生,最好不使用旧棉胎改制。棉被不宜过厚过大,一般每条一斤左右即可,大小应与小床的大小相适应,需准备两条,便于洗换,随季节变化而增减,春秋季节可盖一条,冬季盖两条。也可准备2~3床小被套,最好是用全棉布制作,便于换洗。有条件的话,再准备两条小童毯,随气温变化相应增减,因毛毯较薄,保暖性又好,也可在妈妈给新生儿喂奶时使用,可使母婴之间较为密切接触,做到正确哺乳的体位姿势。

新生儿垫被的准备也非常重要。小床上的垫子不能太软,最好用旧棉胎折叠起来做成床垫,上面再铺一层薄的棉胎就可以了。因为新生儿骨骼较柔软,正处于发育生长阶段,如果床垫太软,如用过软的弹簧床垫或海绵垫,可使宝宝的脊柱经常处于弯曲状态,而容易引起脊柱变形,甚至发生驼背,并且不利于新生儿活动,影响骨骼、肌肉的发育。

新生儿的床单,最好采用全棉制品,要比小床大一些,四周可以压在床垫下面,不至于活动时将床单踢成一团。

婴儿车

购买婴儿车时应检查产品有无使用说明书,购买后应严格按照产品说明书进行使用和保养,确保使用过程的安全性。推车最好"专车专用",因为功能单一的推车,相对来说结构设计科学且合理。相比之下,合二为一或合几为一的产品有时难免顾此失彼。

儿童推车除了整车的结构牢固外,还要注意推车的锁紧机构和保险装置是否齐全和可靠:如果只有锁紧机构而无保险装置,一旦锁紧机构失灵,就有可能造成儿童的严重伤害事故。购买时要注意推车上围离坐垫的高度是否合适,肩带、叉带、胯带、带扣、安全带等装置是否牢固可靠。

正确使用婴儿车

❶尽量不在高低不平的路上推,车子不断颠簸摇摆,宝宝不舒服,甚至可能对他造成伤害。

❷不要推车到马路边等车多、灰尘多的地方去,宝宝坐在小车里位置低,离地面近,会吸入更多的灰尘。

❸任何时候都不要把宝宝一个人留在婴儿车上。

❹定期检查婴儿车有无故障。比如车身结构各接合处是否牢靠,有无螺丝松脱等现象。

❺不要过度使用婴儿车,让宝宝多自我锻炼。过度使用婴儿车会降低宝宝进行运动的积极性,使宝宝的运动量减少,不利于运动能力的发育,并可能导致宝宝在婴幼儿时期过度肥胖。

第八章
新生儿的安全常识

宝宝的餐具

最好选择儿童专用餐具,因为这些餐具会根据孩子的生理特点加以设计,比较适合宝宝使用。在买餐具的时候,可以带孩子一起去,因为餐具是给孩子使用的,如果让他挑选了自己喜欢的餐具,那么能够吸引他自己吃饭。

1. 材质　目前市场上儿童餐具大多用塑料制成。孩子吃饭的时候可是状况多多,玻璃碗或传统的陶瓷碗太重,不方便让孩子使用,也容易打碎。

2. 款式　在市场上逛了一圈,发现儿童餐具的样式真是五花八门,有圆形、椭圆形、多边形等。而勺子除了传统的直线形样式以外,还有一种勺头弯曲的样式,因为年龄小的孩子手不会拐弯,用勺子勺起饭后往嘴里送比较困难,所以就设计了这种勺头拐弯的勺子,方便孩子把饭送进嘴里。

3. 功能　儿童餐具的功能也很多,有底盘带吸盘的碗,能够把碗吸在桌面上不会移动,这样就不容易被宝宝打翻;感温的碗和勺子,能够让家长掌握温度,不至于让孩子烫伤;耐高温的餐具,能够进行高温消毒,保证安全卫生。

4. 颜色　给孩子选用餐具的时候,最好不要选择那些色彩鲜艳、颜色杂乱的餐具,因为颜色中铅的含量比较高,容易引起孩子铅中毒。儿童餐具一般都是无色透明的塑料制成的,为了吸引孩子的注意力,有的产品加了一些可爱的卡通形象,颜色大多单一且色泽很浅。一般来说,知名品牌都是经过国家检测部门检测的,所用的颜色对孩子没有影响。而筷子最好选择没有含漆的,因为漆中含有有害物质,而且使用次数多了以后,筷子上的漆会脱落,容易让孩子吃进肚子里。

让孩子自己用餐具吃饭,就应该选择适合孩子使用的餐具,家长应该根据自己孩子的生理发展来选择合适的尺寸,选择孩子能够自由抓握的餐具。

宝宝的玩具

孩子不能没有玩具,但也不能太多,一般每个阶段2~3个就可以了。玩具还要符合孩子的年龄,不要超出孩子的能力,也不能不及孩子的能力,否则无法引起孩子的兴趣。

兴趣是宝宝最好的老师,不管这个玩具设计得多么有意义或者设计得多么巧妙,如果宝宝不喜欢这个玩具,那么再好的玩具也只是一个摆设罢了,所以兴趣很重要。说到孩子的兴趣,不仅仅在玩具的形状,在造型、色彩方面也要夸张化、卡通化、幽默化,玩具五颜六色,充满视觉变化,这样在玩耍的过程当中就可以潜移默化引导宝宝识别不同的色彩和明暗度。当然颜色虽然要鲜艳,但是还要有一定的柔和度,否则长时间以特别鲜艳的颜色去刺激宝宝(尤其是几个月的小婴儿),可能会造成他们的视觉疲劳。

玩具的安全很重要。购买时应该注意,玩具上要有 SP 安全认证标志。另外,表面要光滑,不能有尖锐突起,最好也不要有容易掉落的小配件,以免孩子误食造成卡喉。玩具的材质最好容易清洁。塑料玩具和木质玩具就比较好;绒毛玩具清洁不易,还容易引起过敏,暂时不要置备。

因为孩子经常会把玩具放到嘴里啃,玩具刚买回来,玩之前就应该清洗消毒;在以后的玩耍、使用过程中,也要注意清洁、消毒。另外,玩耍场地不同的玩具要分开放置。如室外玩耍的放在一个筐里,地上滚动或者拖动的小球、小车放在一起,而经常用手玩的积木、套娃等则要另外放在一起,避免交叉污染。

好的玩具还要具备一定的益智性,在玩的过程当中,能锻炼宝宝的一些技巧和技能,开发宝宝的智力。玩具的益智体现在这 3 方面:

❶玩具有好几种玩法,而且还可以根据自己的兴趣、本事开发出新的玩法,避免单一枯燥,这样的玩具是好玩具。

❷玩具本身可以给宝宝很大的想象力,还可以给他一些创造的空间,这样才可以长久地吸引孩子的注意力。同一个玩具包含很多的玩法才是一个好玩具。

❸最好和孩子的实际生活有一定的联系。